U0285739

呼吸重症监护工作手册

解立新　谢菲　主编

清华大学出版社
北京

图书在版编目（CIP）数据

呼吸重症监护工作手册 / 解立新，谢菲主编 . — 北京：清华大学出版社，2024.2
ISBN 978-7-302-65553-4

Ⅰ . ①呼… Ⅱ . ①解… ②谢… Ⅲ . ①呼吸系统疾病—险症—监护（医学）—手册
Ⅳ . ① R560.597–62

中国国家版本馆 CIP 数据核字（2024）第 044669 号

责任编辑：孙　宇
封面设计：钟　达
责任校对：李建庄
责任印制：杨　艳

出版发行：清华大学出版社
　　　　　网　　　址：https://www.tup.com.cn，https://www.wqxuetang.com
　　　　　地　　　址：北京清华大学学研大厦 A 座　　　邮　　编：100084
　　　　　社 总 机：010-83470000　　　　　邮　　购：010-62786544
　　　　　投稿与读者服务：010-62776969，c-service@tup.tsinghua.edu.cn
　　　　　质量反馈：010-62772015，zhiliang@tup.tsinghua.edu.cn
印 装 者：河北鹏润印刷有限公司
经　　销：全国新华书店
开　　本：140mm×203mm　　　**印　张：**16.625　　**插页：**3　　**字　数：**419 千字
版　　次：2024 年 4 月第 1 版　　　**印　次：**2024 年 4 月第 1 次印刷
定　　价：168.00 元

产品编号：104804-01

编 委 会

前　言

我们身处在一个医疗技术日新月异的时代，这是一本旨在帮助医护人员更好地理解和应对呼吸重症监护病房工作挑战的实用手册，希望其能成为您在工作中的得力助手。

重症监护病房（ICU）是危重症患者救治的医疗单元，每一刻都可能是生命的转折点，每一个决策都会影响患者的健康和康复。因此，为了胜任呼吸重症监护病房工作，医护人员需要具备广泛的知识和技能，熟练和从容应对工作中的各种情况和挑战，其中同质化建设是重症监护病房医疗水平保障和救治能力提高的关键。

本手册的编写汇集解放军总医院呼吸与危重症医学部重症医学专家的经验和智慧，对每一个细节都进行深入探讨和反复推敲，以保证其内容的科学性、实用性和可靠性。本手册的内容涵盖了呼吸重症监护病房工作的方方面面，包括但不限于呼吸重症监护病房的组织管理、常见疾病的诊断和治疗、危重症患者的评估和监测、急救措施和紧急情况的处理、与患者及家属的沟通等。无论您是初学者还是经验丰富的医护人员，通过了解和掌握解放军总医院呼吸与危重症医学部这一国家级团队ICU体系建设的宝贵经验，相信对贵单位ICU工作开展有所帮助。

在编写过程中，我们始终坚持从ICU体系建设出发，强调以人为本的理念，希望通过这本手册，帮助医护人员提高呼吸重症的救治水平和医疗质量，帮助您更好地理解并应对各种情况。

最后，我们要感谢所有为《呼吸重症监护工作手册》做出贡献的临床医生、护理人员及呼吸治疗师等，其专业知识、经验和奉献精神使得这本手册成为可能。同时，我们衷心希望这本手册能够在您的工作中发挥积极的作用，并为提升医疗护理质量做出贡献。

本书难免存在不足，所提供的诊疗建议并不完全适用于每例患者个体情况。因此，我们建议读者在使用本手册时还应该参考其他相关文献和资料，并结合患者的具体情况进行个体化的诊断和治疗。我们将根据医学技术的发展和临床实践的需要对本手册进行不断的更新和修订，以提供更好的服务和参考，也请各位前辈、同行批评指正。

祝愿您在呼吸重症监护病房工作中取得成功，并始终保持对患者健康的执着追求！

2023 年 11 月 28 日

目　录

第一篇　基础治疗篇

第二篇　呼吸治疗篇

第三篇　护理治疗篇

附　录

第一篇
基础治疗篇

第一章

RICU 的组织构建

第一节　RICU 的布局

RICU 主要收容重症感染患者，因此需建立独立的医疗单元及空气净化系统，且空气走向应从办公区、护士站到监护病床区域流动。监护病床区域需设置独立外走廊，用于处理传染病患者排泄物、体液及其污染物品和医疗污染物品等，避免交叉污染（RICU 的布局图详见附图 5-1）。

第二节　RICU 的人员组成

RICU 应设置独立的医疗单元，如果超过 15 张床位，建议设置两个主诊组，每个主诊组带领 1 名主管医师。一线医师由规培、进修等医师组成，医师与床位的比例应≥1∶1。护士应为 ICU 专科护士，护士与床位比应≥3∶1；此外，RICU 应配备呼吸治疗师，并 24 h 值班。如果条件允许，建议有康复治疗师、临床药师、营养师参与 RICU 的日常工作。

第三节　RICU 的设备配置

（一）每床配备完善的功能架，用于提供电、氧气、压缩空气和负压吸引等功能支持。每张监护病床配备 12 个以上的电源插座，2 个以上的氧气接口，2 个以上的压缩空气接口和 2 个以上的负压吸引接口。医疗用电和生活照明用电线路应分开。每个 ICU 床位的电源独立且具备反馈电路供应，还应有备用的不间断电力系统和漏电保护装置；每个电路插座都应有独立的电路断路器。

（二）应配备适合 ICU 使用的医用电动病床，配备防压疮床垫。

（三）每床配备床旁监护系统，进行心电、血压、脉搏、血氧饱和度、有创压力监测等基本生命体征监护。为便于安全转运患者，ICU 单元应配备 2 台便携式监护仪。

（四）每床配备 1 台有创呼吸机，并配备简易呼吸器（复苏呼吸气囊）。

（五）每床配备输液泵和微量注射泵，其中微量注射泵每床应配备 2 套以上。每床配备肠内营养输注泵。

（六）每床配备闭路电视探视系统，同时每床应配备一个成像探头。

（七）其他设备包括心电图机、血气分析仪、除颤仪、血液净化设备、连续性血流动力学监测设备、心肺复苏抢救装备车（车上备有喉镜、气管导管、各种接头、急救药品以及抢救用具等）、支气管镜、电子升降温设备、超声机、体外膜肺氧合（ECMO）、床旁 ROSE 系统、振肺排痰装置、便携式呼吸机等。

第四节　RICU 的工作制度

一、进入 RICU 的注意事项

（一）为保持 RICU 清洁，预防院内感染的发生，工作人员进入 RICU 前必须更换 RICU 工作服，佩戴口罩、帽子，更换拖鞋。

（二）口罩、帽子每天至少更换一次，接触患者前后必须手消毒，有条件者可以洗手，避免交叉感染的发生。五个重要的手卫生时机分别为接触患者前，清洁／无菌操作前，接触患者血液、体液后，接触患者后，接触患者周围环境后。

（三）对于需要隔离的患者，在保证诊疗工作的前提下，尽可能减少进入隔离房间次数和人数；进入隔离病房前穿隔离衣，出隔离病房后脱下，并悬挂至指定位置，每天更换新的隔离衣；医务人员出隔离病房后清水洗手。

（四）各个病床配备独立的查体设备，如听诊器、手电筒、压舌板，各个病床不得交叉使用。

（五）为避免手机辐射干扰医疗仪器的正常工作，请勿在RICU内接打手机。

（六）保持医生办公室和休息室的整洁。RICU的轮转生、规培生、进修生可与护士长联系，领取衣柜钥匙、拖鞋、服装，并登记相应的编号；在RICU工作期间由个人负责保存和使用，离开RICU时交还护士长。

（七）会诊和参观人员由当日值班医师或管床医生负责接待，负责给老师提供鞋套、口罩、帽子，若需要做操作，提供一次性隔离衣。

二、RICU 的编制及组织管理

（一）**每周设定主诊医师、主管医师、呼吸治疗师查房日期**

（二）**住院医师职责**

1. 每次上班前查看自己的患者，熟悉化验结果、医嘱用药以及当日检查；早交班汇报内容包括出入量（危重症患者做到每小时记录）、体温、相应的化验和检查结果、呼吸机参数、危重症评分等；由主管医生补充，主诊医师点评。

2. 若需气管镜检查、超声检查、CRRT 治疗、ECMO 治疗，管床医生则辅助呼吸治疗师（RT）准备相关物品，具体详见各个检查的物品准备。

3. 认真书写病历（详见病历扣分注意事项），根据上级医生的指示开具当天医嘱（长期医嘱上午 11 点前开完，其他时间开具临时医嘱），并在病程中详细记录重要医嘱调整及原因；病程记录满页打印并签名。

4. 任何操作前需向患者家属交代病情，并签署知情同意书，知情同意书中必须明确写明同意还是拒绝，不能有漏项；如患者不能签署，需要授权委托人签署，且不能有漏项。

5. 收住公疗、医保患者需要填写自费药物审批单，一式两份，填写完后交由医保办审批备案；患者重要资料不能丢失，放置床旁或自行保管。

6. 送交外院检查时，经管医生需要向家属交代检查项目，取标本位置、时间及流向；向护士交代标本留存试管种类。同时完善手写化验单，确保留下正确的联系方式。

7. 每日下午 17：00 开始晚间查房，除下夜班医生外要求全部参加。

三、接收及转出患者

（一）RICU 收治标准

1. 急性、可逆、危及生命的器官功能不全，经过 RICU 严密的监护和加强治疗短期内可以康复的患者；

2. 存在各种高危因素，具有潜在生命危险，经过 RICU 严密的监护和治疗，可能降低死亡风险的患者；

3. 在慢性器官功能不全的基础上出现急性加重且危及生命，经过 RICU 严密的监护和治疗，有可能恢复至原来状态者；

4. 围术期肺移植患者；

5. 慢性消耗性疾病的临终状态、不可逆疾病和不能通过 RICU 监护治疗获益者，不属于 RICU 的收治范围。

（二）新入院患者流程

1. 新入院患者收入 RICU 前必须经过管病房主管医师会诊并评估疾病危重程度、转运风险，同时通知值班护理组长和值班呼吸治疗师，准备床位、氧疗装置和急救药物。

2. 患者入院前上级医师会通知护士站并指定收治经管医师，通知呼吸治疗师准备相应的救治设备。若有紧急入院的患者，由值班医生先进行常规处理，并请示当天的二线值班医生。经管医师或值班医生完成病史询问、查体、阅片、心电图等检查，在上级医师指导下完善医嘱，尽快将需要完成的化验单交给主班护士。需要注意的是，患者接入病房后，让家属在隔离区以外等待，以免影响医疗工作的正常进行；向患者家属询问病情时，应在谈话区或中厅进行。

3. 了解病情后，向患者家属交待病情，签署病重/病危通知书（包括身份证号码、患者签名等，不能漏项）、各项知情同意书和自费协议等；如果患者具有民事行为能力，需签署授权委托书，由被委托人签署病重/病危通知书以及各项知情同意书；如患者不具备民事行为能力，由直系亲属代签，并需注明与患者的关系。按要求完成病历书写，详见病历书写要求及常见病历书写错误总结。

（三）出院及转出标准

原发病得到控制，脱离机械通气及血管活性药物（或小剂量血管活性药物），生命体征平稳，呼吸、循环恢复至正常水平或达到此次急性加重前水平，不需要加强监护者；家属放弃治疗或自动出院者。

（四）出院及转出流程

1. 上级医师查房指示患者可转入普通病房或出院，如果有首诊科室的患者由主管医师联系首诊科室确定是否能够接收，如果没有首诊科室，则由上级医师查房决定转入科室并联系；如联系失败，由医疗值班员帮助协调。

2.确定转出科室及转科或出院时间后，在转科前尽早通知家属和主班护士，向家属交待转出或出院事宜，包括目前病情、转出或出院后的注意事项；同时完成相关的出院或转科手续。

3.整理病历资料并签字，详见病历书写要求及常见病历书写错误总结。

（五）死亡患者处理

1.危重症患者需提前向患者家属交待死亡风险，并询问其是否进行积极抢救，并签署知情同意书。

2.患者死亡时，需完成床旁心电图，明确死亡时间；抢救医嘱要求用药和治疗的时间与实际发生时间一致；与患者家属进行沟通，并签署尸检同意书，无论家属是否同意，均需签字，如果有家属拒绝签字，则需要在病程中详细描述并备案，必要时可以保留视频证据。另外，需要填写尸体卡，并通知太平间和车队；抢救记录要在 6 h 内完成；死亡记录则要在 24 h 内完成。与家属约定好时间，要求家属带患者本人的身份证、户口本和直系家属（或法定继承人）的身份证；在填写死亡证明时，需要笔迹清楚，不能有错项、漏项，也不得涂改，并需要签字盖章；同时，给患者家属开具诊断证明，最后一句为"×××（具体时间）心电图示直线，×××主诊医师宣布临床死亡"。与主班护士确认完成相应的医嘱、计价后，让患者家属结账。使用计算机填写死亡五联单，注意不要填写错误，如果不慎填错，需电话联系医疗管理科进行修改。

3.整理死亡病历，详见病历书写要求及常见病历书写错误总结。

四、查房及交接班流程

（一）交接班流程

1.时间：每日早晨 8：00 准时交班；

2.地点：呼吸科监护室会议室；

3. 参加人员：全体医生、当日值班护士、全体呼吸治疗师；

4. 交班流程：首先由交班护士汇报昨日患者出入院情况、病情变化及基础治疗方案；其次由值班医生汇报住院患者病情变化、处理方案及诊疗效果，并对新入院患者进行重点汇报；呼吸治疗师需要对机械通气等危重症患者做重点交班。

（二）上级医生查房

1. 每天早晨 8：00 中厅交班，交班结束后由主诊医师或主管医师查房；

2. 经治医生汇报患者具体情况，包括患者现病史、既往史、全天的出入量、体温和化验结果，同时汇报目前主要治疗及治疗效果，并提出对下一步诊疗的建议；

3. 主诊医师制订治疗计划。

（三）RT 查房及交接班

1. RT 参加医疗交班，分组参加主诊、主管医师查房，作呼吸治疗专业汇报，提出呼吸治疗意见。

2. 在 RT 间的交接班方面，每日的值班 RT 必须与其相关设备的负责 RT 详细交接，了解设备及其耗材使用和备用情况，确认无误后签字为证。

3. 在 RT 与护士间的交接方面，如患者停止使用当前呼吸治疗设备，护士无权收拾整理呼吸治疗设备，但有权督促当日值班 RT 及时整理。

（四）值班医师职责

1. 值班医师管理职责

（1）双班：RICU 值班为 24 h 制，便于值班医生熟悉当天患者情况。双人值班制度既可以保证及时处理多名患者病情变化，又能避免工作人员过于劳累影响工作效率。日间值班时，可先由各位管床医生处置病情变化，如管床医生不在，应由值班医生处置。值班医生当天接听电话，夜间值班时，需要管理所有患者，包括病情变化、常规的处置。

（2）早、晚查房：RICU 患者多为重症感染，为避免院内交叉感染，查房时只允许上级医师、交接班医师、管床医师进入病房，如接触需要隔离的患者，需穿戴隔离衣、手套方能进入；查房时须认真记录上级医师查房意见，并于查房结束后遵医嘱执行。

（3）早、晚交班：每天早上 8∶00 由全体医生、护士进行早交班，交班医生应向上级医生汇报前一日病危、病重及有病情变化患者的总结，包括症状、体征、查体、24 h 仪器监测情况、重要的实验室检查结果、重大的操作、目前主要给予治疗及治疗效果、病情分析、下一步诊疗措施及注意事项。晚交班于下午 5∶00 进行，由管床医生和值班医生床旁交接病危、病重及有病情变化患者。

（4）所有患者急症的诊疗、处理。

（5）收治患者（节假日及夜间）工作日收治的患者由主管医师分配管床医生接诊，保证每例患者由固定的医生管理，分配医生原则上以 RICU 专科医生优先，住院医师、进修医生其次，最后是规培医生。

（6）探视时间优先由管床医生与家属沟通病情，如管床医生不在，应由值班医生交待病情，存在潜在医疗风险或危重症患者的病情变化由上级医师沟通。

（7）接待会诊医师、领导巡查值班人员应主动问候领导："首长您好，我是呼吸科监护室值班医生 ×××，向您汇报一下我们病区情况；一线值班医生 ×××，二线值班医生 ×××，三线值班医生 ×××；患者总数 × 人、病危 × 人、病重 × 人；病危患者 ×××，病情相对平稳，汇报情况——；其他无特殊情况，汇报完毕，请您指示。"

（8）注意维护工作环境的整洁，如医生办公室、餐厅、讨论室、休息室和更衣室等。具体要求如下。①医生办公室：负责将病历夹归位；②餐厅：就餐后及时清理食品垃圾；③讨论室：不要放置个人物品，讨论结束后随手关灯；④休息室：休息后将被褥叠整齐；⑤更衣室：物品摆放要有秩序，衣帽挂在墙上，鞋子放入柜子。

2. 病历书写

（1）危重症患者的常规病历记录，病情变化的需要下危重患者抢救的医嘱，并记录相应的病程。所有患者的病历满页后打印。

（2）上级医生查房应明确标明医生姓名、职务，先简要描述病情（症状、体征、查体、24 h 仪器监测情况和重要的实验室检查结果），随后记录上级医师查房意见（病历特点、诊断及鉴别诊断、诊疗计划和注意事项）。重要诊断的修订、重要治疗方案的调整、呼吸机模式和参数的改变以及重要化验结果的分析应重点关注。

（3）附书写模板

× 年 × 月 × 日　　　　×××主管医生查房记录

患者入院第 × 天，入 RICU 第 × 天，气管插管呼吸机辅助呼吸第 × 天。目前症状____，目前体征____，目前查体____，仪器监测情况____。主要化验结果回报：①血尿便常规；②生化；③病原学检查；④影像学检查（包括 X 线 /CT/MRI/超声等）；⑤气管镜检查；⑥其他检查结果。×××主管医师查房意见：①病历特点；②诊断及鉴别诊断；③诊疗计划；④注意事项；⑤——等。

3. 新入院患者常规工作

（1）入院时评估病情，选择合适的呼吸支持方式，如鼻导管、储氧面罩、高流量湿化治疗仪、无创呼吸机、有创呼吸机。具体参数调节请参照各个相应的章节。

（2）入科后给予合适的呼吸支持方式，呼吸科住院总或上级医生查房，下医嘱。常规医嘱内容请参考监护室常规医嘱；完善动脉血气分析、心电图、胸片(门急诊有当日胸片或CT检查，根据情况选择）；常规完善血常规 +CRP+IL-6、急诊生化、凝血、血清四项、肿瘤标志物、痰涂片、痰培养、尿常规、便常规、胃液常规（留置胃管患者）；其他检查根据病情或参考相关疾病的要求。

（3）危重症患者或患者家属需要签署授权委托书（必须为直系亲属），气管插管＋呼吸机辅助呼吸、无创呼吸机（未插管患者）、高流量呼吸湿化治疗仪、深静脉穿刺置管术、PICC 置管术、留置尿管、留置胃管、动脉穿刺置管术、PICCO 血流动力学监测、支气管镜检查＋吸痰＋肺泡灌洗、心外按压、电除颤、持续血液净化、体外膜肺氧合知情同意书；医保和地方公疗患者所有医保外用药需签署自费协议并审批。

4. 常规医嘱

护理级别，按呼吸内科疾病护理常规，病危或病重，膳食，记出入量，持续心电、血压、呼吸、脉氧饱和度监测，呼吸支持技术等。

五、抢救流程及注意事项

（一）床旁护士 A 发现患者无动脉搏动、无自主呼吸后，将患者去枕取平卧位，解开衣物立即行胸外心脏按压（100～120 次/min，按压深度在 5～6 cm）。同时大声呼叫其他护士。

（二）听到呼叫，护士 B 取出床旁简易呼吸球囊为患者辅助通气并吸痰（按照 30∶2 辅助通气）。通知一线医生、RT。护士 C 准备抢救车置于门口，取出胸外心脏按压板，置于患者身下。开始建立静脉通路；同时指挥其他护士准备抢救用品、除颤仪。

（三）一线医生及 RT 收到通知后通知主管医生或二线值班医生并迅速赶至床旁，RT 将呼吸机推至床旁。

（四）一线医生、RT 到场后

1. 一线医生判断患者情况，指挥护士输注抢救药品，准备辅助气管插管。

2. RT 连接呼吸机及管路，调节呼吸机参数。

3. 护士 C 遵医嘱推注抢救药物，同时指挥其他护士准备插管用品。

（五）二线医生到达现场

1. 为患者进行紧急气管插管。

2. 判断抢救效果，并指挥进一步抢救。

（六）气管插管成功后

1. 二线医生指挥现场抢救，观察心电监护，判断是否需要使用除颤仪。

2. 一线医生与护士交替进行床旁胸外心脏按压，根据二线医生指令使用除颤仪。

3. RT 调节呼吸机参数。

4. 护士 C 遵医嘱推注抢救药物。

（七）患者病情相对稳定后

1. 二线医生判断抢救效果，并指挥下一步抢救治疗，抢救结束后与家属谈话。

2. 一线医生下抢救医嘱，并在床旁待命，观察心电监护。

3. RT 整理气管插管相关用品。

4. 护士整理抢救用品、记录抢救过程、床旁待命，观察。

（八）备注：一线医生、护士、RT 接收到口头医嘱后，必须大声口头回复，如"收到，肾上腺素 1 mg 静推""呼吸机准备完毕"。

六、病历书写

（一）病历书写规范

1. 病历书写应当客观、真实、准确、及时、完整、规范。

2. 病历书写应当使用中文，通用的外文缩写和无正式中文译名的症状、体征、疾病名称等可以使用外文。

3. 病历书写过程中出现错字时，应当用双线画在错字上，保留原记录清楚、可辨，并注明修改时间，修改人签名。不得采用刮、粘、涂等方法掩盖或去除原来的字迹。

4. 实习医务人员、试用期医务人员书写的病历应当经过本医疗机构注册的医务人员审阅、修改并签名。

5. 病历书写一律使用阿拉伯数字书写日期和时间，采用24 h制记录。

6. 对于需取得患者书面同意方可进行的医疗活动，应当由患者本人签署知情同意书。患者不具备完全民事行为能力时，应当由其法定代理人签字；患者因病无法签字时，应当由其授权的人员签字；为抢救患者，在法定代理人或被授权人无法及时签字的情况下，可由医疗机构负责人或者授权的负责人签字。

7. 入院记录应于24 h内完成，首程记录应于8 h内完成。

8. 记录发病以来诊治经过及结果，包括患者发病后到入院前，在院内、院外接受检查与治疗的详细经过及效果，对患者提供的药名、诊断和手术名称需加双引号（" "）以示区别。

9. 再次或多次入院记录中，主诉是记录患者本次入院的主要症状（或体征）及持续时间；现病史中要求首先对本次住院前历次有关住院诊疗经过进行小结，然后再书写本次入院的现病史。

10. 对于病危患者，应当根据病情变化随时书写病程记录，每天至少1次，记录时间应当具体到分钟。对于病重患者，至少2 d记录1次病程记录。对于病情稳定的患者，至少3 d记录1次病程记录。

11. 疑难病历讨论记录是指由科主任或具有副主任医师以上专业技术任职资格的医师主持、召集有关医务人员对确诊困难或疗效不确切病历进行讨论的记录，内容包括讨论日期、主持人、参加人员姓名及专业技术职务、具体讨论意见及主持人小结意见等。

12. 交班记录应当在交班前由交班医师书写完成；接班记录应当由接班医师于接班后 24 h 内完成。

13. 转出记录由转出科室医师在患者转出科室前书写完成（紧急情况除外），转入记录由转入科室医师于患者转入后 24 h 内完成。

14. 阶段小结是指患者住院时间较长，由经治医师每月作病情及诊疗情况总结。

15. 交（接）班记录、转科记录可代替阶段小结。

16. 抢救记录应于抢救结束后 6 h 内据实补记，记录抢救时间应当具体到分钟。

17. 有创诊疗操作记录是指在临床诊疗活动过程中进行的各种诊断、治疗性操作（如胸腔穿刺、气管镜等）的记录，应当在操作完成后即刻书写。

18. 会诊记录应另页书写。申请会诊记录应当简要说明患者病情及诊疗情况、申请会诊的理由和目的、申请会诊医师签名等，内容包括会诊意见、会诊医师所在的科室或者医疗机构名称、会诊时间及会诊医师签名等。申请会诊医师应在病程记录中记录会诊意见执行情况。

19. 出院(死亡)记录应当在患者出院(死亡)后 24 h 内完成。

（二）病历书写常见注意事项

1. 入院记录中昏迷患者一定不能"患者自己"陈述病史，现病史中要有门诊 / 急诊以"×××病"收入我科的记录；体格检查记录中，对于气管切开、气管插管、胃造瘘、截瘫体征、鼻饲管、留置尿管等要描述；手术后记录相应手术瘢痕。昏迷患者不能配合（如听力、肌力、叩击痛等）查体；房颤患者心律不齐，注意心率、脉搏不一致。

2. 入院记录中女性月经史要记录。

3. 首程记录中诊断不明确者书写初步诊断，拟诊讨论，要结合患者病情讨论，并应按拟诊可能性大小的先后顺序讨论；

诊断明确后讨论诊疗方案。

4. 下达病重、病危医嘱时，病程记录中要有体现。

5. 出院记录、交接班记录、阶段小结中，入院情况后面要有查体。

6. 会诊记录按时完成，不能漏写；会诊记录单要填写完整，有会诊时间、会诊科室、会诊医生签名。

7. 主管、主诊医师查房要有对病情的分析和下一步治疗的分析、指示。

8. 气管镜检查、CRRT 治疗、大静脉置管、输血等要记病程记录。

9. 出院记录时间不能早于出院医嘱时间，出院诊断与最后诊断要一致。

10. 所有在病历中签字的家属必须有授权委托书，授权委托书中所有项目必须填写完整。

11. 所有操作（气管镜检查、CRRT 治疗、大静脉置管、输血等）要有知情同意书，知情同意书要填写完整。

12. 所有检查要有报告单、医嘱，并要对应一致。

13. 病历中严禁拷贝；交接班记录中，接班时情况、诊疗计划一定不能与交班记录完全相同。

14. 病历首页中抢救次数与抢救成功次数要符合，终末抢救不计入抢救次数。

第二章

RICU 常见临床症状及处理原则

第一节 发 热

一、概述

发热是指口温高于 37.3℃，肛温高于 37.6℃，腋温高于 37℃，或一日体温变化超过 1.2℃。发热分度（口测法）：低热 37.3~38℃；中热 38.1~39℃；高热 39.1~41℃；超高热 > 41℃。体温升高 1℃，心率平均增加 18 次 / min（伤寒例外），在超过 150 次 / min 时，心输出量可能下降。体温升高 1℃，基础代谢率升高约 13%，蛋白质分解增强，尿氮是正常人的 2~3 倍，如不能及时补充蛋白质，易引起负氮平衡。

二、处理

1. 询问病史

包括体温、热型、持续时间、伴随症状（应包括多个系统症状询问）、生命体征、新出现发热还是一直发热、既往史、传染病或宠物接触史、旅游史、工作情况、近期用药情况、近期有创操作病史、是否留置导管等。热型是将发热者记录在体温单上的各个体温数值点连接成线即为体温曲线，该曲线称为热型。不同的疾病常有不同的热型，不同的热型对发热性疾病的诊断与鉴别有不同的意义。临床上常见 6 种热型，具体如下。

（1）稽留热：数天或数周体温维持在 39℃以上，一天内体温波动范围不超过 1℃。常见于大叶性肺炎、斑疹伤寒（图 2-1-1）。

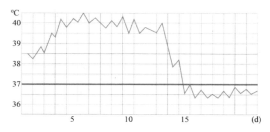

图 2-1-1　稽留热

（2）弛张热：体温一天内波动范围超过 2℃，常在 39℃以上。常见于败血症、风湿热、重症肺结核（图 2-1-2）。

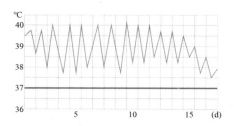

图 2-1-2　弛张热

（3）间歇热：体温迅速升高到峰值后保持数小时，又骤然降低到正常体温。体温正常期可持续一天到数天，无规律，如此交替出现。常见于疟疾、急性肾盂肾炎（图 2-1-3）。

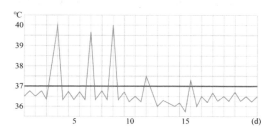

图 2-1-3　间歇热

（4）波状热：体温逐渐上升达39℃及以上，峰值保持数天后又逐渐下降至正常体温，体温正常期持续数天后又逐渐上升至峰值，反复发生。常见于布氏杆菌病、结缔组织病、肿瘤等（图2-1-4）。

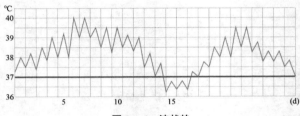

图 2-1-4 波状热

（5）回归热：体温迅速上升至39℃及以上，高热期持续数天后迅速下降至正常体温，体温正常期持续数天，高热期及体温正常期规律交替出现。常见于回归热、霍奇金病（图2-1-5）。

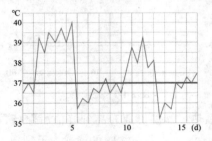

图 2-1-5 回归热

（6）不规则热：体温曲线无规律，常见于结核、风湿等（图2-1-6）。

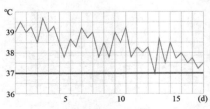

图 2-1-6 不规则热

2. 查体及辅助检查

（1）首先注意生命体征，如患者出现发热和血流动力学不稳定，则按照感染性休克处理。

（2）检查皮肤，除外有无皮肤脓肿以及感染性心内膜炎相关皮肤表现，如 Osler 结节、Roth 斑、Janeway 病变、瘀点瘀斑及甲下出血。

（3）触诊注意除外骨髓炎和硬膜外脓肿，如有阳性发现，立即完善 MRI 检查。

（4）触诊注意墨菲征是否阳性，如有阳性发现，立即完善腹部超声。

（5）查尿常规，观察高倍镜下白细胞数目；胸片；体温＞38.0℃抽取血培养。

注意：1）血培养要求：不同部位抽取至少 2 套标本，若有留置中心静脉，留取中心静脉血培养。

2）2 个部位：怀疑导管相关性感染时，需要抽取导管血、对侧的外周静脉血；无大静脉患者应抽取一侧的上肢静脉血和对侧的下肢静脉血。

3）2 套标本：需氧瓶、厌氧瓶。

4）血标本要求：每份标本需要至少 8 mL 静脉血。

5）时间：发热后，寒战前。

6）为提高血培养送检阳性率，一次完整的血培养检查要求 4 份标本（两个部位，每个部位需氧、厌氧两套标本，共 32 mL 静脉血），连续送检 3 d。

3. 治疗

（1）重点是找到病因，针对原发病治疗。

（2）发热是一个重要的疾病信号，典型的热型常具有重要的诊断价值。某些资料表明适度的发热有利于增强机体的免疫功能、提高机体抗感染能力。因此，一般发热不必急于退热治疗，以免延误诊断、抑制机体的免疫功能或削弱机体抗感染能力。但如果发热加重病情，如体温高于40℃时，可诱发心力衰竭、昏迷、谵妄、惊厥，需及时退热。

（3）物理降温：饮水、冰袋外敷、（温水、乙醇、冰水）擦浴、冰帽、冰毯。过高的体温可能损害中枢系统，头部的局部性物理降温可能有助于脑保护。但从发热机制看，物理降温有害无益，因为"调定点"未降之前用物理方法强行降温会引起机体更明显的产热反应。

（4）退热药物：体温＞39℃的过高热或高热持续时间过长，应积极使用退热药物，使核心体温降至39℃以下。

1）抑制致热性细胞因子的生成，如糖皮质激素可抑制TNF-α、IL-6等的合成；地塞米松2.5～5.0 mg肌内注射或5～10 mg+NS 100～250 mL静脉滴注。

2）抑制前列腺素的合成，如口服对乙酰氨基酚325～1000 mg、洛索洛芬30～60 mg，纳肛吲哚美辛栓33～50 mg，肌内注射复方氨林巴比妥（安痛定）2 mL。

（5）使用退热药前应保证血容量充足，如退热后出现大汗注意补充丢失的血容量。

第二节　呼吸衰竭

一、概述

呼吸衰竭是指各种原因引起的肺通气和（或）换气功能严重障碍，使静息状态下亦不能维持足够的气体交换，导致低氧血症伴（或不伴）高碳酸血症，进而引起一系列病理生理改变和相应临床表现的综合征。其诊断有赖于血气分析。

二、分类

（一）按血气分析分类

1. Ⅰ型呼吸衰竭：低氧性呼吸衰竭，$PaO_2 < 60$ mmHg（或

氧合指数 < 300 ），$PaCO_2$ 正常或降低，主要见于换气功能障碍（通气/血流比失调、弥散功能损害、肺动–静脉分流等）。

2. II 型呼吸衰竭：即高碳酸性呼吸衰竭，$PaO_2 < 60$ mmHg（或氧合指数 < 300 ），同时 $PaCO_2 > 50$ mmHg，主要为肺泡通气不足导致。

（二）按照发病急缓分类

1. 急性呼吸衰竭：某些突然因素导致肺通气和（或）换气功能迅速出现严重障碍，短时间内即可发生呼吸衰竭。因机体不能代偿，若不及时抢救，可危及生命。

2. 慢性呼吸衰竭：慢性疾病可使呼吸功能的损害逐渐加重，经过较长时间发展为呼吸衰竭，其中以慢阻肺最常见。早期虽有低氧血症或伴有高碳酸血症，但机体通过代偿适应，生理功能紊乱障碍和代谢紊乱较轻，仍保持一定的生活活动能力，pH保持在正常范围内。另一种临床常见的情况是在慢性呼吸衰竭的基础上，因合并呼吸系统感染、气道痉挛或并发气胸等情况，病情急性加重，在短时间内出现 PaO_2 显著下降和（或）$PaCO_2$ 显著升高，称为慢性呼吸衰竭急性加重，其病理生理学改变和临床表现兼有慢性和急性呼吸衰竭的特点。

（三）按照发病机制分类

1. 泵衰竭：驱动或调控呼吸运动的中枢神经系统、外周神经系统、神经肌肉组织（包括神经–肌肉接头和呼吸肌）以及胸廓被统称为呼吸泵，这些部位的功能障碍引起的呼吸衰竭被称为泵衰竭。泵衰竭主要引起通气功能障碍，引发 II 型呼吸衰竭。

2. 肺衰竭：气道阻塞、肺组织和肺血管病变造成的呼吸衰竭被称为肺衰竭。肺实质和肺血管病变常引起换气功能障碍，表现为 I 型呼吸衰竭；严重气道阻塞性疾病（如慢阻肺）影响通气功能，表现为 II 型呼吸衰竭。

三、病理生理学

各种原因通过肺通气不足、弥散障碍、通气/血流比例失调、肺内动-静脉分流增加、氧耗增加五个机制使通气和（或）换气过程发生障碍，导致呼吸衰竭。临床中单一机制导致呼吸衰竭少见，往往是多种机制并存。

（一）肺通气不足

正常成人静息状态下，有效肺泡通气量约 4 L/min 才能维持正常肺泡氧分压和肺泡二氧化碳分压。肺泡通气量减少会引起肺泡氧分压下降和肺泡二氧化碳分压升高，从而发生缺氧和 CO_2 潴留。

（二）弥散障碍

是指氧、二氧化碳等气体通过肺泡壁进行交换的物理弥散过程发生障碍。气体弥散的速度取决于肺泡膜两侧气体分压差、气体弥散系数、肺泡膜的弥散面积、厚度和通透性，同时气体弥散量受到血液与肺泡接触时间以及心排血量、血红蛋白含量、通气/血流比例的影响。静息状态下，流经肺泡壁毛细血管的血液与肺泡的接触时间约为 0.72 s，氧完成交换的时间为 $0.25 \sim 0.3$ s，二氧化碳只需 0.13 s，氧的弥散能力为二氧化碳的 1/20，故弥散障碍常以低氧为主。

（三）通气/血流比例失调

肺泡的通气与灌注血流比例协调才能保证有效的气体交换。正常每分钟肺泡通气量（VA）4 L，肺血流量（Q）5 L，两者之比为 0.8。如肺泡通气量的比率大于血流量（＞0.8），则形成生理死腔增加，即为无效腔效应；肺泡通气量的比率小于血流量（＜0.8），使肺动脉的混合静脉血未经充分氧合进入肺静脉，则形成动静脉样分流。通气/血流比例失调导致缺氧，而无二氧化碳潴留。

（四）肺内动-静脉解剖分流增加

肺部病变如肺泡萎陷、肺不张、肺水肿和肺炎实变均可引起肺动-静脉样分流增加，使静脉血没有接触肺泡进行气体交换的机会，直接流入肺静脉。因此，提高吸氧浓度并不能提高动脉血氧分压。分流量越大，吸氧后提高动脉血的氧分压效果越差，如分流量超过 30% 以上，吸氧对氧分压的改善有限。

（五）氧耗增加

氧耗量增加是加重缺氧的原因之一，发热、寒战、呼吸困难和抽搐均将增加氧耗量，寒战耗氧量可达 500 mL/min；严重哮喘随着呼吸功的增加，氧耗量可为正常的十几倍。氧耗量增加，肺泡氧分压下降，正常人借助增加通气量以防止缺氧。因此，氧耗量增加的患者同时伴有通气功能障碍，则会产生严重的低氧血症。

四、低氧血症和高碳酸血症对机体的影响

低氧血症和高碳酸血症能够影响全身各个系统脏器的代谢、功能甚至组织结构发生变化。在呼吸衰竭的初始阶段，各个系统脏器的功能和代谢可发生一系列代偿，以改善组织氧供、调节酸碱平衡、适应内环境的变化；当呼吸衰竭进入严重阶段，各个系统脏器的功能和代谢出现一系列的失代偿，直至衰竭。

（一）对中枢神经系统的影响

脑组织耗氧量占全身耗氧量的 1/5 ~ 1/4。大脑皮质神经元细胞对缺氧最为敏感，缺氧的程度和发生的急缓对中枢神经产生不同的影响，通常完全停止氧供 4 ~ 5 min 即可引起不可逆性脑损害。缺氧对中枢神经系的影响与缺氧的速度和程度有关，当 PO_2 降低至 60 mmHg 时可引起注意力不集中、智力减退、定向障碍；随缺氧加重，PO_2 降至 40 ~ 50 mmHg 可致烦躁不安、神志恍惚、谵妄、嗜睡；PO_2 低于 30 mmHg 时，会使神志丧失，乃至昏迷；PO_2 低于 20 mmHg 数分钟内则会发生不可逆转的脑细胞损伤。

CO_2 潴留使脑脊液氢离子浓度增加，影响脑细胞代谢，降低脑细胞兴奋性，抑制皮质活动；随着 CO_2 的增加，对皮质下层刺激加强，引起皮质兴奋；若 CO_2 继续升高，皮质下层受抑制，

使中枢神经处于麻醉状态。在出现麻醉前的患者中，往往有失眠、精神兴奋、烦躁不安的兴奋症状。

缺氧和 CO_2 潴留均会使脑血管扩张，血流阻力减小，血流量增加以代偿之；严重缺氧会发生脑细胞内水肿，血管通透性增加，引起脑间质水肿，导致颅内压增高，挤压脑组织，压迫血管，进而加重脑组织缺氧，形成恶性循环。

（二）对心脏、循环系统的影响

缺氧可刺激心脏，使心率加快和心搏量增加，血压上升。冠状动脉血流量在缺氧时明显增加，心脏的血流量远超过脑和其他脏器。心肌对缺氧十分敏感，早期轻度缺氧即可在心电图显示，急性严重缺氧可导致心室颤动或心脏骤停。缺氧和 CO_2 潴留均能引起肺动脉小血管收缩而增加肺循环阻力，导致肺动脉高压和增加右心负担。

吸入气中 CO_2 浓度增加可使心率加快，心搏量增加，脑、冠状血管舒张，皮下浅表毛细血管和静脉扩张，进而使心、脑及皮肤血流量增加，再加上心搏量增加，故血压仍升高。

（三）对呼吸系统的影响

缺氧对呼吸的影响远较 CO_2 潴留的影响小。缺氧主要通过颈动脉窦和主动脉体化学感受器的反射作用刺激通气，如缺氧程度缓慢加重，这种反射逐渐迟钝。

CO_2 是强有力的呼吸中枢兴奋剂，吸入 CO_2 浓度增加时，通气量成倍增加，急性 CO_2 潴留出现深大快速的呼吸；但当吸入超过 12% 的 CO_2 浓度时，通气量不再增加，呼吸中枢处于被抑制状态。慢性高碳酸血症并无通气量相应增加，反而有所下降。这与呼吸中枢反应迟钝，通过肾脏对碳酸氢盐再吸收和 H^+ 排出，使血 pH 值无明显下降，并与患者气道阻力增加、肺组织损害严重、胸廓运动的通气功能减退有关。

（四）对肝、肾和造血系统的影响

缺氧可直接或间接损害肝功能，使丙氨酸氨基转移酶上升，但随着缺氧的纠正，肝功能逐渐恢复正常。动脉血氧分压降低时，肾血流量、肾小球滤过量、尿排出量和钠的排出量均增加；但当 $PaO_2 < 40$ mmHg 时，肾血流量减少，肾功能受到抑制。

缺氧可增加红细胞生成素，促使红细胞增生。肾脏和肝脏产生一种酶，其将血液中非活性红细胞生成素的前身物质激活成生成素，刺激骨髓引起继发性红细胞增多，有利于增加血液携氧量，但亦增加血液黏稠度，加重肺循环和右心负担。

轻度 CO_2 潴留会扩张肾血管，增加肾血流量与尿量；当 $PaCO_2$ 超过 65 mmHg（急性失代偿期）时，血 pH 明显下降，可使肾血管痉挛，血流减少，HCO_3^- 和 Na^+ 再吸收增加，尿量减少。

（五）对酸碱平衡和电解质的影响

严重缺氧可抑制细胞能量代谢的中间过程，如三羧酸循环、氧化磷酸化作用和有关酶的活动，这不但降低能量产生效率，还因产生乳酸和无机磷引起代谢性酸中毒（实际碳酸氢盐 < 22 mmol/L）。由于能量不足，体内离子转运的钠泵遭损害，使细胞内 K^+ 转移至血液，而 Na^+ 和 H^+ 进入细胞内，造成细胞内酸中毒和高钾血症。代谢性酸中毒合并呼吸性酸中毒可出现意识障碍、血压下降、心律失常，甚至心脏骤停。

pH 值取决于 HCO_3^- 与 H_2CO_3 的比值，HCO_3^- 靠肾脏调节（1 ~ 3 d），而 H_2CO_3 靠呼吸调节（数小时），因此急性呼吸衰竭时，CO_2 潴留可使得 pH 迅速下降。慢性呼吸衰竭因 CO_2 潴留发展缓慢，肾脏减少碳酸氢盐排出，致使 pH 值无明显降低，此时为呼吸性酸中毒合并代谢性碱中毒代偿期。因血中主要阴离子 HCO_3^- 和 Cl^- 之和相对恒定，当 HCO_3^- 增加，则 Cl^- 相应降低，产生低氯血症。当呼吸衰竭持续恶化，CO_2 潴留进一步加重时，HCO_3^- 不能代偿，pH 值低于 7.35，出现失代偿期呼吸性酸中毒合并代谢性碱中毒，部分患者甚至出现多重酸碱平衡紊乱（如失代偿期呼吸性酸中毒合并代谢性碱中毒、代谢性酸中毒）。

五、急性呼吸衰竭

（一）病因

各种原因导致的急性肺通气和（或）换气功能障碍，包括肺部疾病、外伤、心血管系统、中枢神经系统、全身系统性疾病、中毒等。

（二）临床表现

急性呼吸衰竭的临床表现主要为低氧血症所致的呼吸困难和多脏器功能障碍。

1. 呼吸困难

其是呼吸衰竭最早出现的症状，可表现为呼吸频率、节律和幅度的变化。

2. 发绀

其是缺氧的典型表现，发绀的程度与还原血红蛋白含量相关，因此红细胞增多症患者发绀明显，贫血患者不明显或未出现。动脉血氧饱和度下降引起的发绀被称为中央性发绀；对于因严重的休克等引起末梢循环障碍的患者，即使动脉血氧分压正常，也可出现发绀，被称为周围性发绀。

3. 精神神经症状

急性缺氧可出现精神症状，如精神错乱、躁狂、昏迷、抽搐等，合并急性 CO_2 潴留可出现嗜睡、淡漠、扑翼样震颤，甚至呼吸骤停。

4. 循环系统

多数患者为心动过速；严重呼吸衰竭和酸碱失衡可能导致心肌损伤，周围循环衰竭、血压下降、心律失常，甚至心脏骤停。

5. 消化系统和泌尿系统

严重呼吸衰竭对肝肾功能、消化道都有影响，甚至可能出现急性肝、肾功能损伤和消化道出血，胰腺炎等。

（三）诊断

呼吸衰竭的诊断主要依靠动脉血气分析，而结合肺功能、肺部影像学、支气管镜、静脉血气分析有利于明确呼吸衰竭的病因。

（四）治疗

呼吸衰竭的治疗原则是保持呼吸道通畅、纠正缺氧和改善通气；呼吸衰竭的病因和诱因治疗；一般支持治疗和重要脏器的监测与支持治疗。

1. 保持呼吸道通畅

保持呼吸道通畅是最基本、最重要的治疗措施。保持呼吸道通畅的方法有患者仰卧位，托起下颌并将口腔打开；清除气道内分泌物。

若患者存在支气管痉挛，需积极使用支气管扩张剂，可选用 β 受体激动剂、抗胆碱药物、糖皮质激素和茶碱类药物。

2. 氧疗

通过不同的装置增加肺泡内氧分压以纠正机体低氧血症的治疗方法，请参阅第七章第一节。

3. 正压通气与体外膜肺氧合

请参阅第四章第十六节、第七章第三节、第八章第七节。

4. 病因治疗

引起急性呼吸衰竭的原发疾病多种多样，在解决呼吸衰竭本身所致的危害前提下，明确并针对不同的病因治疗十分必要，是治疗呼吸衰竭的根本所在。

5. 一般支持治疗及重要脏器保护支持治疗

包括维持酸碱平衡和纠正电解质紊乱；液体管理方面，容量不足和液体过负荷都不利于氧输送和气体交换；营养支持治疗；必要时应用呼吸兴奋剂或镇静、肌松药物。加强对重要脏器的监测和支持，预防和治疗肺动脉高压、肺源性心脏病、肺性脑病、肝肾功能不全、消化功能障碍和弥散性血管内凝血、脑保护等。

六、慢性呼吸衰竭

（一）病因

慢性呼吸衰竭多由支气管－肺部疾病引起，如慢性阻塞性肺疾病、严重肺结核、肺纤维化、肺尘埃沉着病等，胸廓和神经肌肉病变，如胸部手术、外伤、广泛胸膜增厚、胸廓畸形、脊髓侧索硬化症等疾病亦可以引起慢性呼吸衰竭。

（二）临床表现

慢性呼吸衰竭的临床表现与急性呼吸衰竭大致相似，但有以下几方面不同。

1. 呼吸困难

慢性阻塞性肺疾病的呼吸困难在病情较轻时表现为呼吸费力伴呼气延长，严重时发展成为浅快呼吸。若并发 CO_2 潴留，$PaCO_2$ 升高过快或显著升高至 CO_2 麻醉时，患者可由呼吸浅快转为浅慢呼吸或潮式呼吸。

2. 神经系统症状

慢性呼吸衰竭伴 CO_2 潴留，随着 $PaCO_2$ 的升高表现为先兴奋后抑制。肺性脑病主要表现为神志淡漠、肌肉震颤或扑翼样震颤、间歇抽搐、昏睡或者昏迷等，亦可出现腱反射减弱或消失，锥体束征阳性等。

3. 循环系统表现

CO_2 潴留使得外周体表静脉充盈、皮肤充盈、温暖多汗、血压升高、心排量增多而导致脉搏洪大；多数患者心率增快；部分患者因脑血管扩张产生搏动性头痛。

（三）诊断

血气分析仍然是诊断慢性呼吸衰竭的主要标准。

（四）治疗

治疗原发病、保持气道通畅、恰当的氧疗等治疗原则与急性呼吸衰竭一致。

1. 氧疗

慢性呼吸衰竭患者常伴有 CO_2 潴留，氧疗时维持氧分压在 60 ~ 70 mmHg。CO_2 潴留是通气不良的结果。慢性高碳酸血症患者呼吸中枢的化学感受器对 CO_2 反应性差，呼吸主要依靠低氧血症对颈动脉窦、主动脉体化学感受器刺激维持。若吸入氧浓度过高，血氧过高或上升太快抑制对外周化学感受器，造成呼吸抑制，若通气进一步恶化，导致 CO_2 上升，甚至 CO_2 麻醉。

2. 正压机械通气

请参阅第七章第二节及第三节。

3. 抗感染

慢性呼吸衰竭急性加重的常见诱因是感染，部分非感染因素诱发的呼吸衰竭也容易继发感染。具体抗感染方案请参阅第三章第四节、第五节。

4. 呼吸兴奋剂

慢性呼吸衰竭患者大多数合并呼吸肌疲劳，使用呼吸兴奋剂会短暂性促进 CO_2 的排出，但是会加重呼吸肌疲劳，因此慎用呼吸兴奋剂。常用的呼吸兴奋剂有阿米三嗪（50 ~ 100 mg，静脉滴注，2 次 /d）、尼可刹米（一次 0.25 ~ 0.5 g，静脉注射，3 次 /d，必要时可 1 ~ 2 h 重复给药；或 2.25 g 配成 50 mL 液体，以 2 mL/h 持续泵入）。

5. 酸碱平衡

慢性呼吸衰竭多合并呼吸性酸中毒和代谢性碱中毒，以维持稳定的 pH 值。若迅速纠正呼吸性酸中毒，使得已增加的碱储备不能及时代谢，导致 pH 值升高，对机体造成严重的损害，因此临床以维持 pH 值为第一治疗目标，允许高碳酸血症；在纠正呼吸性酸中毒的同时，注意纠正潜在的代谢性碱中毒，可给予盐酸精氨酸和补充氯化钾。

第三节　心律失常

一、快速性心律失常

（一）概述

心室率＞100 次 /min 称为快速性心律失常，心电图呈窦性或其他快速心律，如心房颤动、心房扑动、室上性心动过速、室性心动过速等。血流动力学不稳定者可伴有低血压、急性意识状态改变、休克、缺血性胸部不适、急性心力衰竭等表现。

（二）心电图表现

1. 心房扑动（图 2-3-1）

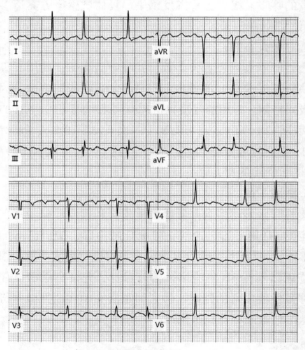

图 2-3-1　心房扑动

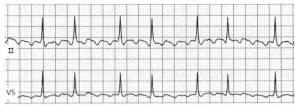

图 2-3-1 （续）

　　P 波消失，代之以规律锯齿状扑动波（F 波），频率为 250 ～ 350 次 /min。F 波与 QRS 波群呈固定比例，一般为 2：1 或 3：1，心室率大多为 100 ～ 160 次 /min。

2. 心房颤动（图 2-3-2）

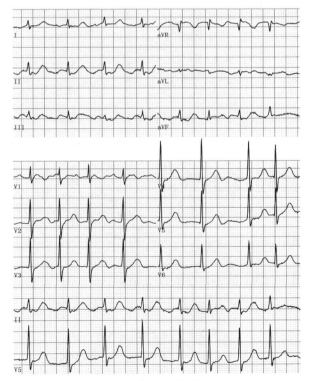

图 2-3-2 心房颤动

P 波消失，代之以大小形态不一的 f 波，频率为 300 ～ 600 次 /min，P-R 间隔绝对不等，心室率绝对不齐，大多为 100 ～ 160 次 /min。

3. 室上性心动过速（图 2-3-3）

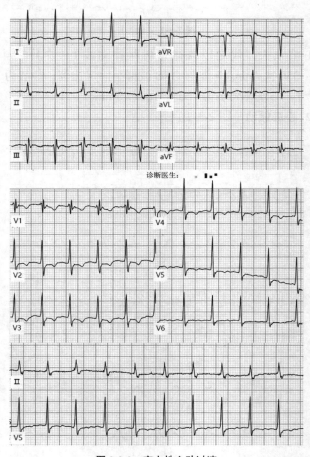

图 2-3-3　室上性心动过速

（1）连续 3 次或 3 次以上快而规则的 QRS 波群，形态与窦性心律基本相同；

（2）P波常不易辨认；

（3）常伴有继发性ST-T改变。

4. 室性心动过速

（1）连续3次或3次以上宽大畸形的QRS波群，时限 > 0.12 s；

（2）继发性ST-T改变，T波方向常与QRS波群主波方向相反；

（3）P波与QRS波群无关，形成房室分离；

（4）常见心室夺获（表现为P波之后提前发生1次正常的QRS波群）或室性融合波（当窦性冲动与异位起搏点的冲动同时抵达心室时产生）。

（三）常见原因

除心脏原发基础疾病外，疼痛、容量不足、电解质失衡（特别是钾/镁）、药物（抗心律失常药物、血管活性药物等）均可导致心动过速。

（四）快速性心律失常的评估及治疗

1. 评估

（1）快速判断患者血流动力学是否稳定；

（2）判断是否为宽QRS心动过速；

（3）积极查找病因。

2. 窄QRS心动过速的药物治疗

（1）室上性心动过速

①药物治疗前可先刺激迷走神经，采用深吸气后屏气同时用力呼气的方法（Valsalva法），或用压舌板等刺激咽喉部产生恶心感觉。②药物首选维拉帕米2.5 ~ 5.0 mg大于2 min缓慢静推，或普罗帕酮1 ~ 2 mg/kg大于10 min缓慢静推，室上性心动过速停止后即停药。无效者15 ~ 30 min可再次使用，累积剂量维拉帕米20 ~ 30 mg，普罗帕酮210 mg。③腺苷：1 ~ 3 s内静推6 mg，如注射后1 ~ 2 min内无反应，可再静脉推注

12 mg。其可能导致心搏骤停，因此要做好 CPR 的准备。支气管哮喘患者禁用。

（2）心房颤动

1）节律转复：

①胺碘酮在 10 min 期间给予 150 mg，接下来以 1 mg/min 的速度输注 6 h，然后以 0.5 mg/min 的速度输注 18 h。24 h 内最大剂量不超过 2.2 g。

胺碘酮的使用注意事项：

a. 胺碘酮有效血药浓度为 1 ~ 2.5 μg/mL，3.5 μg/mL 以上时不良反应增加；

b. 长期使用的严重不良反应包括肺、甲状腺、心脏、皮肤和眼部毒性，肺毒性以慢性间质性肺炎最为常见；

c. 使用胺碘酮必须监测血钾，及时纠正低血钾；

d. 静脉注射禁用于低血压、严重呼吸衰竭、心肌病或心力衰竭；

e. 当转氨酶升高超过正常值的 3 倍时，应减少胺碘酮的剂量或停药；

f. 胺碘酮可加强洋地黄类药物对窦房结及房室结的抑制作用。

②电复律：血流动力学不稳定者，或自愿选择电复律的血流动力学稳定患者复律前应完善电解质检查。

2）控制心室率：艾司洛尔 0.05 mg（kg·min）静脉泵入，可逐渐加量，最大剂量 0.3 ~ 0.4 mg（kg·min）。对于使用 β 受体阻滞剂不能充分控制心室率的患者，也可使用地高辛 0.2 ~ 0.4 mg，警惕洋地黄中毒。

3）抗凝治疗

根据 CHADS2 评分（表 2-3-1）≥ 1 分者需抗凝治疗，首选华法林，若患者未使用过口服抗凝药，则联合低分子肝素，至 INR 水平达 2 ~ 3。

表 2-3-1　CHADS2 评分

危险因素	评分
慢性心力衰竭	1 分
高血压	1 分
年龄 > 75 岁	1 分
糖尿病	1 分
既往脑卒中或者短暂性脑缺血	2 分

（3）心房扑动

总体治疗可参考心房颤动，包括复律、控制心室率及抗凝治疗。

3. 宽 QRS 心动过速

（1）首先判断血流动力学状态，若不稳定则迅速进行电复律；

（2）血流动力学稳定的宽 QRS 心动过速首选胺碘酮，用法同心房颤动，静脉维持最好不超过 5 d，但少数顽固室速患者可能需要更长的时间。如患者在治疗过程中出现已控制的室速又复发的情况，可以再给一剂负荷量后将维持量增加；

（3）特殊情况

1）尖端扭转性室性心动过速：①为伴 QT 间期延长的多形性室性心动过速。首先需停用一切可引起 QT 间期延长的药物，纠正相关危险因素，请心内科专家会诊。②药物治疗首选 25%的硫酸镁 20 mL 加入 5% 葡萄糖 500 mL 缓慢静脉滴注，同时积极补钾，维持在 4.5 ～ 5.0 mmol/L，请心内科会诊。

2）心室颤动 / 无脉室性心动过速：迅速进行心肺复苏。

二、缓慢性心律失常

（一）概述

缓慢性心律失常可分为两大类，即窦房结功能障碍和房室传导阻滞。前者包括窦性心动过缓、窦性停搏、慢 – 快综合征等，后者分为一度、二度和三度房室传导阻滞。缓慢性心律失常的症状包括心悸、乏力、头晕等，重者可能出现晕厥、癫痫样发作、心力衰竭等，严重者甚至因心脏停搏或者继发心室颤动而导致死亡。

（二）心电图表现

1. 窦性心动过缓（图 2-3-4）

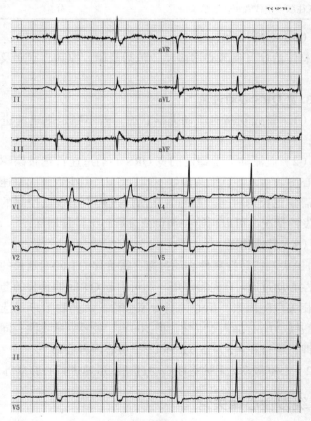

图 2-3-4　窦性心动过缓

心率低于 60 次 /min，且心电图 P 波在 Ⅰ、Ⅱ 和 aVL 导联为正向，在 aVR 导联为负向。

2. 一度房室传导阻滞（图 2-3-5）

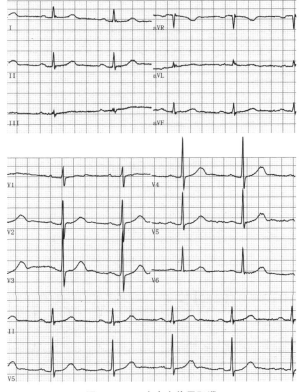

图 2-3-5　一度房室传导阻滞

PR 间期＞ 0.20 s（14 岁以下儿童达到或超过 0.18 s），每个 P 波后均有 QRS 波。

3. 二度房室传导阻滞

包括 Ⅰ 型和 Ⅱ 型。

（1）二度 Ⅰ 型房室传导阻滞（图 2-3-6A）：① PR 间期逐渐延长加 QRS 波群漏搏，结束一次文氏周期；②文氏周期重复出现；③ PR 间期增量递减；

（2）二度 Ⅱ 型房室传导阻滞（图 2-3-6B）：PR 间期固定，

部分心室漏搏。

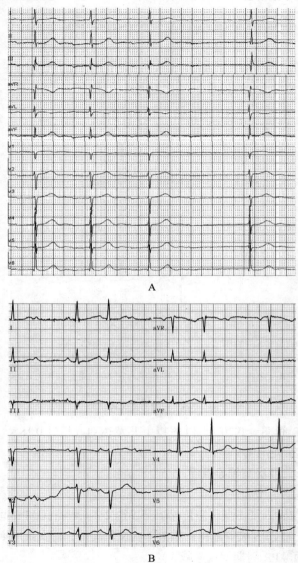

A

B

图 2-3-6　二度房室传导阻滞

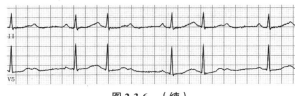

图 2-3-6 （续）

注：A. 二度Ⅰ型房室传导阻滞：可见前三个 PR 间期逐渐增加，其后出现一个 QRS 漏搏；B. 二度Ⅱ型房室传导阻滞：每两个固定 PR 间期后接一个 QRS 漏搏。

4. 三度房室传导阻滞

（1）心房、心室各自激动，互不相干，呈完全性房室分离。P-R 间期不固定，心房率快于心室率。

（2）心房节律可以为窦性心律、房性心动过速、心房扑动或心房颤动。

（3）心室节律可以为房室交界区逸搏心律，40～60 次 /min；或室性逸搏心律，20～40 次 /min。

（三）常见病因

1. 急性冠状动脉综合征：以急性下壁心肌梗死患者容易出现；

2. 急性心肌炎：青少年患者出现严重的缓慢心律失常时需考虑；

3. 高钾血症：T 波高尖，QRS 波群宽大畸形。高钾血症造成的缓慢性心律失常应用抗心律失常药物无效时，需要紧急行血液滤过治疗，必要时需同时行临时心脏起搏治疗；

4. 代谢性疾病：甲状腺功能减退等；

5. 心脏外科术后或导管消融术后：术中损伤窦房结或房室结，必要时植入永久心脏起搏器；

6. 药物过量或中毒：β 受体阻滞剂、钙拮抗剂、洋地黄等，必要时需要行血液透析及临时心脏起搏器治疗；

7. 其他原因：颅内压增高、腹腔内脏器损伤等；

（四）缓慢性心律失常的评估与治疗

1. 评估

快速判断患者血流动力学是否稳定，同时尽快识别病因，进行针对性治疗，如急性冠脉综合征患者需尽早进行血运重建，高钾血症患者需纠正电解质紊乱等。

2. 药物治疗

（1）阿托品：首剂推注 0.5 mg，每 3～5 min 重复推注 1 次，最大剂量不超过 3 mg。对于二度 II 型或三度房室传导阻滞患者，阿托品效果不佳。对于伴有症状或血流动力学不稳定，且冠状动脉缺血可能性较低的缓慢性心律失常患者，还可使用异丙肾上腺素、多巴胺、多巴酚丁胺等增加心率和改善症状。

（2）异丙肾上腺素：3 mg（6 mL）加 44 mL 的 0.9% 氯化钠注射液至 50 mL 静脉泵入，此时 1 mL/h=1 μg/min，常用范围为 1～10 μg/min。病情相对稳定时，也可将 0.5～1.0 mg 加入 500 mL 的 0.9% 氯化钠注射液，约 100 mL/h 缓慢滴注。

（3）特殊药物过量引起的心动过缓：①钙通道阻滞剂过量：静脉注射钙剂、高剂量胰岛素或胰高血糖素；②β受体阻滞剂过量：高剂量胰岛素或胰高血糖素；③地高辛中毒：地高辛 Fab 抗体片段。

（4）氨茶碱：对于急性冠状动脉缺血引起的房室传导阻滞，可考虑静脉使用氨茶碱提高心室率。氨茶碱 500 mg（20 mL）加 5% 葡萄糖注射液 30～50 mL 静脉泵入，泵速 3～5 mL/h。

3. 经皮起搏治疗

对于有严重症状或血流动力学不稳定的患者，在临时经静脉起搏治疗前可行经皮起搏治疗；

4. 经静脉心脏起搏治疗

药物难治性、持续血流动力学不稳定的患者。

第四节　高血压急症

一、概述

　　高血压急症是指血压短时间内严重升高［通常收缩压＞180 mmHg 和（或）舒张压＞120 mmHg］，并伴发进行性靶器官损害，或器官原有功能受损进行性加重为特征的一组临床综合征。靶器官损害主要表现为高血压脑病、急性冠状动脉综合征、急性主动脉夹层、急性脑卒中（缺血性、出血性）、急性心力衰竭（心源性肺水肿）、蛛网膜下腔出血、急性肾功能不全、重度子痫前期和子痫。

二、评估与检查

（一）病史询问

　　患者有无高血压病史、药物使用情况及血压控制程度；有无血压急剧升高的诱因，明确有无特殊用药史；评估判定有无潜在的重要靶器官损伤。

（二）体格检查

　　测量血压以确定血压的准确性。仔细检查心血管系统、眼底和神经系统，了解靶器官损害程度。

　　1. 测量患者平卧及站立两种姿势下的血压；

　　2. 测量双上臂血压，双上臂血压明显不同，则以较高的一侧为准，警惕主动脉夹层；

　　3. 眼底镜检查：如有新发出血、渗出、视神经乳头水肿等情况存在，提示高血压急症；

　　4. 心血管系统检查应侧重于有无心力衰竭存在，如颈静脉怒张、双肺底湿啰音、病理性第三心音或奔马律等；

　　5. 神经系统检查应注意评估意识状态、有无脑膜刺激征、视野改变及病理征等。

（三）实验室检查

血常规、尿常规、血生化（肝肾功能、电解质）和心电图应列为常规检查，依病情选择心肌损伤标志物、心肌酶学、血脑利钠肽（BNP 或 NT pro-BNP）、血气分析、胸部 X 线、胸部 CT、磁共振（MRI）和超声心动图、头部 CT 或 MRI、肾上腺 CT 或 MRI、血尿儿茶酚胺等检查。

（四）高血压急症危险程度评估

可根据以下三个方面指标评估高血压急症危险程度。①影响短期预后的脏器受损表现为肺水肿、胸痛、抽搐及神经系统功能障碍等；②基础血压值方面，通过了解基础血压可以反映血压急性升高的程度，以评估对脏器损害存在的风险；③急性血压升高的速度和持续时间方面，血压缓慢升高和（或）持续时间短的严重性较小，反之则较为严重。

三、高血压急症的治疗

（一）高血压急症早期降压原则

①初始阶段（1 h），血压控制目标为平均动脉压的降低幅度不超过治疗前水平的 25%，但应根据患者基础血压及靶器官损害程度决定；②在随后的 2~6 h 将血压降至较安全水平，一般为 160/100 mmHg 左右，但需根据不同疾病的降压目标和降压速度进行后续血压管理；③当病情稳定后，24~48 h 血压逐渐降至正常水平。

（二）降压药物选择

①遵循迅速平稳降压、控制性降压、合理选择降压药的原则，根据不同类型特点单用一种或者联合使用静脉降压药控制性降压（表 2-4-1、表 2-4-2）。②拉贝洛尔和尼卡地平可以安全地用于所有高血压急症，并且应作为医院常备药物。硝酸甘油和硝普钠特别适用于心脏和主动脉损害的高血压急症。

表 2-4-1 高血压急症不同临床类型的降压目标与首选药物

疾病种类	降压目标	一线选择
主动脉夹层	立刻，收缩压 < 120 mmHg，心率 50 ~ 60 次/min	艾司洛尔、尼卡地平、硝普钠
高血压脑病	第 1 小时 MAP 降低 20% ~ 25%，血压 160 ~ 180/100 ~ 110 mmHg	拉贝洛尔、尼卡地平
脑卒中	缺血性脑卒中：	
	溶栓：立刻，第 1 小时 MAP 降低 15%，目标血压 < 180 mmHg/110 mmHg	拉贝洛尔、尼卡地平
	不溶栓：当收缩压 > 220 mmHg，舒张压 > 120 mmHg 时，第 1 小时 MAP 降低 15%，收缩压不宜 < 160 mmHg	拉贝洛尔、尼卡地平
	脑出血：立刻，收缩压 130 ~ 180 mmHg	拉贝洛尔、尼卡地平
	蛛网膜下腔出血：立刻，高于基础血压的 20% 左右	尼卡地平、尼莫地平
急性心力衰竭	立刻，收缩压 < 140 mmHg	硝普钠、硝酸甘油联合利尿剂、ACEI/ARB
急性冠状动脉综合征	立刻，降压目标为收缩压 < 130/80 mmHg，舒张压 > 60 mmHg	硝酸甘油、β 受体阻滞剂
子痫前期和子痫	< 160/110 mmHg，孕妇并发器官功能损伤者血压应 < 140/90 mmHg，且不低于 130/80 mmHg	尼可地平、拉贝洛尔、硫酸镁
嗜铬细胞瘤	术前 24 h 血压 < 160/90 mmHg	酚妥拉明、乌拉地尔、硝普钠

表2-4-2 部分静脉降压药的使用方法、起效时间、持续时间、适应证、禁忌证和不良反应

药名	剂量	起效时间	作用持续时间	适应证	禁忌证	不良反应
硝普钠	0.5～10.0 μg/(kg·min) 静脉滴注	即刻	1～2 min	高血压急症，急性心力衰竭	代偿性高血压如动静脉分流或主动脉缩窄时禁用；高血压脑病、脑出血、蛛网膜下腔出血患者慎用	低血压、心动过速、头痛、氰化物中毒、肌肉痉挛、恶心、呕吐、肺分流
硝酸甘油	10～200 μg/min 静脉泵入	2～5 min	5～10 min	心脏手术围术期的血压控制，不稳定性心绞痛，隐匿性充血性心力衰竭	对硝酸盐过敏；严重贫血；颅内高压、闭角型青光眼禁用	有头痛、恶心呕吐、快速耐受性
尼卡地平	0.5～10.0 μg/(kg·min) 静脉滴注	5～10 min	4～6 h	手术时异常高血压；高血压急症紧急处理	怀疑有止血不完全的颅内出血（出血可能加重）；脑卒中急性期颅内压升高（颅内压可能升高）；急性心功能不全伴重度主动脉狭窄或二尖瓣狭窄、肥厚型梗阻型心肌病、低血压、心源性休克	低氧血症、肺水肿、心绞痛、呼吸困难、心动过速、升高、肌酐升高、周围水肿

药名	剂量	起效时间	作用持续时间	适应证	禁忌证	不良反应
地尔硫草	10 mg 静推 1 min 或 5~15 μg/(kg·min) 静脉滴注	2~7 min	30 min	手术时异常高血压的紧急处理；高血压急症；不稳定性心绞痛	病窦综合征、二或三度房室传导阻滞（以上两种情况安置心脏搏器则除外）；严重充血性心力衰竭、严重心肌病，妊娠妇女、对本品过敏者	低血压、心动过缓、一/二度房室传导阻滞
乌拉地尔	10~50 mg 静推负荷量，之后静脉泵入，初始速度可达 2 mg/min，维持给药速度为 9 mg/h	0.5~3.0 min	40~90 min	用于治疗高血压危象（如血压急剧升高）、重度和极重度高血压以及难治性高血压；用于控制围术期高血压	对本品成份过敏的患者；主动脉峡部狭窄或动静脉分流的患者（肾透析时的分流除外）；哺乳期妇女	头痛、头晕、恶心
酚妥拉明	2~5 mg 静脉注射或 0.5~1.0 mg/min 静脉滴注	2 min	15~30 min	用于诊断嗜铬细胞瘤及治疗其所致的高血压发作，包括手术切除时出现的高血压，也可根据血压对本品的反应应用于协助诊断嗜铬细胞瘤	严重动脉硬化及肾功能不全者，低血压、冠心病、心肌梗死、肾炎或胃溃疡以及对本品过敏者	直立性低血压、心动过速或心律失常、恶心、鼻塞、呕吐

药名	剂量	起效时间	作用持续时间	适应证	禁忌证	不良反应
拉贝洛尔	25～50 mg 静推 5～10 min 或1～4 mg/min 静滴	5～10 min	3～18 h	高血压危象、前控制血压、嗜铬细胞瘤降压、妊娠高血压	支气管哮喘、心源性休克、窦性心动过缓、二三度房室传导阻滞、急性心力衰竭、重度心力衰竭	头晕、胃肠道不适、疲乏、哮喘加重、直立性低血压
艾司洛尔	负荷量0.5 mg/(kg·min)静脉推注约1min，随后静脉滴注维持，自0.05 mg/(kg·min)开始，最大维持量0.3 mg/(kg·min)	1～2 min	10～30 min	围术期高血压或心动过速	支气管哮喘、严重阻塞性肺病、窦性心动过缓、二三度房室传导阻滞、心源性休克	低血压
肼屈嗪	第4～6 h静脉滴注10～20 mg，每次最大剂量40 mg，推荐静脉推注，不推荐静脉滴注	5～20 min	1～8 h	高血压急症、妊娠期高血压	主动脉瘤、脑卒中、严重肾功能障碍	低血压、心动过速、头痛、面部潮红、呕吐、心绞痛、狼疮样综合征

第五节 休 克

一、概述

休克是因有效循环容量不足，组织器官微循环灌注急剧减少引起的急性循环功能衰竭综合征。其病理生理是氧输送减少和（或）氧消耗增加或氧利用不充分导致的细胞和组织缺氧状态。

二、分类

根据血流动力学特点，休克分为分布性休克、心源性休克、低血容量性休克及梗阻性休克，具体见表 2-5-1。其之间并不互相排斥，很多循环衰竭患者同时存在数种休克。

三、临床评估

1. 低血压：大多数休克患者会发生低血压。绝对低血压：BP < 90/60 mmHg（基础血压即为 90/60 mmHg 除外），相对低血压：收缩压下降> 40 mmHg。

2. 根据动脉搏动初估血压：触及股动脉搏动（收缩压> 80 mmHg）；触及颈动脉搏动（收缩压> 60 mmHg）。

3. 平均动脉压：平均动脉压（MAP）=（SBP+2DBP）/3=CO × SVR=SV × HR × SVR（CO：心排血量，SV：每搏输出量，HR：心率，SVR：外周血管阻力），决定组织灌注。MAP < 65 mmHg，重要器官灌注不足的危险性较高。

4. 重视休克前期：机体代偿机制可在容量丢失 10% 时无明显临床症状，或出现心率增快，外周血管收缩，血压轻度下降甚至轻度升高（如部分患者在脓毒性休克前期因高热、寒战、呼吸困难等不适血压往往偏高，不能轻视！）

表 2-5-1　休克分类

项目	分布性休克	心源性休克	低血容量性休克	梗阻性休克
基本机制	血管收缩舒张功能异常	泵功能衰竭	循环容量丢失	血流主要通道受阻
体征	肢端温暖，提示原发病的相应体征	皮肤湿冷，肢端凉，湿啰音，闻及第三、四心音哮鸣音（S3、S4）	皮肤干燥，肢端凉，呼吸音清	一侧呼吸音消失（张力性气胸），P2亢进（PAH），心音遥远（心脏压塞），颈静脉怒张（PAH，心脏压塞）等
常见病因	脓毒症性、非脓毒症性（神经源性、过敏性、中毒性、内分泌性）	心肌梗死，心律失常，心肌炎、心肌病，瓣膜或室间隔破裂，近端主动脉夹层	失血性，非失血性（水摄入过少或丢失过多），第三间隙丢失	急性肺动脉栓塞，缩窄性心包炎，限制性心肌病，肺动脉高压，张力性气胸
床旁超声	心脏收缩增强（休克早期）心脏收缩减弱（休克晚期）；下腔静脉正常或变窄，腹腔胸腔积液	心腔增大，心脏收缩减弱，下腔静脉、颈静脉宽大固定，肺超可见大量融合B线，胸腔、腹腔积液	心腔变小，心脏收缩增强，下腔静脉塌陷，胸腔、腹腔积液	心脏收缩增强，大量心包积液，伴有"摆动心"（心脏压塞），可见肺点条形码征（气胸），下腔静脉扩张；急性右心扩张，右室无运动，左心"D"字征（急性肺动脉栓塞），右室壁增厚，左心扩张
血流动力学　前负荷	→（早期）↓（后期）	↑	→（早期）↓（后期）	→（早期）↓（后期）
心输出	↑ or ↓（有时）	↓	↓	→（早期）↓（后期）
后负荷	↓	↑	↑	↑
SvO2	>65%	>65%	>65%（早期）<65%（后期）	>65%（早期）<65%（后期）

注：SvO2：混合静脉血氧饱和度，代表组织灌注；↑上升；↓下降；→不变。

5. 并非所有低血压患者均发生了休克：慢性低血压、药物诱导的低血压、自主神经功能障碍、血管迷走性晕厥、周围血管病。

6. 组织低灌注早期识别：皮肤（湿冷、花斑、发绀）、肾脏（尿量＜ 0.5 mL/（kg·h）、意识改变以及血乳酸（＞ 1.5 mmol/L）升高。

7. 监测治疗反应的复苏目标：中心静脉血氧饱和度（ScvO$_2$）≥ 70%，中心静脉压（CVP）8 ~ 12 mmHg、MAP ≥ 65 mmHg，尿量≥ 0.5 mL/（kg·h）。

8. 识别休克流程（图 2-5-1）。

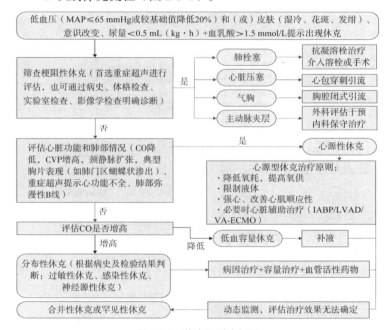

图 2-5-1　休克识别流程图

注：MAP 为平均动脉压；CO 为心输出量；CVP 为中心静脉压；IABP 为主动脉球囊反搏；LVAD 为左心室辅助装置；VA-ECMO 为体外膜肺氧合。

四、休克的处理原则

（一）休克的治疗目标流程（图 2-5-2）

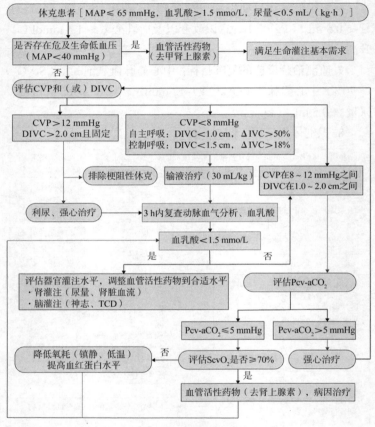

图 2-5-2 休克治疗目标流程图

注：MAP 为平均动脉压；CVP 为中心静脉压；DIVC 为下腔静脉直径；TCD 为经颅多普勒；Pcv-aCO$_2$ 为动静脉二氧化碳分压差；ScvO$_2$ 为中心静脉血氧饱和度。

（二）感染性休克处理流程（图 2-5-3）

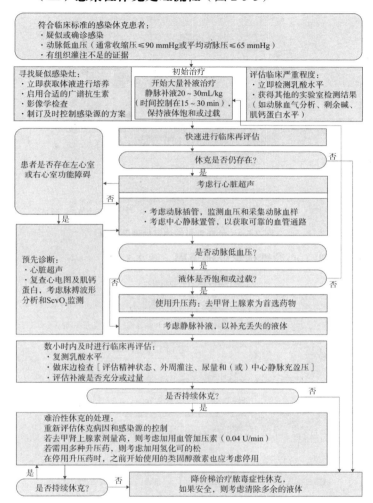

图 2-5-3 感染性休克处理流程图

（三）低血容量性休克处理流程（图 2-5-4）

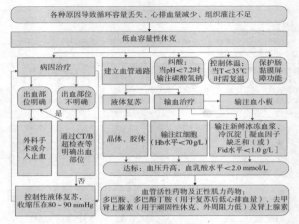

图 2-5-4　低血容量性休克处理流程图

（四）心源性休克处理流程（图 2-5-5）

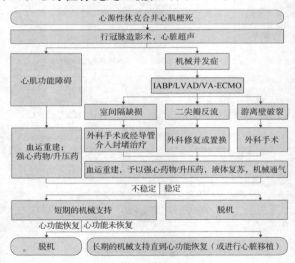

图 2-5-5　心源性休克处理流程图

注：IABP 为主动脉球囊反搏；LVAD 为左心室辅助装置；VA-ECMO 为体外膜肺氧合。

（五）过敏性休克处理流程（图 2-5-6）

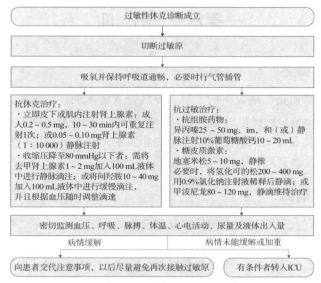

图 2-5-6　过敏性休克处理流程图

（六）梗阻性休克处理流程（图 2-5-7）

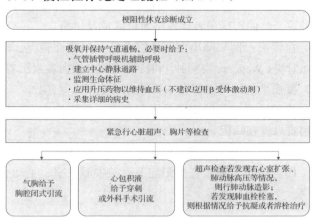

图 2-5-7　梗阻性休克处理流程图

第六节 咯 血

一、概述

咯血是指喉以下的气管、支气管或肺部的病变出血，经咳嗽动作从口腔排出的过程。患者经口腔排出的血液必须与口腔、鼻腔及上呼吸道的出血以及呕血相鉴别。咯血的程度可从少量痰中带血到危及生命的大咯血。

二、病因

1. 支气管扩张：是最常见的咯血原因之一，通常伴咳嗽和大量咳痰。

2. 肿瘤：原发性支气管肺癌、支气管内转移癌（最常源自黑色素瘤或乳腺、结肠及肾细胞癌）和类癌等肿瘤均可引起咯血。咯血可以是肿瘤的首发症状。

3. 感染：很多肺实质感染均可引起咯血，包括肺结核、肺炎、肺脓肿等。肺曲霉球患者伴发咯血可能危及生命。

4. 血管炎：例如肺出血肾炎综合征、狼疮性肺炎、肉芽肿性多血管炎（Wegener 肉芽肿）和特发性肺含铁血黄素沉着症等。

5. 凝血功能障碍：如血小板减少或使用抗凝药物。

6. 隐源性咯血：即使接受了包括支气管镜检在内的仔细评估后仍难以发现病因。

7. 其他：其他少见病因包括肺脓肿、气管异物、肺动静脉畸形（如遗传性毛细血管扩张症）、二尖瓣狭窄、主动脉瘤、肺栓塞、支气管炎等。

三、咯血的评估

（一）病史及体格检查

1. 除外口腔、上呼吸道和消化道出血；

2. 询问咯血量、次数、时间等；

3. 急性起病多考虑肺部感染、肺栓塞，慢性病程多考虑肺结核空洞、支气管扩张、心血管疾病、肺部肿瘤、系统性疾病等；

4. 伴随症状：

（1）伴咳嗽、咳大量脓痰，需考虑肺脓肿；

（2）长期低热、盗汗、消瘦，应考虑肺结核；

（3）伴反复咳嗽、咳脓痰，可见于支气管扩张；

（4）中老年患者，尤其是伴有干咳、消瘦者，需警惕肺部肿瘤；

（5）伴胸痛，需考虑肺栓塞、肺炎；

（6）咯血伴血尿、关节肌肉痛，需考虑结缔组织病或血管炎等系统性疾病。

（二）实验室检查

1. 血常规、尿常规、肝肾功能及凝血功能检查；

2. 针对咯血病因的检查包括感染相关检查（结核 Xpert、GM 试验等）、系统性疾病［抗核抗体、抗中性粒细胞胞质抗体、抗肾小球基底膜抗体和（或）抗心磷脂抗体等］、心功能（BNP、心肌酶）、肿瘤标志物等；

（三）影像学检查

胸部 CT、怀疑肺栓塞的可行 CTPA、超声心动图、下肢静脉超声等；

（四）其他检查

支气管镜检查、支气管动脉造影术。

四、治疗

（一）一般处理

首先要确保充足的氧合，初步判断出血来源，如为单肺出血，则取患侧卧位，可减少出血和避免血液流向健侧；其次应积极按需输注血液制品，迅速纠正凝血功能异常。如果出现呼吸衰竭、血流动力学不稳或快速持续性咯血，应插入大口径气管插管（尽可能选择 8 号或更大尺寸）。

（二）药物治疗

1. 云南白药：0.5 g/ 次、4 次 /d 口服；

2. 垂体后叶素

（1）0.1 ~ 0.2 U/min 静脉泵入；

（2）3 ~ 6 U 加入 2 mL 0.9% 氯化钠注射液雾化吸入；

（3）同时患有冠心病、动脉粥样硬化、高血压、心力衰竭及妊娠妇女慎用或禁用；

3. 酚妥拉明

（1）10 ~ 20 mg 加入 5% 的葡萄糖 250 ~ 500 mL 静滴；

（2）用药时患者需要卧床休息，注意观察患者的血压、心率和心律的变化，并随时酌情调整药物的剂量和滴速；

4. 注射用血凝酶：1 ~ 2 KU 肌注或静推；

5. 维生素 K_1：10 mg 肌内注射。

（三）双腔气管内导管

如果出血来自于单侧肺，可实施单侧肺通气或置入双腔气管内导管。

（四）支气管镜下止血

咯血稳定期可考虑行支气管镜检查，发现出血部位，以便采取手术或局部治疗措施，但操作时可能触发咯血，应做好应急措施准备；也可镜下止血治疗，先用 1% 肾上腺素 2 mL 冲洗，并注入冰盐水 5 ~ 10 mL，留置 30 ~ 60 s 后吸出，连续数次；或注入凝血酶溶液 5 mL。

（五）气囊填塞法

将一个 4 F、100 cm 的气囊导管或替代设备放置到出血部位的肺段或亚肺段支气管，使气囊保持充气膨胀 24～48 h，然后放气，观察患者在几个小时内有无再出血。

（六）支气管动脉栓塞

根据支气管动脉分支的变形以确定出血部位，随后注入明胶海绵栓塞止血。

（七）其他

如果支气管镜检查发现是黏膜损伤出血，激光治疗、电烙术、氩气刀治疗或冷冻疗法有助于止血。

（八）手术治疗

经积极药物治疗，出血量仍达到大咯血标准，或者就诊时就有窒息先兆、低血压、休克等并发症的患者，若无明显手术禁忌证，及时请外科介入，立即急诊手术。

第七节　气　胸

一、概述

气胸是指气体因胸膜破裂进入胸膜腔，导致肺组织被压缩。

二、分类

按胸膜腔内气体与外界空气的关系分为 3 类。①闭合性气胸：由于肺组织受压萎缩和浆液性渗出而封闭了较小的胸膜裂口，空气不再漏入胸膜腔，胸腔内压接近或超过大气压；②开放性气胸：胸膜裂口持续开放，随呼吸运动气体自由进出胸膜腔，胸腔内压接近大气压；③张力性气胸：胸膜裂口呈单向活瓣或活塞作用，吸气时空气进入胸膜腔，呼气时气体不能排出，导致胸膜腔内压持续升高，纵隔向健侧移位，影响心脏血液回流，必须紧急抢救。

三、病因

（一）原发性气胸危险因素

1. 吸烟；

2. 瘦高体型男性患者；

3. 年龄＞60岁。

（二）继发性气胸病因

1. 肺部基础疾病：慢性阻塞性肺疾病、肺大疱、哮喘、囊性纤维化、间质性肺病；

2. 感染：细菌感染、结核、耶氏肺孢子菌；

3. 肺恶性肿瘤：原发性和转移性肺恶性肿瘤；

4. 医源性：胸腔穿刺、肺/胸膜活检、机械通气、锁骨下静脉置管术后、胸腔手术后、心肺复苏；

5. 创伤：钝伤、穿透伤；

6. 其他：马方综合征、子宫内膜异位、肺栓塞等。

四、诊断

（一）临床表现

1. 症状：常急性起病，典型症状包括呼吸困难和气胸侧突发胸痛，其他症状包括胸闷、刺激性干咳；感染性病因所致者还可能有发热、寒战或疲乏。

2. 体征：呼吸运动及语音震颤减弱或消失，叩诊鼓音，呼吸音减弱或消失；可能出现皮下气肿；呼吸循环障碍可提示张力性气胸的可能，大量气胸时有纵隔和膈肌移位体征。

（二）影像学

立位胸片可见萎缩肺组织与胸膜腔内气体分界线，呈外凸线条影，称为气胸线。胸部CT表现为胸膜腔内出现极低密度的气体影，伴肺组织不同程度的萎缩改变；对于小量气胸，局限性气胸的判断更敏感和准确。

气胸容量可通过胸片估测（图 2-7-1）。从肺尖气胸线到胸腔顶部距离为 A，A ≥ 3 cm 为大量气胸，A < 3 cm 为小量气胸；肺门水平气胸线距离胸壁距离为 B，B ≥ 2 cm 为大量气胸，B < 2 cm 为小量气胸。

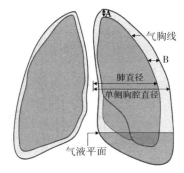

图 2-7-1　气胸容量测定

（三）其他辅助检查

血气分析：多数不正常，肺组织萎缩后通气减少，可导致低氧血症，通气血流比降低。

五、治疗

（一）保守治疗

卧床休息、辅助氧疗（进行高流量吸氧使气胸吸收速度增加 4 倍）、镇咳、镇静镇痛、通便。

（二）排气治疗

1. 怀疑张力性气胸者需立即用粗注射针头紧急排气；

2. 如果患者呼吸困难或有大量继发性自发性气胸（肺门水平气胸线距离胸壁 > 2 cm），由于存在进行性呼吸困难或张力性气胸的风险，应立即行胸腔闭式引流；

3. 如有小量继发性自发性气胸（肺门水平气胸线距离胸壁 1 ~ 2 cm），放置一根小孔径胸腔引流管用于持续引流；

4. 如病情稳定、继发性自发性气胸非常小（肺门水平气胸线距离胸壁 < 1 cm），给予辅助供氧，并观察心肺状态或气胸增大情况；应在 12 ~ 24 h 后重复胸片检查，若症状恶化则及时复查胸片，及时处理；

5. 闭式引流术后无气体漏出，夹闭引流管 12～24 h 复查胸片，如果气胸未复发，则可以拔除胸腔引流管。夹闭胸腔引流管时需要谨慎，因为此时气体没有出口，若重新开始漏气，患者可能发生张力性气胸。若患者出现症状，应立即解除胸腔引流管的夹闭。胸腔闭式引流（图 2-7-2）。

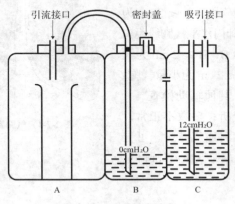

图 2-7-2　胸腔闭式引流

注：水封瓶引流管需插入液面下 1～2 cm 深度。随着水封瓶内液体积聚，液面上升，气体漏出变困难，故应定时调整导管插入深度或去除瓶中多余液体。

（三）化学胸膜固定术

将滑石粉或 1500 mg 多西环素经胸腔导管注入，产生无菌性胸膜炎，使脏层和壁层胸膜粘连，从而消灭胸膜腔间隙，适用于不宜手术的患者。

（四）手术

持续漏气或肺复张不佳需开放手术修补或胸腔镜下行肺大疱缝合 / 套扎术或胸膜切除 / 剥脱术。

第八节 胸腔积液

一、概述

正常胸膜腔含 5~20 mL 液体，每 24 小时有 500~1000 mL 液体形成和吸收。正常胸膜腔中存在稳态，即液体形成和吸收的速率大致相等，破坏平衡会引起胸腔积液。胸腔积液在 300 mL 以下时，后前位 X 线胸片可能无阳性发现。肋膈角变钝，积液量多在 500 mL 以上。

二、分类

（一）根据病因

1. 感染性：细菌、寄生虫、真菌、病毒、支原体、立克次体；

2. 肿瘤性：支气管癌、胸膜间皮瘤、淋巴瘤、白血病；

3. 免疫性：SLE、风湿热、类风湿关节炎、Churg-Strauss综合征、Behcet 综合征、进行性系统硬化、坏死性肉芽肿性血管炎；

4. 物理性：创伤；

5. 代谢性：尿毒症、淀粉样变；

6. 其他原因：心脏和心包疾病、肺栓塞、胃肠道疾病、妇产科疾病、药物反应。

（二）根据外观

草黄色 / 血性 / 乳糜性 / 胆固醇性 / 脓性。

（三）发生机制

渗出 / 漏出。

（四）病程

急性 / 慢性。

三、评估与检查

（一）症状

包括胸痛、咳嗽、呼吸困难。

（二）体征

中等量以上积液（500~1000 mL）时患侧胸廓稍凸，肋间隙饱满，呼吸运动受限；气管、纵隔向健侧移位；患侧语音震颤减弱或消失，叩诊浊音或实音。听诊呼吸音减弱或消失，语音传导减弱。

（三）辅助检查

1. 胸腔穿刺抽液：深度＞1 cm，且原因不明的胸腔积液；也可用于缓解呼吸困难或注射药物治疗。临床中患者的首次抽液不超过 700 mL，以后每次不应超过 1000 mL，最多不超过 1500 mL。

2. 胸腔积液化验：常规、总蛋白、葡萄糖、乳酸脱氢酶、腺苷脱氨酶、细菌涂片、培养、抗酸染色、结核培养、淋巴细胞培养＋干扰素测定、肿瘤细胞、癌胚抗原、淀粉酶、胆固醇、甘油三酯等。

3. 胸膜活检：CT 引导下胸膜活检有助于提高检出率，多次多部位活检可提高阳性率。

4. 内科胸腔镜：用于不明原因胸腔积液、恶性胸腔积液、复杂性类肺炎性胸腔积液、乳糜胸、血胸、气胸和胸膜增厚性病变的诊断和治疗。

5. 开胸胸膜活检：其主要适应证是进行性的原因不明的胸膜疾病，但并发症和死亡率较内科胸腔镜稍高。

（四）诊断

结核性胸膜炎的确诊需要胸腔积液或胸膜活检标本中找到结核分枝杆菌，或胸膜活检中有典型结核性肉芽肿病变；肺炎性胸腔积液需先明确有无肺部炎症。

四、治疗

1. 明确病因，治疗原发病；

2. 胸腔积液的一般处理如下。①漏出性胸腔积液：胸腔穿刺放液只在有明显呼吸困难时进行；②渗出性胸腔积液：脓胸应尽早引流干净，因为容易引流的游离性胸液在 12~24 h 即可形成包裹性胸液而难以被引流；恶性胸腔积液可行穿刺引流减轻患者症状，多数患者在抽液后 1~3 d 很快增多，反复抽液导致蛋白质丢失和胸腔积液包裹，反复出现者可考虑化学性胸膜固定或胸腹腔分流术。

第九节　少　尿

一、概述

少尿是指尿量< 400 mL/d 或< 0.5 mL/（kg·h）。无尿是指尿量< 100 mL/d 或 12 h 完全无尿。

二、病因与分类

（一）肾前性

肾前性因素主要包括肾血流量减少及有效滤过压降低。

1. 休克：低血容量性、感染性、心原性（大出血、严重脱水、重度低蛋白血症、肝硬化及肾病综合征、心脏泵衰竭等）。

2. 肾动脉：狭窄、栓塞、痉挛（多发性大动脉炎累及肾动脉、肾动脉血栓形成、高血压危象等）。

（二）肾性

肾实质性损害主要包括肾小球滤过膜的通透性降低，肾小球总滤过面积减少以及肾小管的结构功能损害等。

1. 肾小球病变或微血管病变（急性肾小球肾炎、急进性肾小球肾炎、慢性肾炎急性发作、狼疮性肾炎、急进性高血压以及血栓性血小板减少性紫癜等）。

2. 肾小管－间质疾病（急性肾小管坏死、急性间质性肾炎、管型肾病等）。

3. 肾血管病变（肾动静脉的血栓、栓塞、受压）。

4. 慢性肾衰竭急性加重。

5. 其他，如肾移植后的急性排斥反应等。

（三）肾后性

即尿路梗阻，生成尿液正常，但排泄的过程受阻。

1. 输尿管梗阻：结石、肿瘤、血凝块、脓块、乳糜块、瘢痕等引起输尿管的损伤、压迫、牵拉。

2. 尿道梗阻：膀胱、尿道结石及其邻近组织肿瘤，前列腺增生或肿瘤，膀胱破裂，神经膀胱，尿道狭窄或断裂等。

三、评估与检查

（一）体格检查

1. 生命体征：血压、心率、中心静脉压，主要用于评估容量状态。

2. 心脏：奔马律，心包摩擦音（尿毒症）。

3. 肺部：是否有湿啰音。

4. 腹部：肾区有无叩击痛，叩诊膀胱浊音区（膀胱胀大时的浊音区弧形凸向脐部）。

5. 肢端水肿。

（二）确认尿量

1. 明确尿液计量是否准确，了解收集方法（导尿还是自主排尿）。

2. 留置导尿管者，如尿量明显减少，可先冲洗尿管，除外尿管阻塞因素。

3. 未留置导尿管者，详细记录近期每日出入量和体重变化。

（三）除外肾后性梗阻

1. 泌尿系超声观察肾脏大小（正常 10 cm × 6 cm × 3 cm 左右）、形态、有无皮髓分离、有无输尿管扩张。

2. 膀胱超声观察有无尿潴留，膀胱残余尿＞ 200 mL，刺激膀胱仍不能排尿后应考虑留置尿管。

3. 常见尿潴留原因：前列腺增生、意识障碍、卧床、应用抗胆碱药物。

四、治疗

1. 容量不足应积极扩容。

2. 充血性心衰或容量过多

①可给予利尿剂（呋塞米、托拉塞米、螺内酯、布美他尼）；②限制入量，监测每日体重；③肾衰竭患者可能需要透析，某些情况下肾衰竭患者仍对大剂量呋塞米（160 ~ 240 mg）有反应。

3. 评价有无急诊透析指征，如有指征可进行透析治疗

急诊透析指征：出现下列任一情况需立即透析。①严重高钾血症，血钾 ≥ 7.0 mmol/L 或有严重心律失常；②急性肺水肿，对利尿剂无良好反应；③严重代谢性酸中毒，动脉血 pH ＜ 7.2。

4. 梗阻原因导致少尿的治疗：梗阻最理想的治疗是祛除病因，在情况紧急或无法祛除病因时，可在梗阻以上行造瘘手术。

第十节　电解质紊乱

一、低钾血症

（一）定义

血钾＜ 3.5 mmol/L。

（二）常见病因

1. 钾摄入不足

2. 钾排出过多

（1）非肾性丢失经消化道丢失：见于腹泻、呕吐、胃液引流、造瘘肠液丢失、过多出汗、腹透患者腹透液失钾等。

（2）肾性丢失：见于使用利尿剂、肾小管酸中毒、糖尿病酮症酸中毒、醛固酮和醛固酮样物质分泌增多、某些先天性肾小管疾病等。

3. K^+ 进入细胞内过多：见于代谢性碱中毒、低钾性周期性麻痹、低体温、血细胞生成过快等。

（三）治疗

1. 病因治疗。

2. 见尿补钾，定期复查，补钾后注意血钾变化，补足细胞内血钾。

3. 补钾量：轻度缺钾（3.0 ~ 3.5 mmol/L）时，一天额外补充氯化钾 3 g；中度缺钾（2.5 ~ 3.0 mmol/L）时，一天额外补充氯化钾 6 g；重度缺钾（< 2.5 mmol/L）时，一天额外补充氯化钾 9 g。患者无法进食需额外补充生理需要量 3 g。

4. 补钾药物及速度：①首选胃肠道补钾，常用枸橼酸钾口服液或氯化钾缓释片，空肠管补钾较上消化道补钾快；也可以应用氯化钾注射液保留灌肠，即 20 mL 0.9% 氯化钠注射液 +30 mL 10% 氯化钾，重度缺钾患者可直接应用氯化钾保留灌肠。②若患者严重低钾血症，可应用大静脉快速泵入血钾，极限为 20 mmol/h，即每小时泵入 1.5 g 钾。

二、高钾血症

（一）定义

血钾 > 5.5 mmol/L。

（二）常见病因

1. 钾过多：①外源性 K^+ 摄入过多：见于输入大量补钾、库存血等；②内源性 K^+ 生成过多：见于大量细胞坏死释放过多

K^+，如烧伤、严重挤压伤、横纹肌溶解、消化道出血、溶血、肿瘤溶解综合征等。

2. 钾排出减少：①肾小球滤过率降低：见于肾衰竭；②肾小管泌 K^+ 减少：见于应用药物如保钾利尿剂、血管紧张素转换酶抑制剂、血管紧张素 II 受体拮抗剂、肝素、非甾体类抗炎药等。

3. 钾在细胞内外重新分布：①酸中毒；②细胞坏死；③应用高渗药物如甘露醇。

（三）治疗

1. 立即床旁观察患者生命体征，完善心电图。

2. 联系检验科确认检验结果无误，必要时复查，可行动脉血气（较静脉血钾低 0.2 ~ 0.3 mmol/L）。

3. 针对病因治疗，除外摄入过多、药物因素。

4. 药物治疗：① 10% 葡萄糖酸钙 10 mL 静推；②胰岛素 10 U+10% GS 500 mL 静滴 60 min 以上；③ 5% 碳酸氢钠 125 mL 静滴；④呋塞米 40 ~ 80 mg 静滴或泵入；⑤血液透析（血钾 > 6.5 mmol/L）。

5. 治疗后每 1 ~ 2 小时复查血钾。

三、低钠血症

（一）定义

血钠 < 135 mmol/L。

（二）常见病因

1. 假性低钠血症

2. 移位性低钠血症：①高脂血症（甘油三酯 > 1.7 mmol/L）；②高蛋白血症；③静脉输注大剂量丙种球蛋白；④输注高血糖；⑤甘露醇、山梨醇、甘油果糖。

3. 低渗性低钠血症

（1）低容量性低钠血症：①经体表丢失：大量出汗，大面积烧伤；②经胃肠道丢失：呕吐，腹泻，引流，瘘，梗阻；③

经肾丢失：利尿剂，渗透性利尿，醛固酮减少，失盐性肾病，梗阻解除后利尿，非少尿性急性肾小管坏死。

（2）正常容量性低钠血症：①精神性多饮；②低渗性液体摄入（如啤酒）；③由于疼痛、恶心、药物等致抗利尿激素释放增多；④抗利尿激素不适当分泌综合征；⑤糖皮质激素缺乏；⑥甲状腺功能减退；⑦慢性肾功能不全。

（3）高容量性低钠血症：①充血性心力衰竭；②肝硬化；③肾病综合征。

（三）治疗

①取决于血容量的状态，而非血钠的绝对数值；②低血容量性：输入 0.9% 氯化钠注射液；③血容量正常：考虑抗利尿激素异常分泌综合征，针对原发病，限水治疗，襻利尿剂，输入高张液；④血容量过多：治疗原发病，限水，襻利尿剂，必要时透析；⑤无症状低钠：血钠升高速度 < 0.5 mmol/（L·h）；⑥有症状低钠：2～3 h 升高 1 mmol/L 至症状缓解，密切监测，避免脱髓鞘脑病。常用补液为 0.9% NaCl 400 mL+10% NaCl 100 mL。

四、高钠血症

（一）定义

血钠 > 145 mmol/L。

（二）常见病因

①水摄入减少；②水丢失过多：经呼吸道过度通气（癔病或代酸）；经皮肤（高热、大量出汗和甲亢）；经肾脏（肾性尿崩症、大量脱水剂）；经胃肠道（呕吐、腹泻及消化道引流）；③钠离子摄入过多（高渗盐、聚磺苯乙烯钠、碳酸氢钠）；④肾上腺皮质激素过多（库欣综合征、原发性醛固酮增多症）。

（三）治疗

1. 容量不足时给予低渗液；容量正常或过多时给予饮水、

5% GS、呋塞米。

2. 血钠下降速度＜ 0.5 mmol/（L·h），及时复查。

五、低钙血症

（一）定义

血钙＜ 2.12 mmol/L。

（二）常见病因

①甲状旁腺激素减低：见于甲状旁腺功能减低、甲状旁腺切除术后、假性甲状旁腺功能减低（甲状旁腺激素抵抗）；②维生素 D 缺乏或维生素 D 抵抗；③肾衰竭；④低蛋白血症；⑤高磷血症；⑥低镁血症（抑制甲状旁腺激素释放和激活）；⑦体内转移见于灼伤、横纹肌溶解、溶瘤综合征、急性胰腺炎等；⑧某些药物如抗癫痫药物、利福平、抗骨吸收制剂（如降钙素、双膦酸盐）等。

（三）治疗

①血钙＜ 1.5 mmol/L：10% 葡萄糖酸钙 10～20 mL 缓慢静推或 10% 葡萄糖酸钙 10～20 mL+250～500 mL GS 缓慢静滴；②口服碳酸钙 0.5～1.0 g 3/d，并考虑合用维生素 D；③纠正低镁血症；④代谢性酸中毒纠正后血浆游离钙降低，及时补充。

六、高钙血症

（一）定义

血钙＞ 2.74 mmol/L，血钙＞ 3.5 mmol/L（高钙危象）。

（二）常见病因

①原发性甲状旁腺功能亢进：是高钙血症最常见的原因之一，甲状旁腺激素分泌增多，破骨增加，使血钙增加；②恶性肿瘤：直接破坏骨组织，使骨钙释放入血，导致高钙血症。部分肿瘤产生甲状旁腺激素样物质，刺激破骨细胞，使钙从骨骼释放入血；③肾衰竭；④噻嗪类利尿剂；⑤甲状腺功能亢进：机

体代谢增快，骨转换速度增快；⑥小肠对钙吸收增加：维生素D 摄入过量；⑦骨形成和骨钙化不良：长期应用糖皮质激素；⑧长期制动。

（三）治疗

①治疗原发病；②扩容、利尿、量出为入；③降钙素 100 U 肌内注射 q6 ~ 12h；④唑来膦酸：4 mg+100 mL NS/GS 静滴 > 15 min；⑤泼尼松 20 ~ 40 mg/d；⑥血液净化。

第十一节　血糖异常

一、概述

（一）重症患者血糖控制

对于既往无糖尿病的重症患者，血糖水平一般应维持在 6 ~ 8 mmol/L；对于脓毒症或既往有糖尿病的重症患者，血糖控制水平可适当放宽至 6 ~ 11 mmol/L；对于接受糖皮质激素治疗的患者，还应该考虑高血糖的预期发作时间和持续时间，制订个体化的控制血糖方案。糖化血红蛋白（HbA1c）的测定有助于识别患者在入住 RICU 前的代谢状态，非糖尿病患者的糖化血红蛋白一般 < 6.0%。

（二）重症患者监测血糖的方法

如果有动脉导管，首选动脉血监测重症患者的血糖；如果没有可用的动脉导管，则优先从静脉导管中采集血液样本。对于病情相对较轻、无肢端水肿、无侵入性动脉血压监测的患者，可采取传统的毛细血管血液样本（指尖针刺法）测量血糖。

对于新入院或病情发生重大变化的重症患者，血糖的监测间隔时间以 ≤ 1 h 为宜，血糖水平相对稳定后可增加至间隔 2 ~ 4 h。如果低血糖发作，则应每 15 ~ 30 min 监测 1 次血糖直至病情稳定。连续血糖监测（continuous glucose monitoring，

CGM）可用于血糖偏移较大的重症患者。

二、血糖升高

（一）概述

重症患者往往存在应激性反应和（或）代谢性基础病，导致应激相关激素分泌异常、胰岛素分泌不足或胰岛素抵抗。

（二）常见原因

重症患者的血糖升高主要是应激条件下相关激素分泌异常导致。此外，使用药物（糖皮质激素、血管加压药、β受体阻滞剂等）、过度喂养、长时间使用肠外营养、透析液和抗生素的使用也会导致高血糖。

（三）血糖升高的处理

胰岛素以初始方案起始治疗，如果 1 h 内血糖下降＜ 10%，则应调整至上一级方案（表 2-11-1）。

表 2-11-1　胰岛素方案

血糖 （mmol/L）	初始方案		强化方案 1	强化方案 2
	胰岛素剂量		胰岛素剂量	胰岛素剂量
	皮下注射	静脉泵入 （IU/h）	静脉泵入 （IU/h）	静脉泵入 （IU/h）
＜ 8	0	0	/	/
8.1 ~ 11.0	0	0	1	1.5
11.1 ~ 14.0	3	1	2	3
14.1 ~ 17.0	6	2	3	4
17.1 ~ 20.0	8	3	4	6
≥ 20.1	10 或考虑应用 静脉胰岛素	4	6	8

（四）高血糖危象

高血糖危象包括糖尿病酮症酸中毒（diabetic ketoacidosis，DKA）和高渗性高血糖综合征（hyperosmolar hyperglycemic state，HHS），是糖尿病的两种重要的急性并发症，均可显著增加脑水肿、永久性神经损害和死亡等的风险。

1. 临床特征

（1）DKA 常呈急性起病。起病前可有多尿、烦渴多饮和乏力症状；失代偿阶段出现食欲减退、恶心、呕吐、腹痛、头痛、烦躁、嗜睡、呼吸深快等，呼气中有烂苹果味（丙酮气味）；病情继续发展可出现严重脱水现象，包括尿量减少、皮肤黏膜干燥、眼球下陷、血压下降、四肢厥冷；最终发展到各种反射迟钝甚至消失，直至昏迷。

（2）HHS 起病隐匿，常先出现口渴、多尿和乏力等，病情逐渐加重表现为脱水和神经系统的症状和体征。患者的血浆渗透压 > 320 mOsm/L 时，可以出现淡漠、嗜睡等；当血浆渗透压 > 350 mOsm/L 时，可出现定向力障碍、幻觉、上肢拍击样粗震颤、癫痫样发作、偏瘫、偏盲、失语、视觉障碍、昏迷和阳性病理征。

2. 实验室检查及诊断标准

（1）DKA 及 HHS 均需完善血常规；血糖、尿素氮、肌酐、电解质；尿常规；血尿酮体；血渗透压；血气分析；心电图等。

（2）DKA 诊断标准：①血酮体升高（血酮体 ≥ 3 mmol/L），或尿糖和酮体阳性伴血糖增高（血糖 > 13.9 mmol/L）；②血 pH（pH < 7.3）和（或）二氧化碳结合力降低（HCO_3^- < 18 mmol/L）。

（3）HHS 诊断标准：①血糖 ≥ 33.3 mmol/L；②有效血浆渗透压 ≥ 320 mOsm/L；③血清 HCO_3^- ≥ 18 mmol/L 或动脉血 pH ≥ 7.30；④尿糖呈强阳性，而血酮体及尿酮阴性或为弱阳性；⑤阴离子间隙 < 12 mmol/L。

3. 治疗流程（图 2-11-1）

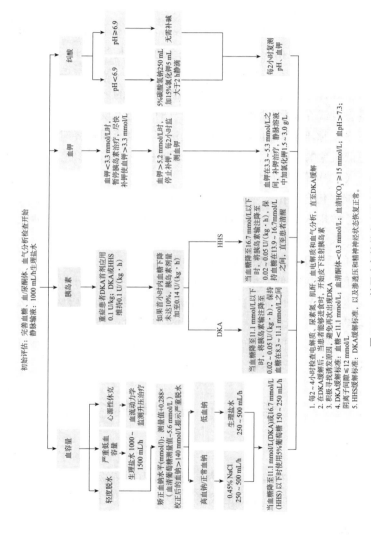

初始评估：完善血糖、血/尿酮体、血气分析检查开始
静脉输液：1000 mL/h生理盐水

血容量

轻度脱水 —— 严重低血容量 —— 心源性休克

生理盐水1000 ~ 1500 mL/h —— 血流动力学监测升压治疗

矫正血钠水平(mmol/L)：测量值+(0.288×血清葡萄糖测量值-5.6 mmol/L)
校正后的血钠>140 mmol/L提示"严重脱水"

高血钠或正常血钠 —— 低血钠

0.45% NaCl 250 ~ 500 mL/h —— 生理盐水 250 ~ 500 mL/h

当血糖降至11.1 mmol/L(DKA)或达16.7 mmol/L(HHS)以下时使用5%葡萄糖 150 ~ 250 mL/h

胰岛素

重症患者DKA首608应用0.1 U/kg；DKA或HHS维持0.1 U/(kg·h)

如果首1小时内血糖下降未达10%，胰岛素剂量加至0.14 U/(kg·h)

DKA —— 当血糖降至11.1 mmol/L以下时，将胰岛素输注降至0.02 ~ 0.05 U/(kg·h)，保持血糖在8.3 ~ 11.1 mmol/L之间

HHS —— 当血糖降至16.7 mmol/L以下时，将胰岛素输注降至0.02 ~ 0.05 U/(kg·h)，保持血糖在13.9 ~ 16.7mmol/L之间，直至患者清醒

当血糖降至16.7 mmol/L以下时，将胰岛素输注降至0.02 ~ 0.05 U/(kg·h)，保持皮下注射胰岛素

血钾

血钾<3.3 mmol/L时，暂停胰岛素治疗，尽快补钾使血钾>3.3 mmol/L

血钾>5.2 mmol/L时停止补钾，每2h监测血钾

血钾在3.3 ~ 5.3 mmol/L之间，补钾治疗，静脉溶液中加氯化钾1.5 ~ 3.0 g/L

纠酸

pH≥6.9 —— 无需补碱

pH<6.9 —— 5%碳酸氢钠250 mL加15%氯化钾5 mL大于2 h静滴

每2小时复测pH、血钾

1. 每2 ~ 4小时检查电解质、尿素氮、肌酐、血电解质和血气分析，直至DKA缓解。
2. 在DKA缓解后，当患者能够进食时，开始皮下注射胰岛素。
3. 积极寻找诱发原因，避免再次出现DKA。
4. DKA缓解标准：血糖<11.1 mmol/L；血清酮体<0.3 mmol/L；血清HCO₃⁻≥15 mmol/L；血pH>7.3；阴离子间隙≤12 mmol/L。
5. HHS缓解标准：DKA缓解标准。以及渗透压和精神神经状态恢复正常。

图 2-11-1 糖尿病急性并发症治疗流程

三、低血糖

（一）概述

低血糖是指血糖浓度低于 2.8 mmol/L（糖尿病患者＜ 3.9 mmol/L）并伴有相应的症状和体征，通常表现为出汗、心慌、震颤、面色苍白等，严重者还可出现躁动、易怒甚至昏迷等。对于出现神志改变的患者，应考虑到低血糖的可能。意识障碍危重患者或在镇痛和镇静下机械通气时，当出现心率加快、血压下降、脉压增宽和出汗等症状无法用其他原因解释时，也应考虑低血糖的可能性，应立即进行血糖检测以确认诊断。

（二）常见原因

碳水化合物摄入不足、胰岛素或降糖药物过量、肝功能衰竭、乙醇摄入、肾上腺功能减退、垂体功能减退、药物不良反应（如水杨酸）等。

（三）重症患者低血糖的处理

重症和疑似低血糖昏迷的患者应测定血糖，立即停止胰岛素输注，给予 50% 葡萄糖 30 ~ 50 mL 静脉注射，继以 5% ~ 10% 葡萄糖溶液静脉输注。同时应每 15 ~ 30 min 监测 1 次血糖直至病情稳定，目标血糖值稳定于 4 mmol/L 以上。若血糖值＞ 8 mmol/L，可考虑恢复胰岛素输注。

第十二节　意识障碍

一、概述

意识是中枢神经系统对内、外环境中的刺激有意义的应答能力，这种应答能力的减退或消失就是不同程度的意识障碍。

二、病因

1. 重症急性感染：包括肺炎（军团菌、隐球菌、奴卡菌感染较常见）、败血症、中毒性菌痢、伤寒、斑疹伤寒、颅内感染等。

2. 颅脑非感染性疾病：包括脑缺血、脑出血、蛛网膜下腔出血、脑栓塞、高血压脑病、脑肿瘤、癫痫。

3. 水电解质平衡紊乱：包括稀释性低钠血症、低氯性碱中毒、高氯性酸中毒。

4. 外源性药物作用：包括镇静药、吗啡中毒、部分抗生素（常见的有喹诺酮类及碳青霉烯类）。

5. 内分泌及代谢障碍：包括肺性脑病、尿毒症、肝性脑病、甲状腺危象、糖尿病性昏迷、低血糖。

6. 心血管疾病：包括重度休克、心律失常。

三、分类与检查

意识障碍可分为觉醒障碍和意识内容障碍两方面。

（一）觉醒障碍

1. 嗜睡：患者能被痛觉及其他刺激如言语等唤醒，醒后能完成指令动作和语言，刺激停止不久又进入睡眠状态。

2. 意识模糊：在嗜睡基础上对时间、地点或人物等定向力丧失。

3. 昏睡：持续深度睡眠状态，较重刺激或较响声音才能唤醒，醒后能作简短、模糊不清的不完全答语。

4. 昏迷：

（1）浅昏迷：仅强烈痛觉刺激才能引起肢体作一些简单防御回避反应，脑干生理反射如瞳孔对光反射正常。

（2）中度昏迷：对强烈疼痛刺激存在防御反应，角膜与瞳孔对光反射均减弱，出现病理反射，大小便失禁，生命体征有改变。

（3）深昏迷：对外界一切刺激都无反应，各种深浅反射均消失，病理反射多消失。

（二）意识内容障碍

1. 精神错乱：对周围环境接触轻度障碍，认识自我能力减退。患者知觉、情感、注意力、思维、记忆、理解力与判断力及心理活动均减退或丧失，对时间、地点与人物的定向力减退，语言不连贯和错乱。

2. 谵妄状态：多见于高热患者。除精神错乱外，还有幻视、幻听与妄想，内容多具恐怖性质，可发生逃跑、躲避或攻击行动，语言增多或大喊大叫，内容多不能理解。

临床中常用格拉斯哥评分法（glasgow coma scale，GCS）判断患者的意识情况（见附表1-4），GCS评分越低，昏迷程度越重，致残率和死亡率越高。

四、评估与处理

（一）患者评估

1. 起病的急缓。

2. 意识障碍的进程。

3. 需关注意识障碍前或同时出现的伴随症状，如发热、头痛、呕吐、呕血、咯血、黄疸、水肿、抽搐、心悸、气促、唇甲青紫和血压变化。

4. 既往史：有无心、肝、肾、肺等内脏慢性疾病及糖尿病、颅脑外伤、精神病史及服药史等。

（二）意识障碍的处理

1. 维持基本生命体征：首先应确保呼吸道通畅，必要时进行气管插管并吸出分泌物；同时密切关注患者是否存在误吸风险，必要时留置胃管；监测血气分析，必要时给予呼吸支持；监测生命体征，积极处理休克；体温过高应予以退热处理。

2. 病因治疗：①如怀疑肺性脑病导致的意识障碍，应保持患者气道畅通，持续低流量吸氧，如呼吸衰竭仍未改善应采取机械通气治疗。②如怀疑意识障碍是低血糖所致，应快速测定血糖；如果不能检测，可先静脉给予 50% 葡萄糖 50 mL。③如怀疑意识障碍是药物导致，应立即停用；如怀疑阿片类药物使用过量，可给予纳洛酮。④如重症肺炎患者怀疑缺氧导致的意识障碍，应积极给予呼吸支持，改善通气和氧合，同时加强抗感染、化痰等对症支持治疗。⑤如怀疑中枢神经系统感染则应及时给予经验性抗感染治疗，必要时完善脑脊液等检查。⑥如怀疑脑出血或脑梗死的患者在维持生命体征的基础上应完善头颅 CT、MRI 等相关检查。⑦如患者出现呼吸异常、瞳孔改变等征象，应怀疑脑疝的发生，在完善影像学检查的基础上积极降颅压治疗，并请神经外科会诊。⑧如患者出现癫痫发作或谵妄等严重激惹状态，可静脉注射地西泮 5 ~ 10 mg。⑨纠正水、电解质及酸碱失衡状态，必要时行床旁血滤治疗。

3. 对症治疗：保护脑功能，控制脑水肿降低颅内压（20%甘露醇 125 ~ 250 mL，每 4 ~ 6 h 使用 1 次）。

第三章

RICU 常见疾病诊治流程

第一节 急性呼吸窘迫综合征

一、概述

急性呼吸窘迫综合症（acute respiratory destress syndrome，ARDS）是由肺部炎症而非心原性肺水肿导致的急性低氧性呼吸衰竭的临床综合征。

二、ARDS 诊断及分类

（一）2023 美国胸科学会 ARDS 全球新定义及诊断标准

1. ARDS 全球新定义：ARDS 是一种急性弥漫性炎症性肺损伤，由肺炎、非肺部感染、创伤、输血、烧伤、误吸或休克等易感危险因素诱发，可导致肺血管和上皮通透性增加、肺水肿和重力依赖性肺不张，这些最终导致肺损伤发生。临床特征为动脉低氧血症和弥漫性影像学改变，伴肺内分流增加、肺泡死腔样通气增加和肺顺应性降低；临床表现受到医疗行为的影响（如体位、镇痛镇静、神经肌肉阻滞和体液平衡）；组织学表现各不相同，可能包括肺泡内水肿、炎症、透明膜形成和肺泡出血。

2. ARDS 的诊断标准

（1）危险因素：由急性危险因素引起，如肺炎、非肺部感染、创伤、输血、误吸或休克。肺水肿并非完全或主要归因于心原性肺水肿/液体超载，低氧血症/气体交换异常并非主要归因于肺不张。然而，如果存在 ARDS 的危险因素，则可以在存在这些条件的情况下诊断 ARDS。

（2）发病时间：在危险因素出现后 1 周内，急性发作或恶化的低氧性呼吸衰竭，或出现新的呼吸道症状或呼吸道症状恶化。

（3）胸部影像学：胸片和 CT 双侧浸润影，或超声提示双侧 B 线和（或）实变，不能完全用积液、肺不张或结节/肿块解释。

（4）氧合状态

1）非气管插管 ARDS：

基于使用高流量氧疗（流速 ≥ 30 L/min）或 NIV/CPAP 时 PEEP ≥ 5 cm H_2O 条件下，$PaO_2/FiO_2 \leq 300$ mmHg 或 $SpO_2/FiO_2 \leq 315$（$SpO_2 \leq 97\%$）。

2）气管插管机械通气 ARDS：

①轻度：200 mmHg < $PaO_2/FiO_2 \leq 300$ mmHg 或 235 ≤ $SpO_2/FiO_2 \leq 315$（$SpO_2 \leq 97\%$）；②中度：100 mmHg < $PaO_2/FiO_2 \leq 200$ mmHg 或 148 < $SpO_2/FiO_2 \leq 235$（$SpO_2 \leq 97\%$）；③重度：$PaO_2/FiO_2 \leq 100$ mmHg 或 $SpO_2/FiO_2 \leq 148$（$SpO_2 \leq 97\%$）。

3）修改了资源变量设置的定义：

$SpO_2/FiO_2 \leq 315$（$SpO_2 \leq 97\%$），在资源有限的情况下，诊断不需要呼气末正压或最小氧流量。

3. 全球新 ARDS 定义与 2012 柏林 ARDS 定义间的主要差别（表 3-1-1）

4. 当海拔 > 1000 米时，应用校正系数 =（PaO_2 或 SpO_2）/FiO_2*（大气压/760）。

5. 对于所有插管 ARDS，至少需要 5 cm H_2O 的 PEEP。患者在整个病程中可能会从一种类型转到另一种类型。

6. 估计 FiO_2= 环境 FiO_2（例如 0.21）+0.03*O_2 流速（升/

分钟）

表 3-1-1　ARDS 全球新定义与 2012 柏林定义间的主要差别

柏林定义	更新标准的理由	在全球定义中如何处理
已知的损伤或新的或恶化的呼吸道症状一周内急性发作	对于损伤，例如 COVID-19，发病可能更缓慢	纳入 HFNO 患者将捕获病程更为缓慢的患者，因此时间标准没有改变
胸片或计算机断层扫描提示双侧阴影，不能完全由渗出、肺叶/肺塌陷或结节解释	胸部 X 线摄影和计算机断层扫描在某些临床环境中不可用	只要操作者在使用超声方面训练有素，超声可用于识别双侧肺通气缺失（多个 B 线和/或实变）
由 PaO_2/FiO_2 定义三种严重程度类别	脉搏血氧计测量的 SpO_2/FiO_2 被广泛使用，并被验证可替代 PaO_2/FiO_2	如果 $SpO_2 \leqslant 97\%$，SpO_2/FiO_2 可用于诊断和严重程度评估
需要有创或无创机械通气，即所有氧合严重程度类别都需要 $PEEP \geqslant 5 \ cm \ H_2O$，轻度除外，轻度满足	HFNC 越来越多地用于符合 ARDS 标准的严重低氧血症患者	为 $HFNC \geqslant 30 \ L/min$ 且符合 ARDS 标准的患者创建了非插管 ARDS 新类别
$CPAP \geqslant 5 \ cm \ H_2O$ 也可以	资源有限环境中，有创和无创机械通气不可用	资源有限环境中的 ARDS 修改定义不需要 PaO_2/FiO_2，PEEP 或 HFNC

（二）ARDS 分类

1. ARDS 是一种异质性较强的疾病，根据疾病严重程度分型，2023 全球新定义在气管插管机械通气状态下根据 PaO_2/FiO_2 或 SpO_2/FiO_2 将 ARDS 分为轻、中、重度，其对应的病死率分别为 27%、32% 和 45%，随着严重程度的升高病死率呈上升趋势。

2. 根据病因学分为肺内源性和肺外源性

（1）肺内源性 ARDS：对肺的损伤直接来源于误吸、肺炎、创伤（肺挫伤、穿刺伤）、吸入性损伤和溺水等。

（2）肺外源性 ARDS：初始的损伤来源于肺外脏器，包括败血症、多发的创伤、烧伤、脂肪栓塞、休克或再灌注损伤、低灌注、急性胰腺炎、输血相关性肺损伤等。

3. 根据表型分型：ARDS 表型方面，目前难以形成统一的标准，较多的分型主要以局灶性/弥漫性、高炎症型/低炎症型、高可复张性/低可复张性等。如局灶性/弥漫性，局灶性主要病变在后基底区，局灶性 ARDS 受益于俯卧位治疗；弥漫性 ARDS 则受益于肺复张和高 PEEP 治疗。根据炎症因子表达分为高炎症组和低炎症组，两组对 PEEP 策略及液体复苏的治疗反应不同。高炎症组中，血浆炎症指标如 IL-6、IL-8、sTNFR1（可溶性肿瘤坏死因子受体 -1）浓度较高，升压药使用频率、代谢性酸中毒程度、脓毒症发生率较高，病死率较高；低炎症组中，血清碳酸氢盐、蛋白 C、收缩压、血小板计数较高，病死率较低。

三、ARDS 治疗

（一）原发病的治疗

应尽快寻找及针对病因治疗。感染是 ARDS 的常见原因，也是 ARDS 的首位高危因素，同时 ARDS 又易并发感染。因此，除非有明确的其他原因，所有患者都应怀疑感染的可能。治疗方面，宜根据患者来源、免疫状态、感染部位、既往住院和使用抗生素情况等选择合适的抗感染药物；条件允许，应积极进行床旁支气管镜、CT 等检查，协助明确病因，判断病情。

（二）呼吸支持

1. 氧合目标：PaO_2 55 ~ 80 mmHg 或 $SpO_2 \geqslant 93\%$。

2. 目前 ARDS 的呼吸支持手段有经鼻高流量氧疗（HFNC）、无创通气（NIV）、有创通气（IMV）、体外膜氧合（ECMO）、二氧化碳清除（ECCO$_2$R）等。根据 ARDS 严重程度不同，选择不同的呼吸支持方式（图 3-1-1、图 3-1-2）。

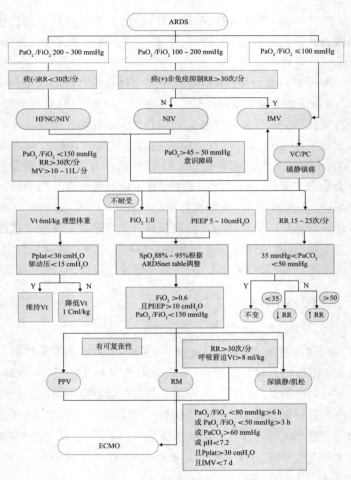

图 3-1-1 ARDS 呼吸支持治疗流程图

注：ARDS，急性呼吸窘迫综合征；PaO_2/FiO_2，氧合指数；HFNC，经鼻高流量氧疗；NIV，无创正压通气；IMV，有创通气；FiO_2，吸入氧浓度；PEEP，呼气末正压；Pplat，平台压；SpO_2，指氧饱和度；$PaCO_2$，动脉二氧化碳分压；PPV，俯卧位通气；RM，肺复张；ECMO，体外膜氧合；N：否；Y：是。

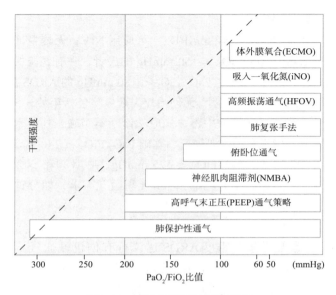

图 3-1-2　ARDS 患者机械通气策略

（1）HFNC

非机械通气的非心原性肺水肿或 COPD 急性加重的急性低氧性呼吸衰竭患者与常规氧疗相比，接受 HFNC 可降低插管风险。对于轻度 ARDS，HFNC 可为其一线治疗手段；对于中度 ARDS，在无明确的气管插管指征下，可先使用 HFNC 1 h 后再次进行评估，如症状无改善则需改为无创机械通气（NIV）。如 NIV 治疗效果欠佳（意识障碍、氧合指数）改善不明显或恶化时，应及时考虑有创通气。对于重度 ARDS，不建议常规应用 HFNC 治疗。

SAPS Ⅱ（简化急性生理评分Ⅱ）评分 ≥ 30 分、多器官功能不全、血流动力学不稳定、意识状况恶化、合并Ⅱ型呼吸衰竭、痰多且咳痰能力差、治疗后分钟通气量大且氧合指数改善不明显或恶化的 ARDS 患者 HFNC 和 NIV 容易失败，一旦有上述情况应尽早行有创机械通气（IMV）。

（2）NIV

对于无禁忌证的轻度 ARDS，可应用 NIV；无禁忌证的中重度 ARDS，$PaO_2/FiO_2 \geq 150$ mmHg 的患者，在有经验的单位尝试 NIV，治疗 2 h 后，$PaO_2/FiO_2 < 180$ mmHg 的 ARDS 患者，不建议继续进行 NIV 治疗。无创治疗失败风险包括年龄＞ 58 岁、感染性休克、代谢性酸中毒、病原学诊断不明确、外科术后并发急性肾功能不全和心肌梗死、基础 $PaO_2/FiO_2 < 140$ mmHg、NIV 治疗后 1 h，$PaO_2/FiO_2 < 175$ mmHg、呼吸频率＞ 25 次 /min、pH ＜ 7.37、NPPV 治疗时出现高通气需求，如分钟通气量＞ 14 L/min，潮气量＞ 500 mL。

（3）IMV

1）参数设置：重度 ARDS 建议行有创机械通气，重度 ARDS 有创机械通气参数设置见第七章第三节。

2）肺保护性通气策略：低潮气量 Vt 通气策略，即 4 ~ 8 mL/kg PBW 和平台压（P_{plat}）≤ 30 cm H_2O。若 $P_{plat} \geq 30$ cm H_2O，应逐渐以 1 mL/kg 的梯度降低 Vt 至最低水平 4 mL/kg。降低 Vt 后逐渐增加呼吸频率以维持患者分钟通气量，呼吸频率最大可调节至 35 次 /min。对于肥胖等胸壁顺应性显著降低的患者，可能需要超过 30 cm H_2O 的 P_{plat} 才能打开陷闭的肺泡，在这部分患者可允许 P_{plat} 短时间超过 30 cm H_2O。有条件的单位可开展跨肺压（食道压力）监测，避免吸气末跨肺压＞ 20 ~ 25 cm H_2O 和维持呼气末跨肺压＞ 0 cm H_2O。需要注意的是，在设置 Vt 时需同时关注驱动压。当驱动压在 16 cm H_2O 以下时，气压伤发生风险较低，但驱动压超过 16 cm H_2O 时，气压伤的风险明显增加。

3）呼气末正压（PEEP）设置：最新指南无法推荐或反对采用较高的 PEEP/FiO_2 策略与较低的 PEEP/FiO_2 策略降低 ARDS 患者的死亡率。目前，临床工作中，中重度 ARDS 早期可采用较高 PEEP（≥ 12 cmH_2O）。PEEP 选择需考虑陷闭的肺泡是否具有可复张性。若 ARDS 患者出现下列情况之一，即可认为肺可复张性高。① PaO_2/FiO_2 在 PEEP=5 cmH_2O 时 < 150 mmHg；② PEEP 由 5 cmH_2O 增加至 15 cmH_2O 20 min 后，患者出现两种或以上的下述情况，即 PaO_2 增加、呼吸系统顺应性增加和死腔量降低。对于可复张性好的 ARDS 患者，高 PEEP 可改善呼吸系统顺应性，降低死腔通气量。但对于可复张性差的 ARDS 患者，高 PEEP 反而导致正常肺泡过度牵张，增加肺损伤风险，建议选择低水平 PEEP。具体 PEEP 设置可参考表 3-1-2。

表 3-1-2　PEEP/FiO$_2$ 设置

设置方法	参数调节													
低水平 PEEP														
FiO$_2$	0.3	0.4	0.4	0.5	0.5	0.6	0.7	0.7	0.7	0.8	0.9	0.9	0.9	1.0
PEEP cmH$_2$O	5	5	8	8	10	10	10	12	14	14	14	16	18	18 ~ 24
高水平 PEEP														
FiO$_2$	0.3	0.3	0.4	0.4	0.5	0.5	0.5 ~ 0.7		0.8		0.9		1.0	
PEEP cmH$_2$O	12	14	14	16	16	18	20		22		22		22 ~ 24	

4）肺复张（RM）：对于中重度 ARDS，可考虑实施肺复张。但不推荐使用长 / 短时间的高压复张策略（定义为气道压力 ≥ 35 cmH_2O 维持至少 / 少于 1 min）降低 ARDS 患者的死亡率。肺复张后给予高水平 PEEP 可使氧合改善维持 4 ~ 6 h。肺复张有效的因素包括早期 ARDS（机械通气时间 < 48 h）、肺部病变呈弥漫性改变的肺外源性 ARDS、低 PEEP 水平、重度 ARDS、呼吸系统顺应性高（ > 30 mL/cmH_2O）和胸壁顺应性正常的患者。对血流动力学不稳定和有气压伤高危风险人群实施 RM 应慎重。

5）俯卧位（PPV）：推荐对于中重度 ARDS 患者（定义为尽管优化通气设置，PaO_2/FiO_2 < 150 mmHg，PEEP ≥ 5 cmH_2O），使用俯卧位降低死亡率。推荐应用小潮气量并调整 PEEP 稳定一段时间后，PaO_2/FiO_2 < 150 mmHg 的有创机械通气 ARDS 患者在气管插管后早期开始俯卧位；延长俯卧位时间（连续 16 h 或更长时间）以降低死亡率。俯卧位通气时，同时采用肺保护性通气策略可以显著降低呼吸机相关性肺损伤（VILI）的发生，因此两者联合可有相互叠加作用。此外，压疮和气管插管堵塞是最常见的并发症，应加强监护。

6）高频振荡通气（HFOV）：HFOV 目前不常规应用于 ARDS 患者。

7）神经肌肉阻滞剂（NMBA）：对于非 COVID-19 引起的或 COVID-19 引起的中重度 ARDS 患者，不推荐常规使用连续输注 NMBA 降低非 COVID-19 所致中重度 ARDS 患者的死亡率。

（4）ECMO

非 COVID-19 引起的重度 ARDS 患者应在符合规定的组织标准的 ECMO 中心接受 ECMO 治疗。当重度 ARDS 患者满足下述条件时可考虑实施 ECMO，采用肺保护性通气（潮气量为 6 mL/kg，PEEP ≥ 10 cmH_2O）并且联合肺复张、俯卧位通气和高频振荡通气等处理；在纯氧条件下，PaO_2/FiO_2 < 100 mmHg，或肺泡 – 动脉氧分压差（$P_{(A-a)}O_2$）> 600 mmHg 或通气频率 > 35 次 /min 时 pH < 7.2 且平台压 > 30 cmH_2O；年龄 < 65 岁；机械通气时间 < 7 d；无抗凝禁忌。最近发布的 EOLIA 研究采用如下标准，如果无禁忌证，且满足以下之一即可考虑应用 ECMO，即 PaO_2/FiO_2 < 50 mmHg 超过 3 h；PaO_2/FiO_2 < 80 mmHg 超过 6 h；或动脉血 pH 值 < 7.25 并伴有 $PaCO_2$ > 60 mmHg 超过 6 h。

（5）ECCO$_2$R

最新指南不推荐使用 ECCO$_2$R 治疗非 COVID-19 相关 ARDS，以防止随机对照试验以外的死亡率。但对于中重度 ARDS 患者（PaO$_2$/FiO$_2$ < 150 mmHg），具有气压伤高风险或有明显 CO$_2$ 潴留的患者，可采用 ECCO$_2$R，其可能降低平台压和潮气量或 CO$_2$ 水平，并改善右心功能。

3. 液体管理

在血压稳定和保证组织器官灌注前提下，宜轻度负平衡。

4. 其他治疗

糖皮质激素治疗 ARDS 的证据尚不统一，可酌情应用于 ARDS 患者。应激性溃疡及预防下肢静脉血栓治疗同样要在 ARDS 治疗过程中积极开展。

第二节　慢性阻塞性肺疾病急性加重期

一、概述

慢性阻塞性肺疾病急性加重（acute exacerbation of chronic obstructive pulmonary disease，AECOPD）是一种急性事件，患者呼吸困难和(或)咳嗽、咳痰症状加重，症状恶化发生在 14 d 内，可能伴有呼吸急促和（或）心动过速，通常是因为呼吸道感染、空气污染造成局部或全身炎症反应加重，或者因损伤气道的其他原因所致。

AECOPD 是慢性阻塞性肺疾病自然病程中经常发生的临床事件，与患者的健康状况、生活质量下降、劳动力丧失、肺功能减退、医疗支出增加、死亡风险提高密切相关。慢性阻塞性肺疾病治疗的主要目标之一是减少和预防急性加重。

二、诊断

（一）AECOPD 诊断应包括下列几方面

1. 急性加重事件可能会危及生命，需要进行充分的评估和治疗。

2. 对慢性阻塞性肺疾病本身与伴随疾病症状进行全面临床评估，如肺炎、心力衰竭和肺血栓栓塞症（pulmonary thromboembolism，PTE）等。

3. 症状评估：通过视觉模拟量表评价呼吸困难严重程度与咳嗽症状评分；记录呼吸急促、心动过速等体征，结合痰量和颜色、呼吸窘迫（如使用辅助呼吸肌）综合评估。

4. 实验室检查：如脉搏血氧仪、生化检验、降钙素原（procalcitonin，PCT）、C 反应蛋白（C-reactive protein，CRP）和（或）动脉血气分析（arterial blood gas，ABG）等，从病生理角度评估其严重程度。

5. 确定急性加重的原因：病毒和（或）细菌感染、环境因素及其他原因。

（二）AECOPD 的发病原因

AECOPD 最常见的病因是呼吸道感染，78% 的 AECOPD 患者有明确的病毒或细菌感染依据，其他诱发因素包括吸烟、空气污染、吸入过敏原、外科手术、应用镇静药物等，而气胸、胸腔积液、充血性心力衰竭、心律失常、PTE 等肺内外并发症或合并症也是加重呼吸道症状的常见原因，需加以鉴别。目前的研究发现，病毒感染、空气污染等因素加重气道炎症，进而诱发细菌感染，是 AECOPD 主要发病机制。

（三）AECOPD 临床表现

AECOPD 的主要症状是气促加重，常伴有喘息、胸闷、咳嗽加剧、痰量增加、痰液颜色和（或）黏度改变以及发热等。此外，还可出现心动过速、全身不适、失眠、嗜睡、疲乏、抑郁和精神紊乱等症状。AECOPD 症状通常持续 7~10 d。AECOPD 能够促使疾病进展，部分慢性阻塞性肺疾病患者有频繁急性加重倾向（定义为每年有 2 次及以上的急性加重），健康状态也更差。因此，对于初始就医的 AECOPD 患者应认真询问病史（表 3-2-1），了解既往急性加重风险与严重程度，并借助客观检查进一步确定，如胸部 CT 示肺气肿、气道壁增厚及慢性支气管炎的表现等。

表 3-2-1　AECOPD 患者的病史特征

采用 mMRC 评估呼吸困难严重程度，痰量和脓性痰的性质
发热和上呼吸道感染症状，如经常冬季咳嗽、咳痰，伴或不伴气短
非慢性阻塞性肺疾病肺部疾病病史，如曾疑似哮喘
评估全身性并发症、药物使用及依从性，如胸痛、下肢水肿、心悸
对支气管舒张剂的需求增加
最近使用抗菌药物 / 口服糖皮质激素治疗
居家使用氧气治疗的情况
在家是否使用无创机械通气
过去 1 年中因 AECOPD 的住院史
既往有无入住重症监护病房
既往有创机械通气治疗记录
医疗保健体系情况
精神疾病史

注：AECOPD 为慢性阻塞性肺疾病急性加重；mMRC 为改良版英国医学研究委员会呼吸困难量表。

（四）AECOPD 鉴别诊断（表 3-2-2）

表 3-2-2　AECOPD 的鉴别诊断

疾病	鉴别诊断
心力衰竭	新出现呼吸困难或呼吸困难加剧、心动过速、呼吸急促、端坐呼吸、下肢水肿和胸腔积液；必要时行 NT-proBNP 水平检测、心电图检查、超声心动图检查

疾病	鉴别诊断
肺血栓栓塞症	低氧血症与慢性阻塞性肺疾病的严重程度不一致，低血压，深静脉血栓形成，心电图新出现的心房颤动、右束支传导阻滞、V1～V3 导联 /ST 段 T 波倒置、心脏生物标志物升高、BNP/NT-proBNP 水平升高以及其他危险因素；必要时行 CT 肺动脉造影、D- 二聚体以及胸部 CT 检查、肺通气灌注显影、下肢多普勒超声、超声心动图联合检测
气胸	呼吸音减弱，单侧胸部刺痛，对急性加重治疗无反应；在机械通气情况下病情突然恶化，呼吸困难加重，需要警惕突发气胸的可能性；既往有气胸病史支持气胸可能；X 线胸片常可诊断，必要时行胸部 CT 检查
肺炎	发热，听诊有啰音或支气管呼吸音，X 线胸片显示可疑浸润性阴影，白细胞增多，C 反应蛋白和降钙素原水平增高；必要时行胸部 CT 检查
心律失常	新出现的心悸和呼吸急促，心电图、心电监测常可诊断
急性冠状动脉综合征	呼吸困难加剧、胸痛、新发现的心力衰竭体征、心脏生物标志物升高；心电图、心脏生物标志物监测

注：AECOPD 为慢性阻塞性肺疾病急性加重；NT-proBNP 为 N 末端 B 型利钠肽前体；BNP 为 B 型利钠肽。

（五）AECOPD 严重程度分级

1. 无呼吸衰竭：呼吸频率 20～30 次 /min；不使用辅助呼吸肌；精神状态无变化；低氧血症可以通过鼻导管吸氧或文丘里面罩吸氧（FiO_2 为 28%～35%）而改善；$PaCO_2$ 无增加。

2. 急性呼吸衰竭 – 不危及生命：呼吸频率 > 30 次 /min；使用辅助呼吸肌；精神状态无变化；低氧血症可以通过文丘里面罩吸氧（FiO_2 为 25%～30%）而改善；高碳酸血症即 $PaCO_2$ 较基线升高，或升高至 50～60 mmHg（1 mmHg=0.133 kPa）。

3. 急性呼吸衰竭 – 危及生命：呼吸频率 > 30 次 /min；使用辅助呼吸肌；精神状态的急性变化；低氧血症不能通过文丘里面罩吸氧或 FiO_2 > 40% 而改善；高碳酸血症即 $PaCO_2$ 较基

线值升高，或 > 60 mmHg，或存在酸中毒（pH ≤ 7.25）。

（六）AECOPD 分级诊疗（表 3-2-3）

表 3-2-3　AECOPD 患者严重程度评估标准与分级诊疗

临床评估标准	门急诊治疗	基层医院病房治疗	三甲医院病房治疗	重症监护病房治疗
呼吸衰竭的严重程度	无 / 稳定	稳定	明显，需要无创通气	明显，需要无创通气或有创通气
pH 值	> 7.35	7.30 ~ 7.35	7.20 ~ 7.30	< 7.20
Glasgow Coma Scale 评分	15	15	10 ~ 14	< 10
使用辅助呼吸肌	无	无 / 少许	少许	明显使用
氧合状态	室内空气 $PaO_2 > 60$ mmHg 或 $SpO_2 > 90\%$	氧疗目标 $PaO_2 > 60$ mmHg 或 $SpO_2 > 90\%$	无创通气目标 $PaO_2 > 60$ mmHg 或 $SpO_2 > 90\%$	无创 / 有创通气目标 $PaO_2 > 60$ mmHg 或 $SpO_2 > 90\%$
其他疾病	无	无 / 有	有	有
右心功能衰竭	无	无 / 有	无 / 有	有
新发现的心律不齐	无	无 / 有	无 / 有	无 / 有
肾功能不全	无	无 / 有	无 / 有	无 / 有
血流动力学	稳定	稳定	稳定 / 不稳定	常不稳定
初始治疗后症状	改善	短暂改善	短暂改善 / 无改善	无改善
SpO_2	必要时观察	间隔 2 ~ 4 h 观察	连续观察	连续观察
动脉血气分析	通常不需要监测	每 8 h 监测	每 2 ~ 4 h 监测	连续监测

注：AECOPD 为慢性阻塞性肺疾病急性加重；SpO_2 为脉搏血氧饱和度。

三、处理

（一）收入 ICU 的指征

①严重呼吸困难且对初始治疗反应欠佳；②意识状态改变（如意识模糊、昏睡、昏迷等），Glasgow Coma Scale 评分＜10 分；③经氧疗和无创机械通气（noninvasive mechanical ventilation，NIV）后，低氧血症仍持续或呈进行性恶化，和（或）严重进行性加重的呼吸性酸中毒（pH＜7.20）；④需要有创机械通气；⑤血流动力学不稳定需要使用血管活性药物；⑥需要立即进入 ICU 救治的肺内外并发症或合并症。

（二）治疗

1. 控制性氧疗

无严重并发症的 AECOPD 患者氧疗后易达到满意的氧合水平（PaO_2＞60 mmHg 或 SpO_2＞90%）。但 FiO_2 不宜过高，以防 CO_2 潴留及呼吸性酸中毒。给氧途径包括鼻导管或文丘里面罩，其中文丘里面罩更能精确地调节 FiO_2。氧疗 30 min 后应复查动脉血气，以满足基本氧合又不引起 CO_2 潴留为目标。

2. 高流量氧疗（high flow nasal cannula oxygen therapy，HFNC）

适应证包括轻 - 中度呼吸衰竭（100 mmHg ≤ PaO_2/FiO_2＜300 mmHg，pH ≥ 7.30）、轻度呼吸窘迫（呼吸频率＞24 次 /min）、对常规氧疗或 NIV 不能耐受或有禁忌证者。

禁忌证包括心跳呼吸骤停，需紧急气管插管有创机械通气，自主呼吸微弱，昏迷，重度 I 型呼吸衰竭（PaO_2/FiO_2＜100 mmHg），中重度呼吸性酸中毒及高碳酸血症（pH＜7.30）。

3. 机械通气

（1）无创机械通气（NIV）

1）NIV 适应证及相对禁忌证（表 3-2-4）

表 3-2-4　AECOPD NIV 的适应证和相对禁忌证

NIV 的适应证 （至少符合以下 1 个条件）	NIV 的相对禁忌证
呼吸性酸中毒（动脉血 pH ≤ 7.35 和（或）$PaCO_2 >$ 45 mmHg） 严重呼吸困难合并临床症状，提示呼吸肌疲劳；呼吸功增加，例如应用辅助呼吸肌呼吸，出现胸腹矛盾运动，或者肋间隙肌群收缩 虽然持续氧疗，但仍然有低氧血症	呼吸停止或呼吸明显抑制 心血管系统不稳定（低血压、心律失常、心肌梗死） 严重的血流动力学不稳定（低血压对液体治疗和血管升压药无反应，收缩压 < 90 mmHg） 危及生命的心律失常 精神状态改变，不能合作 易误吸者 分泌物黏稠或大量 NIV 面罩不能舒适地使用 近期面部或胃食管手术 颅面部外伤 固定的鼻咽部异常 烧伤

注：AECOPD 为慢性阻塞性肺疾病急性加重；NIV 为无创机械通气。

2）NIV 与患者的连接

连接的舒适性、密封性和稳定性对疗效和患者的耐受性影响很大，面罩的合理选择是决定 NIV 成败的关键；应注意固定带适宜的松紧度，尽量减少漏气及避免面部皮肤破溃；可以使用鼻、口鼻、全脸和头盔面罩。

3）NIV 模式选择及参数调整

常用 NIV 通气模式包括持续气道正压、自主 / 时控（S/T）、压力控制通气、平均容量保证压力支持（AVAPS），其中 S/T 模式最为常用。参数调节采取适应性调节方式，呼气相压力从 2 ~ 4 cm H_2O（1 cm H_2O=0 098 kPa）开始，逐渐上调压力水平，以尽量保证患者每一次吸气动作都能触发呼吸机送气；吸气相压力从 8 ~ 12 cmH_2O 开始，待患者耐受后再逐渐上调，直至达到满意的通气水平，或患者可能耐受的最高通气支持水平（一般 20～25 cmH$_2$O）。

4）NIV 治疗 AECOPD 时的监测（表 3-2-5）

表 3-2-5　NIV 治疗 AECOPD 时的监测内容

项目	监测内容
一般生命体征	一般状态、神志改变等
呼吸系统	呼吸困难程度、呼吸频率、胸腹活动度、辅助呼吸肌活动、呼吸音、人机协调性等
循环系统	心率、心律和血压等
通气参数	潮气量、压力、频率、吸气时间、漏气量等
血气和血氧饱和度	SpO$_2$、pH 值、PaCO$_2$、PaO$_2$ 等
痰液引流	必须密切关注者排痰能力，依据病情及痰量定时去除面罩，进行痰液引流，鼓励咳痰
不良反应	胃肠胀气、误吸、面罩压迫、口鼻咽干燥、鼻面部皮肤压伤、排痰障碍、不耐受、恐惧（幽闭症）、气压伤等

注：NIV 为无创机械通气；AECOPD 为慢性阻塞性肺疾病急性加重；SpO2 为脉搏血氧饱和度。

（2）有创机械通气（IMV）

1）IMV 指征（表 3-2-6）

表 3-2-6　AECOPD 患者有创通气指征

AECOPD 患者有创通气指征
不能耐受 NIV 或 NIV 治疗失败（或不适合 NIV）
呼吸或心脏骤停
精神状态受损，严重的精神障碍需要镇静剂控制
严重误吸或持续呕吐
长期不能排出呼吸道的分泌物
严重的血流动力学不稳定，对液体疗法和血管活性药物无反应
严重的室性心律失常
威胁生命的低氧血症，不能耐受 NIV

注：AECOPD 为慢性阻塞性肺疾病急性加重；NIV 为无创机械通气。

2）IMV 模式及参数的调节等见表 3-2-7。

表 3-2-7　AECOPD 并发呼吸衰竭时的有创通气治疗

项目	具体内容
与患者的连接	气管插管或气管切开
通气方式	辅助控制通气；同步间歇指令通气；压力支持通气
最初治疗目标	气体交换得到改善，呼吸肌得到休息
呼吸参数	潮气量 7 ~ 9 mL/kg，通气频率 10 ~ 15 次 /min，吸呼比 1 : 2 至 1 : 3，吸气流速 60 ~ 100 L/min
	吸入氧浓度能使 $SpO_2 > 90\%$
	最小的外源性呼气末正压，吸气末平台压 < 30 cmH_2O
	如有必要，可采用允许性高碳酸血症的策略
主要缺点	气管插管和气管切开的并发症
	肺泡过度充气的危险、气压伤
	妨碍患者摄取足够的营养，妨碍患者活动

注：AECOPD 为慢性阻塞性肺疾病急性加重；SpO_2 为脉搏血氧饱和度。

4. 支气管舒张剂

（1）雾化吸入短效 $β_2$ 受体激动剂，或短效 $β_2$ 受体激动剂 – 短效抗胆碱能联合制剂是 AECOPD 患者的主要治疗方案。由于慢性阻塞性肺疾病患者在急性加重期往往存在严重呼吸困难、运动失调或感觉迟钝，因此使用压力喷雾器较合适。机械通气患者可通过特殊接合器进行吸入治疗，并调整药量为正常的 2 ~ 4 倍，以抵消药物颗粒在呼吸机管道沉淀。

临床中常用的短效支气管舒张剂雾化溶液中吸入用硫酸沙丁胺醇溶液，5 mg/mL，每日可重复 4 次；异丙托溴铵雾化吸入溶液，每次吸入 500 μg/2 mL。吸入用复方异丙托溴铵溶液，维持治疗 2.5 mL/ 次，3 ~ 4 次 /d。

（2）不建议单独静脉应用甲基黄嘌呤类药物（茶碱或氨茶碱）。

（3）糖皮质激素泼尼松 30 ~ 40 mg/d，疗程 5 ~ 7 d。重症

患者还可以联合雾化吸入布地奈德 3 ~ 4 mg/d。

5. 抗菌药物应用

（1）抗菌药物应用指征

呼吸困难加重、痰量增加和痰液变脓性 3 种症状同时出现；仅出现其中 2 种症状，但包括痰液变脓性；严重的急性加重需要有创机械通气或 NIV。

（2）抗菌药物推荐（表 3-2-8）。

表 3-2-8　AECOPD 诊断和治疗指南中抗菌药物推荐使用

急性加重的严重程度	微生物	抗菌药物的选择
A. 轻度急性加重	流感嗜血杆菌、肺炎链球菌、卡他莫拉菌	阿莫西林 / 克拉维酸、左氧氟沙星、莫西沙星
B. 中度急性加重	同 A 组上述病原菌 + 青霉素耐药肺炎链球菌、肠杆菌	阿莫西林 / 克拉维酸、左氧氟沙星、莫西沙星
C. 严重 – 非常严重的急性加重，无假单胞菌属感染风险	同 A 组上述病原菌 + 青霉素耐药肺炎链球菌、肠杆菌	阿莫西林 / 克拉维酸、左氧氟沙星、莫西沙星
D. 严重 – 非常严重的急性加重，伴有假单胞菌属感染风险	同 B 组上述病原菌 + 假单胞菌属感染	具有抗假单胞菌活性的 β 内酰胺类抗菌药物 [a]、具有抗假单胞菌活性的喹诺酮 [b]

注：AECOPD 为慢性阻塞性肺疾病急性加重；[a] 哌拉西林 - 他唑巴坦、头孢他啶、头孢吡肟、美罗培南、头孢洛扎 - 他唑巴坦、头孢他啶 - 阿维巴坦；[b] 环丙沙星 500 ~ 750 mg（每 12 小时 1 次），或左氧氟沙星 500 mg（每 12 小时 1 次）。

6. AECOPD 预防（表 3-2-9）。

表 3-2-9　减少 AECOPD 发生频率和住院次数的预防措施

药物预防	非药物预防
疫苗：流感疫苗和肺炎球菌疫苗接种	戒烟
ICS+LABA 复合制剂：氟替卡松 + 沙美特罗；布地奈德 + 福莫特罗	控制污染

药物预防	非药物预防
吸入长效支气管舒张剂	家庭氧疗
LABA：茚达特罗，沙美特罗，福莫特罗，奥达特罗	NIV 支持
LAMA：噻托溴铵，芜地溴铵，格隆溴铵，阿地溴铵	肺康复
吸入 LABA/LAMA 复合制剂：噻托溴铵＋奥达特罗，芜地溴胺＋维兰特罗，阿地溴铵＋福莫特罗，格隆溴铵＋茚达特罗	肺减容术
三联治疗：ICS+LABA+LAMA	
磷酸二酯酶 4 抑制剂：罗氟司特	
茶碱	
黏液溶解剂：氨溴索、厄多司坦、羧甲司坦	
抗氧化剂药物：N-乙酰半胱氨酸	
免疫调节剂	

注：AECOPD 为慢性阻塞性肺疾病急性加重；ICS 为吸入性糖皮质激素；LABA 为长效 β_2 受体激动剂；LAMA 为长效抗胆碱能制剂；NIV 为无创机械通气。

第三节　脓毒症

一、概述

　　脓毒症是宿主对感染反应失调引起的危及生命的器官功能障碍，由感染诱发，导致机体病理、生理、生化异常的系统性疾病。

二、诊断（图 3-3-1）

　　（一）对于感染或疑似感染的患者，当脓毒症相关序贯器官衰竭评分（sequential organ failure assessment，SOFA）≥ 2 分可诊断为脓毒症。SOFA 评分详见附表 1-2。

　　（二）快速序贯器官衰竭评分，即 qSOFA，包括呼吸频率 ≥ 22 次/min，意识改变，收缩压 ≤ 100 mmHg。

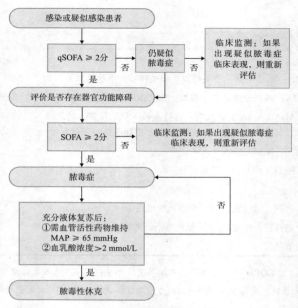

图 3-3-1　脓毒症诊断流程图

（三）脓毒性休克为在脓毒症的基础上出现持续性低血压，在充分容量复苏后仍需血管活性药维持平均动脉压（MAP）≥ 65 mmHg 的器官功能障碍以及血乳酸浓度＞ 2 mmol/L。

三、临床处理

（一）液体复苏

1. 脓毒性休克患者的液体复苏应尽早开始，6 h 内需要达到有效液体复苏，实现以下指标。①中心静脉压（CVP）8 ~ 12 mmHg（机械通气时：CVP 12 ~ 15 mmHg）；②平均动脉压（MAP）≥ 65 mmHg；③尿量（Urine output）≥ 0.5 mL/（kg·h）；④中心静脉血氧饱和度（$ScvO_2$）≥ 70% 或混合静脉血氧饱和度（SvO_2）≥ 65%；⑤乳酸水平降至正常。

2. 对于脓毒症所致的低灌注，在拟诊为脓毒性休克起 3 h

内输注至少 30 mL/kg 的晶体溶液进行初始复苏，完成初始复苏后，评估血流动力学状态以指导下一步的液体使用。液体复苏建议首选晶体，次选白蛋白，再选琥珀酰明胶，不选羟乙基淀粉。

3. 在患者血流动力学指标持续改善的前提下进行补液应谨慎，可以采用被动抬腿试验、容量负荷试验、中心静脉压变化趋势等动态监测指标预测液体的反应性。有条件的监护室进行 PICCO 和重症超声技术监测，充分评估后进行液体复苏。

4. 对于需使用血管活性药物的脓毒性休克患者，以平均动脉压（MAP）≥ 65 mm Hg 作为初始复苏目标；对于血乳酸水平升高的患者，将乳酸恢复至正常水平作为复苏目标。

（二）病原诊断

1. 对于怀疑脓毒症或脓毒性休克的患者，在启动抗菌药物治疗前应常规进行微生物培养（至少包括两组血培养）。

2. 如果能及时采样，则先采集血样进行培养。如果不能马上获得标本，尽快启动抗菌药物治疗。患者的标本来源包括血液、脑脊液、尿液、伤口、呼吸道分泌物及其他体液。如果临床检查明确提示感染部位，则不需要对其他部位进行采样（除血样外）；对于留置静脉导管超过 48 h 且感染部位不明的患者，至少进行需氧瓶和厌氧瓶两组血培养；对于怀疑导管感染的患者，一组血标本经皮肤穿刺抽取，一组血标本由每个血管通路装置分别抽取。

3. 肺部感染病原采集尤其重要，有条件的医院早期行支气管镜检查，留取病原学证据。建议第一时间行 M-ROSE 检查（具体流程见 - 第四章第四节床旁快速病原学检测），对于 M-ROSE 或常规培养不能诊断，推荐 mNGS、PCR 等核酸检查。可动态检测 M-ROSE 指导抗生素应用。

（三）抗感染治疗

1. 抗菌药物在入院后或判断脓毒症以后尽快经验性应用抗生素，在 1 h 内最佳，延迟不超过 3 h。对于脓毒症或脓毒症休克患者，经验性覆盖所有可能病原体的抗菌药物。

2. 对于真菌感染高风险的成人脓毒症 / 脓毒性休克患者，需经验性使用抗真菌治疗。

3. 对于无病毒感染依据的成人脓毒症 / 脓毒性休克患者，不常规抗病毒治疗。

4. 抗生素的剂量优化策略应基于目前公认的药效学 / 药动学原则及药物的特征，在应用 CRRT 或 ECMO 中，根据药物 PK/PD 调节抗生素使用，可通过降钙素原指导脓毒症抗生素药物使用疗程。

（四）血管活性药物

1. 去甲肾上腺素是首选的血管活性药物，当去甲肾上腺素用量达到 0.25 ~ 0.50 mg/（kg·min）时，建议联合应用血管加压素，以达到目标 MAP 或降低去甲肾上腺素的剂量。对于快速性心律失常风险低或心动过缓患者，可应用多巴胺进行替代。

2. 对于容量充足，但仍呈持续低灌注压状态，建议在去甲肾上腺素中加入多巴酚丁胺或单独使用肾上腺素。低剂量多巴胺不作为肾脏保护治疗。对于血压稳定，心排量降低患者，应用多巴酚丁胺提高心排量。有条件的监护室可进行持续动脉血压监测，首选桡动脉或股动脉。

3. 部分脓毒症患者可应用参附以协同提高血压。

（五）糖皮质激素

在充分的液体复苏以及血管活性药物治疗后，如患者血流动力学趋于稳定，不考虑静脉给予氢化可的松；如仍无法达到血流动力学稳定，可考虑静脉使用氢化可的松，剂量为每天 200 mg。当使用剂量去甲肾上腺素或肾上腺素 ≥ 0.25 mg/（kg·min），可考虑使用糖皮质激素。

（六）碳酸氢钠

对于低灌注诱导的乳酸酸中毒，不考虑使用碳酸氢钠纠正酸中毒；如果出现严重的代谢性酸中毒（pH < 7.2）以及 AKI，可酌情处理。

（七）静脉血栓预防

严重脓毒症患者需每天预防用药避免 VTE，建议低分子量肝素而非普通肝素用于深静脉血栓的预防。不联合其他机械性预防措施。

（八）应激性溃疡的预防

对于脓毒症或者脓毒性休克的患者，如果存在消化道出血的危险因素，应进行应激性溃疡的预防，可以使用质子泵抑制剂，或者 H_2 受体拮抗剂。对于无消化道出血危险因素的患者，不应进行应激性溃疡的预防性治疗。

（九）镇静肌松

对于脓毒症而无 ARDS 者，避免使用神经肌肉阻滞剂。若必须使用，或按需间断给药。对严重脓毒症诱导 ARDS 的早期短疗程使用神经肌肉阻滞剂，不超过 48 h。

（十）血制品

当血色素降至 < 7 g/dl 时，进行红细胞输注。输注红细胞不应仅以血红蛋白浓度为指导，还需要评估患者的总体临床状况，并考虑可减轻症状的情况，如急性心肌缺血、严重低氧血症或急性出血；对于脓毒症相关的贫血，不使用促红细胞生成素；对于没有出血或者侵入性操作时，不使用新鲜冰冻血浆纠正凝血功能；对于血小板计数 $< 10 \times 10^9/L$ 同时无明显出血征象，或者 $< 20 \times 10^9/L$ 同时患者存在出血高风险，预防性进行血小板输注；对于活动性出血，外科手术，或者侵入性操作，血小板计数需要达到 $\geqslant 50 \times 10^9/L$。

（十一）CRRT 使用

对于血流动力学不稳定，有急性肾损伤（AKI）（见附表1-9）的脓毒症患者，采用连续肾脏替代，而非间断血液透析，以便优化液体平衡的管理。

第四节　重症社区获得性肺炎

一、概述

重症肺炎的诊断标准：符合下列 1 项主要标准或 ≥ 3 项次要标准者可诊断为重症肺炎，需密切观察，积极救治，有条件时收住 ICU 治疗。

（一）主要标准

①需要气管插管行机械通气治疗；②脓毒症休克经积极液体复苏后仍需要血管活性药物治疗。

（二）次要标准

①呼吸频率 ≥ 30 次 /min；②氧合指数 ≤ 250 mmHg（ 1 mmHg=0.133 kPa ）；③多肺叶浸润；④意识障碍和（或）定向障碍；⑤血尿素氮 ≥ 7.14 mmol/L；⑥收缩压 < 90 mmHg 需要积极的液体复苏。

二、治疗

（一）CAP 经验性抗感染治疗（表 3-4-1）

表 3-4-1　治疗方案

患者类别		用药推荐
需入院治疗、但不必收住 ICU（可选择静脉或者口服给药）	无基础疾病青壮年	①青霉素 G、氨基青霉素、青霉素类 / 酶抑制剂复合物；②二代、三代头孢菌素、头霉素类、氧头孢烯类；③上述药物联合四环素类 / 大环内酯类；④呼吸喹诺酮类；⑤四环素类；⑥大环内酯类
	有基础疾病或老年人（年龄 ≥ 65 岁）	①青霉素类 / 酶抑制剂复合物；②三代头孢菌素或其酶抑制剂复合物、头霉素类、氧头孢烯类、厄他培南等碳青霉烯类；③上述药物单用或者联合四环素类 / 大环内酯类；④呼吸喹诺酮类

患者类别		用药推荐
需入住 ICU（推荐静脉给药）	无基础疾病青壮年	①青霉素类 / 酶抑制剂复合物、三代头孢菌素、头霉素类、氧头孢烯类、厄他培南联合四环素类 / 大环内酯类；②呼吸喹诺酮类
	有基础疾病或老年人（年龄 ≥ 65 岁）	①青霉素类 / 酶抑制剂复合物、三代头孢菌素或其酶抑制剂的复合物、厄他培南等碳青霉烯类联合四环素类 / 大环内酯类；②青霉素类 / 酶抑制剂复合物、三代头孢菌素或其酶抑制剂复合物、厄他培南等碳青霉烯类联合呼吸喹诺酮类

1. 首剂抗感染药物争取在诊断 CAP 后尽早使用，以改善疗效，降低病死率，缩短住院时间。但需要注意的是，正确诊断是前提，不能为了追求"早"而忽略必要的鉴别诊断。

2. 对于需要住院的 CAP 患者，推荐单用 β- 内酰胺类或联合多西环素、米诺环素、大环内酯类或单用呼吸喹诺酮类。但与联合用药相比，呼吸喹诺酮类单药治疗不良反应少，且不需要皮试。

3. 对于需要入住 ICU 的无基础疾病青壮年罹患重症 CAP 的患者，推荐青霉素类 / 酶抑制剂复合物、三代头孢菌素、厄他培南联合大环内酯类或单用呼吸喹诺酮类静脉治疗，而老年人或有基础病患者推荐联合用药。

4. 对有误吸风险的 CAP 患者应优先选择氨苄西林舒巴坦、阿莫西林克拉维酸、莫西沙星、碳青霉烯类等有抗厌氧菌活性的药物，或联合应用甲硝唑、克林霉素等。

5. 年龄 ≥ 65 岁或有基础疾病（如充血性心力衰竭、心脑血管疾病、慢性呼吸系统疾病、肾功能衰竭、糖尿病等）的住院 CAP 患者，要考虑肠杆菌科细菌感染的可能。

6. 在流感流行季节，对怀疑流感病毒感染的肺炎患者，推荐常规进行流感病毒抗原或核酸检查，并应积极应用神经氨酸酶抑制剂抗病毒治疗，不必等待流感病原检查结果，即使发病时间超过 48 h 也推荐应用。流感流行季节需注意流感继发细菌感染的可能，其中肺炎链球菌、金黄色葡萄球菌及流感嗜血杆菌较为常见。

7. 抗感染治疗一般可于热退 2~3 d 且主要呼吸道症状明显改善后停药，但疗程应视病情严重程度、缓解速度、并发症以及不同病原体而异，不必以肺部阴影吸收程度作为停用抗菌药物的指征。通常轻、中度 CAP 患者疗程 5~7 d，重症以及伴有肺外并发症患者可适当延长抗感染疗程。非典型病原体治疗反应较慢者疗程延长至 10~14 d。金黄色葡萄球菌、铜绿假单胞菌、克雷伯菌属或厌氧菌等容易导致肺组织坏死，抗菌药物疗程可延长至 14~21 d。

（二）CAP 目标性抗感染治疗

一旦获得 CAP 病原学结果，就可以参考体外药敏试验结果进行目标性治疗。

（三）CAP 的辅助治疗

除了针对病原体的抗感染治疗外，中重度患者补液、保持水电解质平衡、营养支持以及物理治疗等辅助治疗对 CAP 患者治疗也是必要的，合并低血压的 CAP 患者早期液体复苏是降低严重 CAP 病死率的重要措施。

1. 氧疗和辅助呼吸

住院 CAP 患者应及时评价血氧水平，维持脉氧饱和度在90% 以上，但对于有高碳酸血症风险的患者，脉氧饱和度维持88% ~ 92%。

2. 与高浓度氧疗相比，无创通气能降低急性呼吸衰竭 CAP患者的气管插管率和病死率，使氧合指数得到更快、更明显改善，降低多器官衰竭和感染性休克发生率，合并慢性阻塞性肺疾病的 CAP 患者获益更明显。部分患者可应用高流量湿化治疗仪替代无创通气。

采用无创或高流量湿化治疗仪治疗的患者在使用过程中 1~2 h 不能改善患者的呼吸频率和氧合状态，或不能降低初始高碳酸血症患者的二氧化碳水平，均提示初始治疗失败，应调整参数密切观察或直接改为气管插管呼吸机辅助呼吸。

3. 存在 ARDS 的 CAP 患者气管插管后应采用小潮气量机械通气，理想机械通气 6 mL/kg，处理原则按照 ARDS 处理。

4. 重症 CAP 患者合并 ARDS 后常规机械通气未能改善，可应用 ECMO 治疗，其适应证如下：①可逆性呼吸衰竭伴有严重低氧血症（氧合指数 < 80 mmHg 或高水平 PEEP 辅助 6 h 不能改善低氧（PEEP ≥ 10 cmH$_2$O））；②酸中毒严重失代偿期（pH < 7.15）；③过高的平台压（> 35 ~ 45 cmH$_2$O）。

5. 糖皮质激素

糖皮质激素能降低合并感染性休克 CAP 患者的病死率，推荐琥珀酸氢化可的松 200 mg/d，感染性休克纠正后应及时停药，用药一般不超过 7 d。糖皮质激素对不合并感染性休克的其他重症 CAP 患者益处不确定。此外，全身应用糖皮质激素可能导致需要胰岛素干预的高血糖发生。

我们的经验认为，对于合并感染性休克的患者，可应用甲泼尼龙琥珀酸钠 40 mg/d，其一定程度可以减少水钠潴留，同时根据患者体液免疫、炎症瀑布的强弱，决定激素的应用。

三、CAP 的治疗后评价和处理、出院标准

大多数 CAP 患者在初始治疗 72 h 后临床症状改善，影像学改善滞后于临床。在治疗 48、72 h 对患者进行评价，部分患者对治疗反应慢，只要临床表现无恶化，可以继续观察，不必急于更换抗生素。

（一）初始治疗后评价的内容

根据初始治疗的反应可分为治疗有效或治疗失败，并进行相应的处理，评价包括 5 个方面。

1.临床表现：呼吸道及全身症状、体征。

2.生命体征：一般情况、意识、体温、呼吸频率、心率、血压等。

3.一般实验室检查：包括血常规、CRP、IL-6、生化、血气、PCT 等。一般患者初始治疗 72 h 复查上述指标，重症患者每天复查上述指标。

4.微生物学指标：复查微生物学检查，必要时应用分子生物学和血清学方法，积极获取病原学证据。反复留取痰培养、痰涂片，有条件者可留取肺泡灌洗液细胞计数、M-ROSE、病原学基因检测（NGS）、培养等。

5.影像学：临床症状的改善不推荐常规复查影像学，症状或体征持续加重者应复查胸部 X 线片或 CT，以确定病灶变化。

（二）初始治疗有效

1.定义

经治疗达到临床稳定，可认为初始治疗有效。临床稳定的标准：①体温 ≤ 37.8℃；②心率 ≤ 100 次 / min；③呼吸频率 ≤ 24 次 / min；④收缩压 ≥ 90 mmHg；⑤脉氧饱和度 ≥ 90%（或动脉氧分压 ≥ 60 mmHg，吸空气条件下）。

2.初始治疗有效的处理

①正在改善可继续原有抗感染治疗；②达到临床稳定且能接受口服药物治疗的患者，改用同类或抗菌谱相近、对致病菌敏感的口服制剂进行序贯治疗。

3.初始治疗失败

（1）定义：初始治疗后症状无改善，需要更换抗生素，或初始治疗一度改善后又恶化，病情进展，认为初始治疗失败。

主要临床表现：①进行性肺炎，入院 72 h 内进展为急性呼吸衰竭需要机械通气支持或脓毒症需要血管活性药物治疗；②对治疗无反应，初始治疗 72 h 患者不能达到临床稳定标准。

（2）出现局部或全身并发症。

（3）初始治疗失败的处理建议（图 3-4-1）。

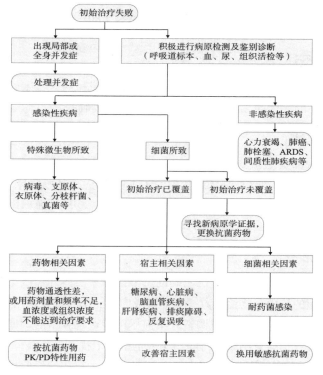

图 3-4-1　初始治疗失败的处理建议

4. 出院标准

患者诊断明确，经治疗有效后病情明显好转，体温正常超过 24 h 且满足临床稳定的其他 4 项指标可以改为口服治疗，无需进一步处理的并发症，无精神障碍等情况，可以考虑出院。

第五节 医院获得性肺炎

一、概述

HAP 是指患者住院期间没有接受有创机械通气、未处于病原感染的潜伏期，而于入院 48 h 后新发生的肺炎。

二、诊断

胸部 X 线或 CT 显示新出现或进展的片影、实变影或磨玻璃影，加上下列 3 种临床症状中的 2 种或以上，可建立临床诊断：①发热，体温 > 38℃；②脓性气道分泌物；③外周血白细胞计数 > 10×10^9/L 或 < 4×10^9/L。

三、治疗

目标治疗是指针对已明确的感染菌，参照体外药敏结果制订相应的抗菌药物治疗方案（窄谱或广谱、单药或联合用药）。

1. 抗感染治疗前或调整方案前尽可能送检合格的病原学标本，并评估检查结果，排除污染或定植的干扰。

2. 根据检测结果及体外药敏试验结果，在初始经验性抗感染治疗的基础上调整治疗方案。

3. 多重耐药菌的感染应以早期、足量、联合为原则的抗药方案，并根据具体的最低抑菌浓度（minimum inhibitory concentration，MIC）值及 PK/PD 理论推算出不同患者的具体给药剂量、给药方式及给药次数，以优化抗菌治疗效能。

常见的多重耐药菌治疗方案如表 3-5-1、表 3-5-2 所列为常见耐药菌的抗感染治疗方案，表 3-5-3 为常用抗生素的给药方案。

表 3-5-1　多重耐药菌的治疗方案

MDR 高风险非危重症患者	MDR 高风险危重患者
单药或联合治疗	联合治疗
抗铜绿假单胞菌 β- 内酰胺酶抑制剂合剂（哌拉西林他唑巴坦钠、头孢哌酮钠舒巴坦钠）	抗铜绿假单胞菌 β- 内酰胺酶抑制剂合剂（哌拉西林他唑巴坦钠、头孢哌酮钠舒巴坦钠）或碳青霉烯类（亚胺培南、美罗培南、比阿培南等）
抗铜绿假单胞菌头孢菌素类（头孢他啶等）或碳青霉烯类（亚胺培南、美罗培南、比阿培南等）	以上药物联合下列药物中的一种
以上药物单用或联合下列药物中的一种	抗铜绿假单胞菌活性的喹诺酮类（环丙沙星、左氧氟沙星）或氨基糖苷类（阿米卡星、依替米星）
抗铜绿假单胞菌活性的喹诺酮类（环丙沙星、左氧氟沙星）或氨基糖苷类（阿米卡星、依替米星）	有 XDR 阴性菌感染，可联合下列药物多黏菌素（多黏菌素 B、多黏菌素 E）或替加环素
有 MRSA 感染风险时可联合糖肽类（万古霉素、替考拉宁）或利奈唑胺	有 MRSA 感染风险时可联合糖肽类（万古霉素、替考拉宁）或利奈唑胺

表 3-5-2　常见耐药菌的抗感染治疗方案

病原菌类别	病原菌	推荐药物	备注
革兰阳性球菌	MRSA	糖肽类（万古霉素或替考拉宁）或利奈唑胺	万古霉素谷浓度应该维持 10 ~ 15 mg/L，重症患者应给予 25 ~ 30 mg/kg 的负荷量，谷浓度维持在 10 ~ 20 mg/L
	VRE	利奈唑胺或替考拉宁	替考拉宁给予 6 ~ 12 mg/kg（或 400 ~ 800 mg）q12h 的负荷剂量，连续 3 次，再以 400 mg，1 次 /d 维持
肠杆菌科	ESBLs	碳青霉烯类 + 喹诺酮类或氨基糖苷类 β - 内酰胺酶抑制剂合剂 + 喹诺酮类或氨基糖苷类	

病原菌类别	病原菌	推荐药物	备注
肠杆菌科	CRE	主要的治疗药物包括多黏菌素类、替加环素、头孢他啶阿维巴坦 联合药物：磷霉素、氨基糖苷类（阿米卡星、依替米星）、碳青霉烯类（亚胺培南、美罗培南、比阿培南） 联合方案： 含碳青霉烯类：碳青霉烯类 + 多黏菌素或替加环素；碳青霉烯类 + 多黏菌素 + 替加环素； 不含碳青霉烯类：替加环素 + 氨基糖苷类或磷霉素；多黏菌素 + 替加环素或磷霉素；氨基糖苷类 + 磷霉素或氨曲南	当碳青霉烯类 MIC 4 ~ 16 μg/mL，需要与其他药物联合使用；注意增加给药次数和延长输注时间；当 MIC > 16 μg/mL，避免应用；2 种碳青霉烯类药物联合应慎重 针对碳青霉烯酶（主要是 KPC）时可应用头孢他啶阿维巴坦 多黏菌素 B 或 E，MIC ≤ 2 μg/mL 时可以使用，XDR 或 PDR 可辅助吸入使用；MIC > 2 μg/mL，联合使用敏感药物（如磷霉素、替加环素）
非发酵菌	铜绿假单胞菌	MDR 菌 抗铜绿假单胞菌 β 内酰胺类 + 氨基糖苷类或喹诺酮类或磷霉素 多黏菌素类 + β 内酰胺类或环丙沙星或磷霉素 氨基糖苷类 + 环丙沙星或左氧氟沙星 XDR 菌 多黏菌素 + β 内酰胺类 + 环丙沙星或磷霉素 双 β 内酰胺类联合应用（头孢他啶或氨曲南 + 哌拉西林他唑巴坦钠、头孢他啶 + 头孢哌酮钠舒巴坦钠、头孢他啶或头孢吡肟钠 + 氨曲南）	可在静脉用药的基础上，吸入氨基糖苷类（阿米卡星）或多黏菌素

呼吸重症监护工作手册

110

病原菌类别	病原菌	推荐药物	备注
非发酵菌	铜绿假单胞菌	耐碳青霉烯类方案：多黏菌素；多黏菌素＋β内酰胺类或环丙沙星或磷霉素；β内酰胺类＋氨基糖苷类或磷霉素；氨基糖苷类＋环丙沙星或左氧氟沙星	
	鲍曼不动杆菌	XDR或PDR，采用联合方案：舒巴坦及其合剂＋多黏菌素或替加环素或多西环素或碳青霉烯类；多黏菌素＋碳青霉烯类；替加环素＋碳青霉烯类或多黏菌素；舒巴坦及其合剂＋替加环素或多西环素＋碳青霉烯类；亚胺培南西司他丁钠＋利福平＋多黏菌素；碳青霉烯类耐药：多粘菌素、舒巴坦及其合剂、替加环素	
	嗜麦芽窄食单胞菌	磺胺甲噁唑甲氨苄啶＋替卡西林克拉维酸或头孢哌酮钠舒巴坦钠或喹诺酮或四环素或头孢他啶或多黏菌素	对碳青霉烯类天然耐药，对替加环素临床经验有限，四环素类多选择米诺环素或多西环素

表 3-5-3 常用药物的用法及注意事项

名称	剂量	给药方式	频次	备注
亚胺培南西司他丁钠	1 g	静脉输入	q8 h	碳青霉烯类抗生素为时间依懒性，延长输注时间可提高疗效；亚胺培南西司他丁钠体外稳定性差，输注时间不超过 4 h
	0.5 g	静脉输入	q6 h	
美罗培南	1 g	静脉泵入	q6 ~ 8 h	
	2 g	静脉泵入	q8 h	
比阿培南	0.3 g	静脉输入	q8 h	
哌拉西林他唑巴坦钠	3.375 g	静脉输入	q6 h	哌拉西林他唑巴坦钠输注时间＞4 h
	4.5 g	静脉输入	q8 h	
头孢哌酮钠舒巴坦钠	3 g	静脉泵入	q6 ~ 8 h	
多黏菌素 E	2.5 ~ 5 mg/（kg·d）	静脉输入	分 2 ~ 4 次给药	硫酸黏菌素（多黏菌素 E 硫酸盐）100 ~ 150 万单位，分 2 ~ 3 次给药
多黏菌素 B	50 mg（首剂加倍）	静脉输入	q12 h	
替加环素	50 mg（首剂加倍）	静脉输入	q12 h	重症患者可 100 mg（首剂 200 mg），q12 h
米诺环素	100 mg（首剂加倍）	口服	q12 h	
磷霉素	4 g	静脉输入	q8h	重症患者可 6 g，Ⅳ，q8 h
阿米卡星	15 mg/kg	静脉输入	qd	
头孢他啶阿维巴坦钠	2.5 g	静脉输入	q8 h	
利奈唑胺	600 mg	静脉输入	q12 h	
万古霉素	负荷剂量 20 ~ 25 mg/kg，维持剂量 15 ~ 20 mg/kg	静脉输入	q8h ~ q12 h	
替考拉宁	400 mg	静脉输入	qd	前 3 剂为 400 mg，Ⅳ，q/12 h；重症感染（如感染性心内膜炎）800 mg，Ⅳ，q/12 h，维持 3 ~ 5 次后改为 800 mg，Ⅳ，qd
左氧氟沙星	500 mg	静脉输入	qd	重症感染可 750 mg，Ⅳ，qd

四、抗感染治疗效果评估及疗程

（一）初步效果评估

经验性抗感染治疗 48 ~ 72 h 进行有效性评估，效果评估包括患者的临床症状和体征、影像学改变、感染标志物等实验室检查综合判断。如有明确的病原学，应该尽快更改为窄谱抗生素；如效果欠佳，应尽快进行新的病原学检查，重新评估病原学，调整治疗药物。

（二）疗程

HAP 抗感染疗程一般为 7 d 或以上，具体疗程需结合患者感染的严重程度、致病菌种类和耐药性即临床疗效等因素决定。

（三）抗菌药物停药指征

根据患者临床症状、体征、影像学和实验室检查，特别注意 PCT 等炎症指标，决定停药时机。

五、预防

预防院内感染发生的总体策略是尽可能减少和控制各种危险因素，所有的医务人员包括护工等第三方公司人员，均需遵循医疗卫生机构消毒、灭菌和医院感染控制相关的基本要求和原则，加强员工感染控制的意识教育，提高手卫生的依从性，保障医疗器械消毒灭菌，严格无菌操作，落实目标性监测，合理应用抗菌素药物等。

1. 预防误吸，采用半卧位（床头抬高 30° ~ 45°），合理进食。

2. 减少上呼吸道和消化道病原菌的定植，采用氯己定进行口腔护理，应用益生菌。

3. 积极治疗基础疾病，加强危重症患者的营养支持治疗，及时纠正电解质、酸碱紊乱、低蛋白血症和血糖，加强心肺功能康复治疗。

4. 加强患者教育管理，对于免疫抑制患者，应采用保护性隔离；对于有耐药菌感染或定植者，采用接触隔离措施。

第六节　免疫抑制患者肺部感染

一、免疫抑制分类及常见感染（图 3-6-1）

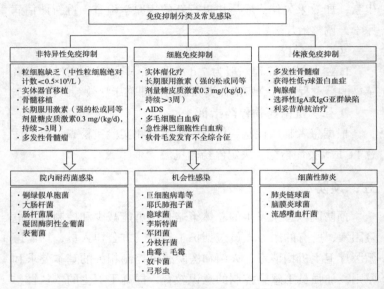

图 3-6-1　免疫抑制分类及常见感染

二、常用辅助检查

（一）常规检查

血常规 +CRP+IL-6、尿常规、便常规 + 潜血、PCT、急诊生化（肝肾功、电解质、心肌酶、BNP）、淋巴细胞亚群全套、体液免疫全套、细胞因子全套（IL-6、IL-10 等）、凝血功能 +D- 二聚体，痰细菌 + 真菌涂片 + 培养 + 药敏、痰抗酸染色、肺 CT/ 床旁胸片，血细菌 + 真菌培养 + 药敏。

（二）真菌

外周血送检 G 试验、GM 试验、IgG；呼吸道标本（痰、气管吸物、肺泡灌洗液、气管毛刷）送检 ROSE 检查、真菌涂片＋培养＋药敏、GM 试验、曲霉 IgG、墨汁染色；血、胸腔积液真菌涂片＋培养；必要时肺组织活检。隐球菌需完善头颅 MRI、必要时行脑脊液检查。

（三）耶氏肺孢子菌

呼吸道标本六胺银染色 ROSE 找肺孢子菌包囊、滋养体，同时外送检查（如多重 PCR 或 NGS）。

（四）巨细胞病毒（CMV）

外周血送检 CMV 抗体（IgM、IgG）、DNA、外周血淋巴细胞 pp65 阳性细胞数量检测（外送）、NGS；下呼吸道标本（肺泡灌洗液）送检 CMV 包涵体、抗体（IgM、IgG）、DNA、淋巴细胞 pp65 阳性细胞数量检测。必要时行肺活检。

（五）肺结核

完善 PPD，送检血沉、结核杆菌 T 细胞免疫、结核三项、痰抗酸染色、荧光 ROSE 检测，必要时行肺活检。

三、免疫抑制患者常见的肺部感染

（一）肺部霉菌感染

常见菌包括曲霉、毛霉等。

1. 临床特点：早期 CT 表现为结节或实变，病灶周围可见晕征；发病 10～15 d 后，肺实变区液化、坏死，CT 可见空洞或新月征。

2. 微生物学检查：气管内吸物或合格痰标本直接镜检发现菌丝，且培养连续 ≥ 2 次分离到同种真菌；支气管肺泡灌洗液（BALF）经直接镜检发现菌丝，真菌培养阳性；G 试验连续 2 次阳性；GM 试验连续 2 次阳性。微生物学或组织病理学依据。

3. 治疗：侵袭性肺曲霉病的治疗包括伏立康唑、艾沙康唑、泊沙康唑、伊曲康唑、卡泊芬净等；毛霉的治疗包括两性霉素B、两性霉素脂质体、艾沙康唑、泊沙康唑等；雾化治疗为两性霉素B。具体用法见附表2-1。

（二）耶氏肺孢子菌肺炎

1.临床特点：主要临床症状为气短、咳嗽无痰或少痰、发热（此三者称三联征），重者呼吸困难、呼吸窘迫、发绀等。胸部X线及CT表现为双肺弥漫性磨玻璃样改变，呈蝶翼样分布，部分患者可见气胸。

2.诊断：耶氏肺孢子菌确诊依赖病原学检查，支气管镜刷检、肺活检、支气管肺泡灌洗查到耶氏肺孢子菌包囊或滋养体可确诊。血气分析常见严重低氧血症、ARDS。

3.治疗：复方磺胺甲噁唑、严重缺氧可谨慎地加用糖皮质激素，可联合卡泊芬净，具体用法见附表2-1。

（三）巨细胞病毒性肺炎

1.临床特点：临床症状早期主要为发热、干咳、呼吸困难、发绀、进行性气促及不同程度的低氧血症，严重者可发生ARDS及呼吸衰竭。胸部X线及CT表现主要为双肺弥漫性间质浸润及肺泡浸润，肺纹理增粗。

2.诊断：血CMV PCR检测、CMV IgM或IgG检测、外周血白细胞中晚期抗原结构pp65阳性细胞检测，同时行支气管分泌物或肺泡灌洗液查病毒包涵体、抗原、DNA等。

3.治疗：更昔洛韦、膦甲酸等，病情严重者可予以人免疫球蛋白、胸腺肽等治疗，具体用法见附表2-1。

（四）肺结核

1.临床特点：临床症状可有长期低热、乏力、盗汗、咳嗽、腹泻、皮疹、全身淋巴结肿大、神经精神障碍等复杂多样的症状和体征；CT可见树芽征、厚壁空洞，病灶周围可见卫星灶等。

2.诊断：痰抗酸杆菌染色、血结核分枝杆菌T细胞免疫、结核三项、PPD、血沉等。

3. 治疗原则：早期、全程、规律、足量、联合。

第七节　支气管哮喘急性发作（重度及危重度）

一、概述

支气管哮喘急性发作是指喘息、气促、咳嗽、胸闷等症状突然发生，或原有症状急剧加重，伴有呼吸困难，以呼气流量降低为其特征，通常需要更改治疗药物。

二、诊断及分类

支气管哮喘急性发作（重度及危重度）的识别

（一）重度急性发作识别

休息时气短、端坐呼吸、讲话单字、焦虑烦躁、大汗淋漓、呼吸频率 > 30 次 /min，辅助呼吸肌活动和三凹征、哮鸣音响亮、脉搏 > 120 次 /min，常有奇脉。静息状态下 PaO_2 < 60 mmHg，$PaCO_2$ > 45 mmHg，SpO_2 < 90%。

（二）危重度急性发作识别

不能讲话、嗜睡或意识模糊、胸腹矛盾呼吸、哮鸣音减弱或消失、脉搏变慢或不规则，无奇脉。静息状态下 PaO_2 < 60 mmHg，$PaCO_2$ > 45 mmHg，SpO_2 < 90%，pH 降低。

三、治疗

（一）糖皮质激素的应用

建议每日静脉滴注甲泼尼龙 40 ~ 80 mg 或等量琥珀酸氢化可的松抗炎。

（二）解除支气管痉挛

1. 短效 β_2 受体激动剂（沙丁胺醇 2.5 ~ 5.0 mg）和抗胆碱药物（异丙托溴铵 0.5 mg）每 20 分钟雾化 1 次，连续使用 3

次，然后按需给药，必要时可皮下注射特布他林（0.25 mg，每20分钟1次，最多3次）或静脉注射特布他林（推注0.2~0.4 mg/（kg·min）持续泵入）。

2. 茶碱类药物可作为备选，6 mg/kg，滴注时间＞30 min，然后以0.5 mg/（kg·h）的速度滴注，注意监测茶碱血药浓度（10~20 mg/L）。

（三）如哮喘发作诱因为感染，则应积极控制感染

（四）注意并发症及合并症的处理

脱水、酸碱失衡和电解质紊乱、气胸、肺栓塞、心力衰竭、肾衰竭等。

（五）呼吸支持

1. 氧疗

维持SpO_2＞90%~93%的最低氧浓度即可。

2. 机械通气

（1）无创通气适应证：①呼吸频率＞25次/min；②心率＞110次/min；③辅助呼吸肌的参与；④低氧，但氧合指数（PaO_2/FiO_2）＞200 mmHg；⑤高碳酸血症，但$PaCO_2$＜60 mmHg；⑥FEV1＜50%预计值。

（2）无创通气相对禁忌证：①收缩压＜90 mmHg或需要血管活性药物维持血压；②有严重的心律失常或心肌缺血；③神志不好或需要建立人工气道以清除分泌物；④危及生命的低氧血症。

（3）有创通气指征：同前文AECOPD有创通气指征。

通气原则为低通气、长呼气、慢频率（与AECOPD相仿），但PEEP设置有所不同，初始模式参数设置可参考表3-7-1。

关于PEEP，待患者病情好转，有规律的自主呼吸触发后，从降低患者吸气做功的角度建议根据PEEPi调整PEEP的设定。

表 3-7-1　重症哮喘的有创通气设置

通气模式 / 参数	初始设置
通气模式	容量控制
分钟通气量	< 10 L/min
潮气量	6 ~ 8 mL/kg
呼吸频率	8 ~ 12 次 /min
平台压	< 30 cmH$_2$O
吸气流速	60 ~ 80 L/min
流速波形	递减波
呼气时间	4 ~ 5 s
PEEP	0
FiO$_2$	使 SaO$_2$ > 90% ~ 93% 的最低值

3. ECMO 支持

有创通气无法纠正的严重呼吸性酸中毒（pH < 7.20 ~ 7.25）或氧合指数 < 80 mmHg 的患者可以考虑补救性 VV-ECMO。

4. 气管镜

重症哮喘形成的痰栓可能导致气道阻力明显升高，在充分镇静镇痛（甚至肌松）的前提下快速轻柔地进行气管镜检查和支气管肺泡灌洗（37℃生理盐水），有助于留取病原学和进行气道分泌物引流。

第八节　重症哮喘

一、概述

难治性哮喘中的一部分即使接受最大剂量规范药物治疗，并且去除其他相关因素后哮喘症状仍无法控制，或仍有急性发作；或药物减量时即再次恶化的哮喘患者。

二、诊断分类和评估

（一）重症哮喘

1. 单纯重症哮喘：第 4 级治疗能够维持控制，但降级治疗会失去控制；

2. 重症难治性哮喘（severe refractory asthma）：第 4 级治疗不能维持控制，需要采用第 5 级治疗。

（二）重症哮喘表型的临床特征及治疗反应性（表 3-8-1）

表 3-8-1　重症哮喘表型的临床特征及治疗反应性

表型	临床特征	治疗反应性
早发过敏性哮喘	儿童、早发起病； 过敏性疾病病史及家族史； 皮肤点刺试验阳性； 肺部感染病史； Th2 炎症因子、诱导痰嗜酸性粒细胞、FeNO、血清总 IgE 及骨膜蛋白水平升高； 炎症的特异性靶向治疗可能获益；	糖皮质激素治疗敏感
晚发持续嗜酸性粒细胞炎症性哮喘	成人、晚发起病； 起病时往往病情较严重； 鼻窦炎、鼻息肉病史； IL-5、IL-13、FeNO 等水平可有升高；	糖皮质激素治疗反应性欠佳
频繁急性发作性哮喘	吸烟； 更差的哮喘控制水平； 更低生活质量； 高 FeNO、痰嗜酸性粒细胞水平； 更快的肺功能减损；	需使用更多糖皮质激素
持续气流受限性哮喘	成年起病、男性； 吸烟、职业接触等环境暴露； FEV_1 基线水平低； 慢性黏膜高分泌状态； 持续的血、痰嗜酸性粒细胞炎症； 频繁急性加重而缺乏 ICS 治疗；	需使用更多糖皮质激素，包括口服糖皮质激素
肥胖相关性哮喘	FVC 下降； 更容易合并湿疹、胃食管反流； 少有鼻息肉病史 血清总 IgE 下降	全身激素、日需短效 β2 受体激动剂依赖

注：Th，辅助 T 细胞；FeNO，呼出气一氧化氮（fractional exhaled nitric oxide）；FEV_1，第 1 秒用力呼气量（forced expiratory volume one second）；ICS，吸入糖皮质激素（inhaled corticosteroid）；FVC，用力肺活量（forced vital capacity）。

（三）重症哮喘诊断和评估（表 3-8-2）

表 3-8-2　重症哮喘诊断和评估的主要内容

哮喘病史
　发病年龄
　哮喘家族史
　治疗经过及治疗反应
　急性发作频次和严重程度、需要住院和入住 ICU 的急性发作次数
环境暴露
　过敏原、职业因素、化学刺激物、空气污染
　吸烟史
共存疾病和混杂因素
　鼻炎－鼻窦炎、此前有无鼻息肉手术史
　合并用药：阿司匹林、NSAIDs、β 受体阻滞剂、ACEI 和雌激素
　胃食管反流
　阻塞性睡眠呼吸暂停低通气综合征
　月经与哮喘
治疗依从性
身心疾病
　心理－社会环境
体格检查要点
　体重指数
　有无鼻息肉等共存疾病
　有无其他诊断的可能性，如心力衰竭
有无药物不良反应
哮喘病情评估
　肺功能：支气管舒张试验或激发试验、肺容积和弥散功能测试
　基线评估
　一般健康和哮喘控制问卷
　血清总 IgE 和外周血嗜酸性粒细胞计数
　过敏原皮肤试验
　评估气道炎症：诱导痰嗜酸性粒细胞计数和 FeNO 测定
针对共存疾病的其他检查：如 24 h PH 值监测、高分辨率 CT 等

注：NSAIDs，非甾体抗炎药；ACEI，血管紧张素转化酶抑制剂。

（四）诊断和评估的步骤

1. 明确哮喘诊断

诊断重症哮喘必须符合 GINA 和我国哮喘诊治指南的标准，特别强调两点。①重症哮喘患者均需要作支气管激发试验或（和）舒张试验、弥散功能在内的全套肺功能测定及峰流速监测，必要时还需要经过 1 个疗程的治疗试验再次复查肺功能。②胸部影像学检查，特别是高分辨率 CT（HRCT），对症状不典型者，如大量咯痰、肺功能迅速减退及弥散功能降低，应考虑行 HRCT 检查。

2. 明确是否属于重症哮喘

重症哮喘未控制的常见特征：

（1）症状控制差：哮喘控制问卷（ACQ）评分＞1.5 分，哮喘控制测试（ACT）评分＜20 分，或符合 GINA 定义的未控制；

（2）频繁急性发作：前一年需要 2 次或以上连续使用全身性激素（每次 3 d 以上）；

（3）严重急性发作：前一年至少 1 次住院、进入 ICU 或需要机械通气；

（4）持续性气流受限：尽管给予充分的支气管舒张剂治疗，仍存在持续的气流受限（FEV1 占预计值%＜80%，FEV_1/FVC ＜正常值下限）；

（5）高剂量 ICS 或全身性激素（或其他生物制剂）可以维持控制，但只要减量哮喘就会加重。

3. 明确共存疾病和危险因素

影响哮喘控制的共患疾病主要有上呼吸道感染、鼻炎 – 鼻窦炎 – 鼻息肉，心理因素（焦虑、抑郁），声带功能失调，肥胖，阻塞性睡眠呼吸暂停低通气综合征，胃食管反流，内分泌因素（月经前、月经期、更年期、甲状腺疾病）等。依从性差、主动和被动吸烟以及大气污染也是导致哮喘控制不良的重要原因。

4. 区分哮喘的表型如上表 3-8-1。

5. 重度及危重度哮喘急性发作的识别（见第三章第七节）

（五）重症哮喘的诊断及评估流程图（图 3-8-1）

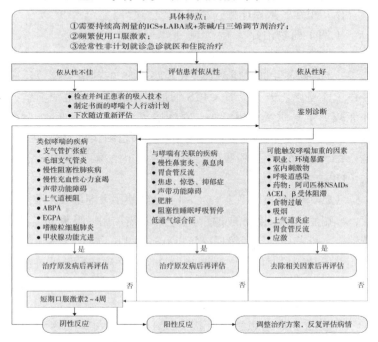

图 3-8-1　重症哮喘的诊断及评估流程图

注：ICS 为吸入糖皮质激素；LABA 为长效 β_2 受体激动剂；ABPA 为变应性支气管肺曲霉病；EGPA 为嗜酸性肉芽肿性血管炎；NSAIDs 为非甾体抗炎药；ACEI 为血管紧张素转换酶抑制剂。

三、处理

（一）教育与管理

提高治疗依从性，掌握吸入装置的使用方法，提高自我管理水平。

（二）环境控制

去除诱发因素等。

（三）心理治疗

认知重建、疏导疗法、家庭心理治疗等。

（四）药物治疗

1. 糖皮质激素

（1）吸入性糖皮质激素（ICS）：ICS 的剂量－疗效反应存在个体差异，进一步加大 ICS 剂量对重症哮喘可能更有效，并能减少全身激素用量，如二丙酸倍氯米松＞1000/μg（标准颗粒氢氟烷烃推进剂，HFA）或 400/μg（超细颗粒 HFA）、布地奈德＞800/μg（干粉吸入器，DPI）、丙酸氟替卡松＞500/μg（DPI）。

（2）口服糖皮质激素（OCS）：已经使用大剂量 ICS 维持治疗，哮喘症状仍未控制的重症哮喘患者常需加用口服激素作为维持治疗。推荐初始剂量泼尼松每日 0.5～0.8 mg/kg，当哮喘症状控制并维持一段时间后，逐渐减少 OCS，并确定最低维持剂量（一般泼尼松≤10 mg/d）长期口服治疗。

2. β_2 受体激动剂

许多重症哮喘患者尽管接受 ICS 联合短效 β_2 受体激动剂（SABA）和（或）长效 β_2 受体激动剂（LABA）治疗，仍存在持续的慢性气流阻塞。在联合 LABA 的基础上逐步增加 ICS 剂量，可能进一步改善哮喘的控制。不联合 ICS，仅单独应用过多 β_2 受体激动剂（SABA、LABA）则可能导致哮喘恶化。当单独使用超过推荐剂量的 β_2 受体激动剂时，可能使哮喘的病死率增高。皮下注射特布他林有助于控制重症哮喘的发作和减少住院次数。

重症哮喘的治疗中，LABA 联合 ICS 的复方吸入制剂的疗效明显优于单药。目前临床中较为广泛应用的 ICS 和 LABA 的复方吸入制剂包括布地奈德／福莫特罗（160/4.5 μg，320/9 μg）、氟替卡松／沙美特罗（500/50 μg）和丙酸倍氯米松／福莫特罗（100/6 μg）、布地奈德/福莫特罗/格隆溴铵、莫米松/茚达特罗/格隆溴铵、糠酸氟替卡松/维兰特罗/芜地溴胺等。

3. 抗胆碱能药物

短效抗胆碱药异丙托溴铵气雾剂可减轻重症哮喘患者的气喘症状，并能减少因 β2 受体激动剂过量使用所致的震颤和心悸等不良反应。对于已经应用中、高剂量 ICS 伴（或不伴）LABA 的重症哮喘患者，长效抗胆碱药（LAMA）噻托溴铵可减少气体陷闭及急性加重，改善肺功能。

4. 茶碱

对于重症哮喘患者，茶碱联合 ICS 治疗可使哮喘容易被控制。对于吸烟伴激素不敏感的哮喘患者，茶碱联合低剂量 ICS 可明显提高呼气峰流速和哮喘控制程度。

5. 白三烯调节剂

ICS 联合白三烯调节剂对改善肺功能具有一定疗效。

6. 免疫抑制剂和抗代谢药物

甲氨蝶呤可能减少口服激素依赖性哮喘患者口服激素的剂量。连续治疗 4~5 个月后，可使口服激素剂量平均减少 50%。这些药物具有一定的不良反应，只能在专科医生指导下使用。属于此类的其他药物包括静脉注射免疫球蛋白、氨苯砜、秋水仙碱、羟氯喹（hydroxychloroquine）和环孢素 A 等。

7. 其他药物

（1）大环内酯类：可减轻中性粒细胞为主的气道炎症，降低气道高反应性，有助于重症哮喘的治疗。口服阿奇霉素 250~500 mg/d，每周 3 次，治疗 26~28 周。

（2）抗真菌药：抗真菌药用于伴过敏性支气管肺曲霉病（ABPA）反复发作的重症哮喘患者，可减少急性发作风险和改善症状；而对于来合并 ABPA 的重症哮喘患者，不推荐使用抗真菌药。

（五）新的治疗药物和方法

1. 生物靶向药物（表 3-8-3）

表 3-8-3　生物靶向药物治疗适应证、使用条件及预测治疗应答指标

生物治疗	可选药物	适应证	使用条件	预测治疗应答良好的指标
抗 IgE 单克隆抗体*	奥马珠单抗	重症变应性哮喘	皮肤点刺试验或血清特异性 IgE 阳性；血清总 IgE 和体重在当地获批剂量表范围内；过去 1 年内哮喘急性发作次数超过标准次数	血 EOS ≥ 260/μl FeNO ≥ 20 ppb 过敏驱动的症状 儿童期发病的哮喘
抗 IL-5/5R 单克隆抗体	美泊利单抗 瑞利珠单抗 贝那利珠单抗	重症嗜酸粒细胞性哮喘	过去 1 年内哮喘急性发作次数超过标准 血 EOS 升高，如 ≥ 150/μl 或 ≥ 300/μl	血 EOS 较高（强预测因素） 过去 1 年严重急性发作次数较次数较多（强预测因素） 成人期发病的哮喘患者 患有鼻息肉
抗 IL-4R 单克隆抗体	度普利尤单抗	重症嗜酸粒细胞性哮喘或 2 型哮喘	过去 1 年内哮喘急性发作次数超过标准次数；血 EOS ≥ 150/μl 且 ≤ 1500/μl，或 FeNO ≥ 25 ppb，或使用 OCS 维持治疗	血 EOS 较高（强预测因素） FeNO 水平较高（强预测因素）
抗 TSLP*	特泽鲁单抗	重症哮喘	过去 1 年内有严重哮喘急性发作	血 EOS 较高（强预测因素） FeNO 水平较高（强预测因素）

（1）抗 IgE 单抗：对于经过大剂量 ICS 并联合 LABA 等其他控制药物治疗后症状仍未控制的重症过敏性哮喘患者，推荐进行"叠加"治疗，即在 ICS、LABA 等常规控制药物基础上选择抗 IgE 单抗治疗，其疗效好且临床实践证实长期使用安

全性良好。

（2）抗 IL-5 单抗：其可通过阻断 IL-5 的作用抑制体内的嗜酸粒细胞增多，主要用于嗜酸性细胞增多的难治性哮喘。

（3）抗 IL-13、IL-4 单抗：骨膜蛋白（Th2 反应标志物）水平高的哮喘患者的慢性气道炎症主要是高 Th2 表型，Th2 反应增强的表现有体内 IL-4、IL-5、IL-14、IgE 水平升高和气道内嗜酸性粒细胞增多等表现。目前，临床中使用抗 IL-13、IL-4 单抗。

（4）抗胸腺基质淋巴生成素（TSLP）抗体。

2. 支气管热成形术（bronchial thermoplasty，BT）

该项技术能够减少气道平滑肌（airway smooth muscle，ASM）的数量，降低 ASM 收缩力，改善哮喘控制水平，提高患者的生活质量并减少药物的使用，还可通过减少 ASM 数量从而减少血管生成因子的产生，延缓气道重塑进程。

（六）其他治疗

1. 控制感染

依据病情、个体情况及痰细菌培养及药敏结果而定。

2. 注意并发症及合并症的处理

脱水、酸碱失衡和电解质紊乱、气胸、肺栓塞、心衰、肾衰等。

3. 呼吸支持氧疗

吸氧浓度一般不超过 40%，维持 $SpO_2 > 90\%$ 即可；普通氧疗后氧合改善仍不明显的患者，可考虑给予机械通气治疗；为避免因延误治疗时机而导致严重并发症，气管插管实施宜早不宜迟，当患者出现呼吸肌疲劳的迹象，$PaCO_2$ 开始超过患者基础 $PaCO_2$ 值时，就应该准备气管插管。对于机械通气的重症哮喘患者，若充分镇静、肌松后仍不能缓解，可考虑应用 ECMO 支持治疗，待哮喘控制后撤除 ECMO。

第九节 肺血栓栓塞症

一、概述

肺血栓栓塞症（pulmonary thromboembolism，PTE）是最常见的急性肺栓塞类型，由来自静脉系统或右心的血栓阻塞肺动脉或其分支所致，以肺循环和呼吸功能障碍为主要病理生理特征和临床表现，占急性肺栓塞的绝大多数，通常所称的急性肺栓塞即 PTE。

二、诊断

1. CTPA：CTPA 是首选的影像学检查方式，可以直观地显示肺动脉内血栓形态、部位及血管堵塞程度。其直接征象为肺动脉内充盈缺损，间接征象包括肺野楔形、条带状密度增高影或盘状肺不张等。

2. V/Q 显像：V/Q 扫描是 PTE 重要的诊断方法，典型征象是呈肺段分布的肺灌注缺损，并与通气显像不匹配。

3. MRPA：MRPA 可以直接显示肺动脉内的栓子及 PTE 所致的低灌注区，从而确诊 PTE，但对肺段以下的 PTE 诊断价值有限。

4. 肺动脉造影：选择性肺动脉造影为 PTE 诊断的"金标准"。其敏感度约为 98%，特异性为 95%～98%。PTE 的直接征象为肺血管内造影剂充盈缺损，伴或不伴轨道征的血流阻断；间接征象为肺动脉造影剂流动缓慢，局部低灌注，静脉回流延迟等。

5. D-二聚体对急性 PTE 的诊断敏感度为 92%～100%，对于低度或中度临床可能性患者具有较高的阴性预测值，若 D-二聚体含量＜500 μg/L，可基本排除急性 PTE。

6. 心电图：较多的病历表现为 V1～V4 的 T 波改变和 ST

段异常；部分病历可出现 $S_I Q_{III} T_{III}$，其他心电图改变包括完全或不完全右束支传导阻滞、肺型 P 波、电轴右偏、顺钟向转位等。

三、常见危险因素

1. 遗传性：抗凝血酶缺乏、蛋白 S 缺乏、蛋白 C 缺乏。
2. 获得性：高龄、恶性肿瘤、口服避孕药、妊娠 / 产褥期、HIT、肾病综合征、手术 / 创伤 / 骨折、长期卧床、长途航空或乘车旅行、重症感染、缺氧等。

四、治疗

（一）血液动力学和呼吸支持

对于合并休克或低血压的急性 PTE 患者，必须进行血流动力学检测，并给予支持治疗。可选用去甲肾上腺素、肾上腺素改善休克状态，而多巴酚丁胺及多巴胺可用于心指数较低的急性 PTE 患者。

急性肺栓塞患者常伴中等程度的低氧血症和低碳酸血症，如合并低氧血症通常给予鼻导管或面罩吸氧，合并呼吸衰竭时可应用无创呼吸机或气管插管行机械通气；当给予机械通气时胸腔内正压会减少静脉回流，恶化血液动力学不稳定的急性肺栓塞患者的右心功能。因此，机械通气时呼气末正压要慎用，应给予较低的潮气量（6 ~ 8 mL/kg）以保持吸气末平台压力 < 30 cmH_2O（ 1 cmH_2O ≈ 0.098 kPa），尽量减少不良血液动力学效应。

（二）抗凝

肠道外抗凝剂：初始抗凝治疗，低分子量肝素和磺达肝癸钠优于普通肝素，发生大出血和肝素诱导血小板减少症（ heparin-induced thrombocytopenia，HIT ）的风险也低；而普通肝素具有半衰期短、抗凝效应容易监测，可迅速被鱼精蛋白中和的优点，推荐用于拟直接再灌注的患者以及严重肾功能不全（肌酐清除率 < 30 mL/min ）或重度肥胖患者。

1. 普通肝素

首先给予负荷剂量 2000~5000 IU 或 80 IU/kg 静脉注射，继之以 18 IU/（kg·h）持续静脉滴注。在初始 24 h 内需每 4~6 h 测定活化的部分凝血活酶时间（APTT）1 次，并根据 APTT 调整普通肝素的剂量（表 3-9-1），每次调整剂量后 3 h 再次测定 APTT，使其尽快达到并维持于正常值的 1.5~2.5 倍。治疗达到稳定水平后，改为每日测定 APTT 1 次。应用普通肝素可能会引起 HIT，在使用的第 2~3 天必须复查血小板计数。若患者出现血小板计数迅速或持续降低＞50%，和（或）出现动静脉血栓的征象，应立即停用，并改用非肝素类抗凝药。

2. 低分子量肝素

所有低分子量肝素均应按体重给药，一般不需常规监测，但在妊娠期间需定期监测抗 Xa 因子活性，其峰值应在最近一次注射后 4 h 测定，谷值应在下次注射前测定，每天给药 2 次的抗 Xa 因子活性目标范围为 0.6~1.0 IU/mL。

表 3-9-1　普通肝素的剂量调节

APTT（s）	控制倍数	肝素剂量调节
＜35	＜1.2	静脉注射 80 IU/kg，然后静脉滴注剂量增加 4 IU/（kg·h）
36~45	1.2~1.5	静脉注射 40 IU/（kg·h），然后静脉滴注剂量增加 2 IU/（kg·h）
46~70	1.5~2.3	维持原剂量
71~90	2.3~3.0	将维持量减少 2 IU/（kg·h）
＞90	＞3.0	停药 1 h，随后减量 3 IU/（kg·h）继续给药

3. 磺达肝癸钠

磺达肝癸钠是选择性 Xa 因子抑制剂，2.5 mg 皮下注射，每天 1 次，无需监测。其清除随体重减轻而降低，对于体重＜50 kg 的患者慎用。严重肾功能不全（肌酐清除率＜30 mL/min）的患者可造成磺达肝癸钠体内蓄积而增加出血风险，应禁用。

中度肾功能不全（肌酐清除率30～50 mL/min）的患者剂量减半。

4. 阿加曲班

可用于 HIT 或怀疑 HIT 的患者。用法：2 mg/（kg·min），静脉泵入，监测 APTT 维持在 1.5～2.5 倍基线值。

5. 口服抗凝药

（1）华法林：其为 VKA 类药物，通过抑制依赖维生素 K 凝血因子（Ⅱ、Ⅶ、Ⅸ、Ⅹ）合成发挥抗凝作用。不建议给予负荷剂量，推荐初始剂量为 3.0～5.0 mg，某些患者如老年、肝功能受损、慢性心力衰竭和出血高风险患者的初始剂量还可适当降低。为达到快速抗凝的目的，应与普通肝素、低分子量肝素或磺达肝癸钠重叠应用 5 d 以上。当国际标准化比值（INR）达到目标范围（2.0～3.0）并持续 2 d 以上时，停用普通肝素、低分子量肝素或磺达肝癸钠。华法林与头孢菌素类、阿司匹林、对乙酰氨基酚、吲哚美辛等药物应用时可增强其抗凝作用，与苯妥英钠、苯巴比妥、利福平、维生素 K、皮质激素、螺内酯等药物应用可降低其抗凝作用；不能与本品合用的药物包括盐酸肾上腺素、阿米卡星、维生素 B_{12}、间羟胺、缩宫素、盐酸氯丙嗪、盐酸万古霉素等。

（2）非维生素 K 依赖的新型口服抗凝药：包括达比加群、利伐沙班。

（三）其他治疗

1. 溶栓治疗

急性肺栓塞发病 48 h 内开始行溶栓治疗，疗效最好，对于有症状的急性肺栓塞患者在 6～14 d 内溶栓治疗仍有一定作用，推荐应用阿替普酶 50 mg 持续静脉滴注。溶栓如使用阿替普酶需先 1 h 泵入 50 mg 观察有无不良反应，如无则继续 1 h 泵入另外 50 mg；应在溶栓开始后 30 min 做一次心电图，复查动脉血气、APTT，严密观察患者的生命体征 2 h。溶栓结束后，应每 2～4 小时测定 1 次 APTT，当其水平＜正常值的 2 倍时，即应重新开始规范的抗凝治疗。溶栓前后可应用新鲜冰冻血浆补充凝血因子，降低出血风险。

2.外科血栓清除术

血栓清除术用于高危急性肺栓塞和选择性的中高危急性肺栓塞的治疗，尤其对于溶栓禁忌或失败的患者。

3.经皮导管介入治疗

经皮导管介入治疗可去除肺动脉及主要分支内的血栓，促进右心室功能恢复，改善症状和存活率，适用于溶栓绝对禁忌证的患者。

4.静脉滤器

不推荐急性肺栓塞患者常规置入下腔静脉滤器。

第十节 吸入性肺损伤

一、概述

吸入性肺损伤是指吸入热物质或化学物质导致的呼吸道乃至肺实质损伤，可伴有全身中毒，严重者可引发缺氧窒息甚至死亡。

二、诊断

目前将支气管镜检查作为临床诊断吸入性肺损伤的金标准，镜下见气道的充血、水肿、炭末以及黏膜脱落等现象是诊断吸入性损伤的有力依据。

基于支气管镜检查的镜下表现，可以通过简化损伤评分（abbreviated injury score，AIS），对患者的病情和预后进行评估和判断，具体见表3-10-1。

表 3-10-1　基于支气管镜的吸入性损伤 AIS 分级系统

级别	定义	表现
0	无损伤	无炭末沉着、红斑、水肿、支气管黏液溢、气管阻塞
1	轻度损伤	小范围炭末沉着，斑片状红斑，无充血水肿、支气管黏液溢、气管阻塞
2	中度损伤	中度炭末沉着、红斑、充血水肿、支气管黏液溢、气管阻塞
3	严重损伤	严重的炎症反应，黏膜破溃，大范围炭末沉着、充血水肿、支气管黏液溢、气管阻塞
4	巨大损伤	黏膜脱落、坏死，支气管腔闭塞

注：AIS 为简化损伤评分。

（一）临床诊断和评估

1. 病史及体征

密闭空间发生的烧伤可累及面部、颈部及前胸部，尤其是口鼻周围深度烧伤，伴面部毛发及鼻毛烧焦、口唇肿胀、口腔或口咽部红肿有水疱或黏膜发白，并有刺激性咳嗽且痰中或口腔带有碳末、呼吸困难或声音嘶哑、吞咽困难和疼痛等。

2. 胸部 X 线、胸部 CT

早期床旁胸部 X 线和胸部 CT 检查均可能为阴性，若早期渗出明显，预示着预后不良。

放射科医师评分［Radiologist's score，RADS（表 3-10-2）］是指 1 cm 层厚的胸部 CT 上各 1/4 象限最高评分总和。单个层面评分 > 8 分代表高 RADS 评分，提示肺部病变严重。该评分可协助诊断吸入性肺损伤并判断严重程度。

表 3-10-2　吸入性损伤的 RADS 评分（分）

发现	评分
正常	0
间质改变	1
磨砂玻璃样改变	2
不张	3

注：RADS 为放射科医师评分。

3. 床旁超声

对血气胸、肺水肿、肺栓塞、肺炎等肺部疾病具有诊断价值，还可以对休克、心脏、血管等问题作出判断和提示，是诊断和评估吸入性损伤的重要辅助手段。

4. 血气分析

血气分析中碳氧血红蛋白、高铁血红蛋白、肺泡 – 动脉氧分压差、乳酸、中心静脉血氧饱和度 / 混和静脉血氧饱和度等指标有助于病情和预后评估。

（二）吸入性肺损伤的分级

（1）轻度：指声门以上，包括鼻、咽和声门的损伤。

（2）中度：指气管隆突以上，包括咽喉和气管的损伤。

（3）重度：指支气管以下部位，包括支气管及肺实质的损伤。

中 – 重度吸入性肺损伤易演变为 ARDS，ARDS 的诊断和严重程度详见第三章第一节。

三、治疗

（一）气道管理

保持气道通畅，防止气道梗阻（重在预防）。采取半卧位、坐位或颈部后仰体位，受伤 4 d 以内的患者在未行气管切开 / 气管插管的情况下不建议翻身或者俯卧位。

如出现胸闷、咳嗽显著，呼吸明显增快，声音嘶哑加重，痰中炭末较多以及合并其他疾病可能影响呼吸功能，可不参考血气结果，预防性气管切开。

雾化吸入糖皮质激素（布地奈德等）、支气管舒张剂（选择性 β_2 受体激动剂特布他林和胆碱能受体拮抗剂异丙托溴铵）、抗菌药物、祛痰药物等，以减轻呼吸道局部炎症反应、支气管扩张、抗感染、降低痰液黏滞性、促进纤毛活动。

（二）呼吸支持治疗

1. 轻–中度吸入性损伤建议采用鼻导管吸氧或 HFNC，NIV 不利于头面部创面治疗，容易造成气道梗阻等，因此不建议常规使用。

2. 中–重度吸入性损伤患者经高浓度吸氧或 HFNC 仍不能改善低氧血症或者呼吸做功明显增加时，应尽快行有创机械通气。可采取"保护性肺通气策略"和高 PEEP 策略，维持血氧饱和度 90%~95%，PaO_2 在 60~80 mmHg 以上，必要时可采用肺复张和俯卧位通气（PPV）策略。如用上述治疗仍无法维持氧合或者二氧化碳持续升高，可考虑行 ECMO/体外二氧化碳清除技术（$ECCO_2R$）。

（三）镇静镇痛治疗

应实施个体化镇静镇痛方案，对于重度吸入性损伤患者（$PaO_2/FiO_2 < 150$ mmHg），在机械通气时可短时间使用肌松剂。

（四）肺泡灌洗治疗

定期行气管镜检查可以及时做出伤情评估，吸出的分泌物可以送检细胞学、病原学检查，有助于指导临床用药。肺泡灌洗治疗有利于清理气道，特别是下呼吸道的分泌物和坏死物质，能够改善通气，促进症状缓解。

（五）抗感染治疗

要早期进行抗感染治疗，包括全身抗生素和局部雾化和支气管镜下灌洗治疗。要根据病原学结果进行针对性用药，同时要注意病原学和感染标志物（CRP、IL-6、降钙素原）的监测，及时调整抗感染方案。此外，需特别注意院感防控和多重耐药菌的防治。

（六）营养支持和液体管理

按照危重患者营养流程实施营养支持治疗，建议早期（伤后 48 h 内）给予肠内营养。对于存在肠内营养禁忌证的患者，可以采用肠外营养，或者肠内肠外营养相结合的模式。建议碳水化合物不超过 5 mg/（kg·min）。注意平衡组织灌注，预防肺水肿。

（七）一氧化碳和氰化物中毒的治疗

临床怀疑或确诊有一氧化碳中毒者，建议早期给予高流量氧疗，至少 6 h。碳氧血红蛋白水平高于 25%，意识丧失，脏器缺血的患者需进行高压氧治疗。羟钴胺素是氰化物中毒的一线解毒用药，但一氧化碳和氰化物同时中毒时不可以使用，因为碳氧血红蛋白转化为高铁血红蛋白可能会加重缺氧。此外，输注硝酸钠和硫代硫酸钠也可形成高铁血红蛋白，结合氰化物达到解毒效果。

（八）其他药物治疗

可以使用吡非尼酮、尼达尼布、N-乙酰半胱氨酸、低分子肝素/肝素等药物防治肺纤维化及抗凝治疗。

第十一节　肺移植

一、概述

肺移植是各种终末期肺病终极治疗手段。近年来，不论是我国还是全球范围内，肺移植例数正在不断增加，肺移植受者在围术期可发生多种感染性和非感染性并发症。据统计，多达 20% ~ 30% 的肺移植受体会出现严重的原发性移植物功能障碍，影响患者的预后，这也为重症监护室中的肺移植受者围术期管理提供了新的挑战。肺移植围术期管理是决定肺移植成功的关键。解放军总医院呼吸与危重症医学部自 2021 年以来已成功完成数十例肺移植围术期管理，结合本中心临床实践，现总结经验如下。

（一）术前评估

1. 基本化验

（1）常规化验：血气分析（如果患者一般情况尚可，最好是不吸氧状态，或者停氧气吸入 15 min）、血常规、血生化（包含肝肾功能、电解质、血脂等）、尿常规、便常规、BNP、凝血筛查、心梗四项、乙肝两对半、丙肝监测（抗原和抗体）、艾滋病 + 梅毒；

（2）感染指标：C-反应蛋白、内毒素定量、痰涂片、痰培养、降钙素原、结核感染 T 细胞检测、真菌 D- 葡聚糖、半乳甘露聚糖、巨细胞病毒核酸检测、巨细胞病毒抗体、EB 病毒核酸检测、呼吸道病原体 IgM 九项；

（3）风湿免疫检验：类风湿因子、抗核抗体、抗 ENA 抗体、抗髓过氧化物酶抗体、抗肾小球基底膜抗体、抗心磷脂抗体、淋巴细胞亚群 + 细胞因子、体液免疫。

2. 检查

（1）常规检查：胸部 CT、肺通气 + 弥散 + 残气、CTPA（怀疑肺栓塞检查）、肺通气灌注扫描（怀疑肺栓塞者）、冠脉 CTA（高危、年龄 > 60 岁患者）、心电图、超声心动图、骨密度、腹部超声、泌尿系超声、6 min 步行试验、双下肢静脉超声（测股静脉内径）、双下肢动脉超声（测股动脉内径）、双侧颈内静脉超声（测颈内静脉内径）、双侧颈内动脉超声（测颈内动脉内径）；

（2）术前选做：PET-CT、冠脉造影、头颅 CT 平扫、支气管镜、腹部 CT、胃 / 肠镜等。

3. 血型＋配型

ABO 血型 +RH 血型、不规则抗体筛查、HLA（高敏、A、B、C、DRB1、DQB1）、PRA（群体反应性抗体）。

4. 肿瘤及其他

肿瘤标志物、外周血循环肿瘤细胞、甲状腺功能五项。

（二）ICU 术后管理

1. 患者交接

床旁交接肺移植患者详细流程：接诊医生应获得以下信息。

（1）患者情况：手术方式（单肺或双肺、冷缺血时间）、术前后肺动脉压力、术中特殊情况（包括出入量、失血量、出室时氧合情况）以及基础疾病；

（2）检查患者：检查生命体征、听诊（心肺）、开具医嘱（详见医嘱内容）、完善胸片、心电图、血气分析、血常规、生化、凝血、痰培养、血培养、引流液性状及培养、免疫评估；

（3）管路交接：中心静脉导管、动脉导管，ECMO 患者单独交接（ECMO 气流量、转速 / 流量、出凝血、插管位置及环路检查等）并妥善固定。

2. 术后早期评估处理

（1）生命体征监护：每小时进行血压、心率、体温、神志、瞳孔、血流动力学、血氧饱和度、体温、镇静镇痛评分评估。

（2）妥善固定各引流管位置，保持引流管通畅，密切观察并准确记录引流液色、量及性状，有无活动性出血（若术后 3 h 胸腔积液引流量 ≥ 100 mL/h，呈鲜红色，血红蛋白进行性下降并伴有血容量不足的全身表现，可考虑活动性出血，需请胸外科、介入科会诊）。

（3）ECMO 监测：观察有无抖管、泵头及膜肺血栓等，每小时记录 ECMO 转速、流量、气流量、SvO_2、Hct；每 4 小时评估凝血功能（术后 24 h ACT 120 ～ 140 s，根据出血情况），必要时复查血栓弹力图，带 ECMO 转入患者是否抗凝应与手术医师交流。ECMO 管理详见第四章第十六节。

（4）呼吸系统监测：定期观察呼吸形态、呼吸机状态（模式、参数、患者数据监测、报警设置等）、跨肺压监测、气囊压力以保持有效通气；术后 1、6、12、24 h 评估动脉血气（必要时随时监测）；气管镜评估气道吻合口、腔内出血，观察痰液性状（通过定期床旁吸痰管吸痰）；定期行 M-ROSE 及肺部超声。根据病情尽早脱机拔管。

支气管镜检查：

1）常规检查加吸痰：手术结束后待患者生命体征稳定、术后第 1 天、拔管前、术后早期 1 周内隔天 1 次，然后 1 周 2 次，1 周 1 次至出院，病原学标本及时送检；

2）局部治疗：两性霉素 B 局部注入，球囊扩张，电切，支架置入等；

3）如患者出现胸闷、气短、指脉氧饱和度下降、二氧化碳分压升高、体温升高，痰量增多，痰色变黄，痰中带血，需要吻合口清理等情况，可考虑行支气管镜检查；

4）TBLB 活检：怀疑感染和排斥反应。

（5）循环系统：每日评估下腔静脉超声，定期评估心脏超声；每小时准确记录出入量，维持循环稳定前提下，术后 24 ~ 48 h 适当限制入量，负平衡，必要时给予利尿。

（6）消化系统：术后早期胃肠动力问题需特别关注。每日评估肠道功能，听诊肠鸣音，定期评估腹胀、便常规 + 潜血，及早启动滋养型喂养；同时需要警惕胃食管反流，保持床头抬高 30° 以上，必要时给予促胃肠动力药。

（7）免疫抑制剂及血药浓度监测：术后启动，他克莫司 0.02 ~ 0.04 mg/kg q12 h 或环孢素 75 mg/kg q12 h 开始，根据血药浓度调整（他克莫司维持 10 ~ 15 ng/mL，环孢素维持在 150 ~ 200 ng/mL，需根据感染情况调整）；术后甲泼尼龙 0.5 mg/（kg·d），连用 3 d，第 4 天泼尼松 0.5 mg/（kg·d），1

周减 1 片，直到 0.25 mg/（kg·d），一般减到 10 ~ 15 mg/d。

（8）预防抗感染：原则是根据受体及供肺定植或感染情况制订抗感染策略，同时抗生素的选择需考虑与免疫抑制剂的相互作用，特别是术前住 ICU 的患者需考虑覆盖泛耐药菌（extensively-drug resistant，XDR）。更昔洛韦预防 CMV 感染（一般 1 周左右启动），两性霉素 B、棘白菌素、三唑类等防治真菌，磺胺预防肺孢子菌。转入 ICU 第一时间留取 CRE 肛拭子，如为阳性启动针对 CRE 的联合治疗策略（详见第三章第五节）。

3. ECMO 撤机流程（以 VV-ECMO 撤机为例）

VV-ECMO 撤机需要满足以下条件，即胸片未见明显渗出实变、透光度可，循环稳定，无发热，容量状态恰当，有原发病处理方案。无法满足上述条件则撤机难以成功。在考虑撤机前，呼吸机和 ECMO 循环的 FiO_2 须低于 50%，且气流量低于 3 ~ 4 L/min。

VV-ECMO 撤机须包括以下流程：

（1）调低气流量且不需要增加潮气量，血气分析提示移植肺足以维持氧合及清除 CO_2；这一步成功后，再进入完整流程；

（2）如果步骤一失败，逐渐下调气流量、增加潮气量，观察移植肺能否维持氧合及清除 CO_2。如果通过，则继续撤机；如果失败则停止撤机；

（3）如果步骤二未通过，逐步降低 ECMO 气流量同时恢复正常机械通气参数（$FiO_2 \leq 30\%$，$PEEP \leq 8\ cmH_2O$，驱动压 $\leq 15\ cmH_2O$），如果通过，则考虑撤机。

二、肺移植术后非感染并发症

肺移植术后非感染性并发症主要包括胸腔内出血、原发性移植肺功能丧失、气道并发症、血管并发症、移植物排异反应等。

（一）胸腔内出血

1. 常见的出血来源：胸壁创面渗血、肋间血管或胸廓内动脉破裂出血、肺动静脉吻合口出血、无名动脉或主动脉破裂大出血以及凝血机制异常导致的出血,其中最常见的是胸壁创面渗血和凝血机制异常导致的出血。

2. 临床表现:血压进行性降低、脉搏持续加快,补充血容量后血压仍不稳定,出现低血容量休克症状;持续、大量的胸腔血性引流液($> 200 \text{ mL/h}$,连续 $2 \sim 3 \text{ h}$);血红蛋白、红细胞计数和红细胞压积进行性降低,引流液血红蛋白和红细胞计数与外周血接近,且易凝固。出现低血容量休克症状但引流量较少;怀疑胸腔引流管阻塞时,可行胸部 X 线或彩色多谱勒超声检查,以判断有无胸腔内积血。

3. 治疗:①出血量少,可先采取保守治疗(如输注红细胞、新鲜血浆、纤维蛋白原或凝血酶原复合物、VII 因子等),减少或暂停肝素/低分子肝素的使用。②出现持续、大量的胸腔血性引流液或胸腔内大量积血,应在补充血容量的同时及早开胸探查,重点检查血管吻合区域和肺门组织。③如同时应用 ECMO,可在补充血容量的同时评估能否撤除,撤除 ECMO 可一定程度地减少创面渗血;如继续使用,则需进行充分的内科药物治疗、介入止血或外科手术止血。

(二)原发性移植物功能丧失(primary graft dysfunction,PGD)

1. PGD 是一种严重的急性肺损伤综合征,通常发生在肺移植后 72 h 内,是肺移植后早期死亡的主要原因,常表现为氧合下降,严重低氧血症。胸部 X 线检查中存在弥漫性、渗出性肺泡浸润,且出现无其他已知病因的低氧血症。PGD 的典型组织病理学表现为弥漫性肺泡损伤,疑似 PGD 的诊断性评估应排除可能具有相似临床和影像学表现的其他疾病,鉴别诊断包括超急性排斥反应、容量负荷肺水肿、肺部感染、静脉吻合口闭塞、胸腔积液或积血、输血相关性急性肺损伤以及误吸等。

2. PGD 的主要治疗策略为支持性治疗。包括保护性肺通气策略、限制性液体管理、经验性抗感染治疗等。对于难治性低氧血症的患者，可以使用吸入肺血管扩张剂（iNO 或依前列醇），严重者可启动 ECMO 等。对于重度 PGD 患者，还可以进行再次移植。

（三）气道并发症

1. 表现：气道吻合口并发症的局部表现呈多样性和重叠性，可出现缺血坏死、吻合口裂开、支气管狭窄和软化中的一种或多种表现。临床表现为不同程度的咳嗽、咯血、呼吸困难及肺部感染等，支气管裂开者可出现气胸、纵隔气肿及急性大咯血，严重者可发生急性呼吸衰竭。一般通过支气管镜检查确诊。

2. 胸部 CT：如表现为支气管壁缺损、纵隔和皮下积气或积液、气胸、移植肺充气较差等常提示支气管破裂。根据症状和影像学结果提示支气管坏死或破裂后，仍需要进行支气管镜检查以明确诊断。支气管镜检查可以评估坏死的程度、缝线是否松脱以及局灶性感染的证据，必要时可收集气道分泌物进行培养。

3. 治疗：①改善受者一般状况，予以营养支持、全身或联合局部应用抗生素控制气管吻合口局部及肺部炎症以及康复训练；②保持支气管镜检查频率以评估呼吸道并发症的进展，及时诊断和治疗新的感染；③支气管镜下球囊扩张是治疗气道狭窄的首选方法。球囊扩张偶尔与支架植入同时进行，以保持扩张的直径，直至气道重塑；④大量坏死增生组织引起气道狭窄或闭塞，可以选择经支气管镜氩等离子体凝固术恢复气道通畅；⑤冷冻治疗也常被应用于治疗气道狭窄，但须考虑其疗效延迟的特点；⑥较严重的气管裂开可以考虑通过支气管镜放置金属覆膜支架帮助封闭裂开区域。

（四）血管并发症

1. 肺动脉狭窄

（1）临床表现：呼吸急促，出现肺动脉高压和右心衰竭体征。

（2）诊断：超声心动图提示右心室压增高或右心室功能不全，肺通气/灌注扫描显示双肺移植后两侧肺间的血流分布不均，或单肺移植后血液不成比例地流向自体肺。血管造影是血管吻合口狭窄诊断的金标准。

（3）治疗：包括血管成形术、支架植入以及再次手术重建等。

2. 肺静脉血栓形成

（1）临床表现为低氧血症、肺顺应性降低和影像学显示移植肺出现弥漫性阴影，肺动脉压和中心静脉压可能升高。

（2）诊断：经食管超声心动图检查诊断肺静脉血栓形成，鉴别诊断包括肺静脉狭窄、原发性移植肺功能丧失、心肌功能障碍、感染和急性排斥反应。

（3）治疗：如果出血风险并不高，有症状的血栓形成患者可应用全身性抗凝治疗。难治的低氧血症和/或血流动力学不稳定可能需要紧急行手术取栓，但预后较差。

3. 静脉血栓栓塞症（venous thromboembolism，VTE）

（1）危险因素：包括高龄、既往VTE、男性、长期机械通气和入住ICU、糖尿病、肺炎、ECMO和体外循环。

（2）临床表现：包括呼吸困难、低氧血症等非特异性的表现。

（3）诊断及治疗：同一般人群的VTE治疗方式，同时对于肺移植受者，应采用标准的VTE预防性治疗。

（五）急性肺移植排斥反应

1. 危险因素：包括HLA错配、遗传变异及维生素D缺乏。以环孢素为基础的治疗方案组受者术后第1年急性排斥反应发生率最高，而以他克莫司为基础的治疗方案组最低。

2. 临床表现：低热、呼吸急促、咳嗽、咳痰等。体格检查可听到爆裂音，若存在胸腔积液时可出现呼吸音减低。

3. 实验室检查：患者可有外周血嗜酸粒细胞增多，支气管肺泡灌洗液（BALF）虽无法诊断急性肺移植排斥反应，但可以为感染性疾病提供线索。影像学检查同样是为了识别除急性排斥反应以外的其他疾病。肺功能检查可能出现气流阻塞或气流受限的表现，若患者表现为气流受限，需要进一步行支气管镜检查以鉴别是否存在气道狭窄。进行支气管镜检查时，需要对单个移植肺的多个肺叶和肺段进行取样。在有影像学异常的患者中，BALF 和活检应当集中于病变区域，送检项目包括细胞分类计数、微生物涂片和培养、细胞学以及组织病理学。

4. 诊断：当肺移植受者表现为上述非特异性呼吸系统症状时，需要综合化验检查、影像学检查和支气管镜检查等寻找病因，最终可能需要经皮肺活检才能明确诊断。鉴别诊断包括气道狭窄和肺部感染等。

5. 治疗：对于有急性排斥反应组织学证据的患者，进行治疗的决策基于患者的临床特点和排斥反应的组织病理学严重程度。中度或重度排斥反应需治疗。通常需要 3 d 日的糖皮质激素冲击治疗，甲泼尼龙用量为 15 mg/（kg·d），接着更改为常规剂量或改为口服泼尼松 0.5 ~ 1.0 mg/（kg·d）。急性排斥反应或持续性排斥反应的患者应重新评估并优化维持免疫抑制方案，包括将维持性免疫抑制剂从环孢素换为他克莫司，从硫唑嘌呤换为霉酚酸前体药物。若是在肺移植后＞3 个月，也可考虑在维持方案中增加西罗莫司或依维莫司。

（六）心脏并发症

1. 房性心律失常

房性心律失常在肺移植术等心胸部手术后相当常见。房性心律失常（心房颤动最常见）在术后早期的发病率为 25% ~ 35%，危险因素包括高龄、男性、左心房肥大、既往心房颤动、IPF、心瓣膜关闭不全、冠状动脉疾病、既往冠状动脉旁路移植术、心脏舒张功能障碍和应用体外循环。一般经常规治疗可缓解，如抗心律失常药和心脏复律。

2. 血流动力学不稳定

术后出现低血压比较常见，合理应用血容量补充、血管加压药和正性肌力药后通常能明显缓解。危险因素包括术中冠状动脉空气栓塞、术中心脏操作、术后来自左心房肺静脉吻合口的小栓子栓塞冠状动脉、或已有冠状动脉疾病引起的梗死等。

三、肺移植早期感染性并发症

肺移植术后第1个月，感染主要有3种来源，分别为供者移植物传播的感染、来自受者的感染、移植手术和院内感染。移植后1~6个月，患者最可能发生机会性感染，但围术期发生的供者来源感染可能持续存在。移植术后感染的部位包括肺部感染、胸腔感染、血流感染以及少见的皮肤软组织感染。

治疗原则是在等待微生物学和组织病理学报告的同时，即开始经验性抗感染治疗。敏感性最高的诊断性检查方法是支气管镜联合支气管肺泡灌洗（BALF）。由于排斥反应和感染的临床表现相似，感染和排斥反应也可能同时存在，通常可通过经支气管肺活检进行病理或M-ROSE进行鉴别诊断。

1. 细菌：对于大多数发生细菌性肺炎的肺移植受者，一般需要针对性抗生素治疗2周。

2. 真菌：对于侵袭性肺曲霉病，首选伏立康唑治疗，同时应注意其与他克莫司、环孢素及西罗莫司的显著相互作用，需要调整剂量。

3. 病毒：通过CMV载量或抗原血症检测对患者进行定期（即每周1次）监测。肺移植术后建议采取普遍预防策略，受者常规使用更昔洛韦预防CMV感染。对于无症状的CMV病毒血症，口服缬更昔洛韦为首选药物。

4. 预防性抗菌药物选择：应广泛覆盖特定医疗机构内院内感染相关的常见革兰阳性和革兰阴性病原体，还应根据供肺前的微生物学资料和危险因素调整其预防性抗菌药物治疗方案，以覆盖可能的病原体。

对于未知呼吸道有霉菌定植的患者，可使用两性霉素 B 雾化；对于呼吸道有霉菌定植（尤其是曲霉属）的患者，可使用伏立康唑进行预防性抗真菌治疗。对于气管支气管曲霉病患者，可采用伏立康唑进行全身治疗以及两性霉素 B 雾化。对所有肺移植受者都应进行耶氏肺孢子菌肺炎的预防性治疗。

抗病毒预防（单独使用或与 CMV 免疫球蛋白联合使用）是肺移植受者使用最广泛的预防性方法，口服缬更昔洛韦和静脉注射更昔洛韦是 CMV 预防的首选药物。

第四章

RICU 常规临床诊疗技术

第一节　人工气道的建立

一、概述

人工气道是指经口、鼻或直接经气管置入导管而形成的呼吸通道，起到保持呼吸道通畅、预防误吸、便于清除呼吸道分泌物及为机械通气提供封闭通道的作用。

人工气道可以分为简易人工气道，口咽、鼻咽通气管，经口、鼻气管内插管，气管切开置管，喉罩、气管食管联合导管。在 ICU 病房工作的临床医生应具备建立人工气道以及管理插管患者的能力。

二、口咽通气道

气道梗阻气流受限多源于上气道梗阻，包括舌、口腔内容物，喉痉挛等原因。舌与下颌关节松弛可造成舌根后坠阻塞气道，是最常见的上气道梗阻原因。对于这种情况导致的呼吸困难，可采取仰头提颏或抬下颌手法。如果通过调整头与颈部体位或者清除异物与分泌物仍不能建立有效的气道，在有资质的插管医生尚未到达之前可通过一些简易的人工气道辅助器材帮助气道开放。

1. 适应证

呼吸道梗阻的患者；气道分泌物增多时便于吸引；癫痫发

作或抽搐时保护舌齿免受损伤；同时有气管插管时，取代牙垫作用；需较长时间解除舌后坠者；托下颌手法无效者。

2. 禁忌证

呼吸肌麻痹或中枢性呼吸衰竭；下呼吸道梗阻；需要进行机械通气的患者；频繁呕吐；咽反射亢进。

3. 型号选择

口咽通气道的合适长度相当于从门齿至耳垂或下颌角的距离。

4. 操作方法

（1）放平床头，协助患者取平卧位，头后仰，使呼吸道三轴线（口、咽、喉）尽量保持在同一直线上；

（2）清除口腔内分泌物，保持呼吸道通畅，去除义齿；

（3）使用生理盐水湿润口咽通气道；

（4）把口咽管的咽弯曲部分朝向上腭部插入口腔，当其内口接近口咽后壁时（门齿外漏约 1/3 通气管长度），即将其旋转 180°，借患者吸气时顺势向下推送，弯曲部分下面压住舌根，弯曲部分上面抵住口咽后壁（图 4-1-1）；

（5）通过用手感受气流或听诊呼吸音的方式测试人工气道是否通畅；

（6）用胶布交叉固定于面颊两侧。

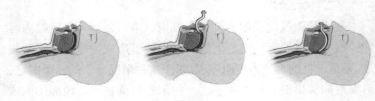

图 4-1-1

三、鼻咽通气道

1. 适应证

鼻咽通气道主要适用于牙关紧闭，置入口咽通气道有困难的患者。

2. 禁忌证

鼻腔通道有创伤、异物、鼻息肉、鼻中隔偏曲或脑脊液漏等。

3. 型号选择

鼻咽通气道的合适长度相当于从鼻尖至耳垂的距离。

4. 操作方法

（1）取仰卧位，向鼻腔内喷入麻药和麻黄素（紧急情况下可不使用），涂抹石蜡油于导管上；

（2）用执笔式持鼻咽通气道，斜面朝向鼻中隔，沿鼻腔底部平行向后插入（13~15 cm），直至尾部到达鼻腔外口。如遇阻力，可轻微转动通气道，但不可强行插入；如果患者咳嗽或抵抗，应后退 1~2 cm（图 4-1-2）。

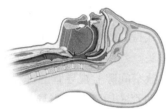

（3）评估气道是否通畅；固定管道。

四、经口气管插管

图 4-1-2

1. 气管内插管适应证分为以下四大类：急性气道梗阻、气道分泌物过多或无法充分排出、丧失保护性反射能力、呼吸衰竭。

2. 禁忌证：气管插管无绝对禁忌证，但对于喉头严重水肿、广泛上颌骨、下颌骨骨折并且存在通气和氧合障碍的创伤患者，需要进行环甲膜切开术。

3. 插管前准备：①调整床至合适的高度，同时移除床头板并锁住轮子。②明确患者是否有松动、缺失或残损的牙齿以及是否有永久性假牙槽，应取出可移除的假牙槽以及假牙。③准备物品：氧源；呼吸机；吸引设备；合适的球囊面罩装置；喉镜手柄以及喉镜片（各种型号）；各种尺寸的气管导管，成人气管导管选择 7、7.5、8#；导丝；注射针筒。④检查喉镜上的灯泡能否点亮，气管导管的气囊是否漏气。⑤连接心电、血压及指脉氧监护。⑥对清醒患者进行气管插管前可以对口腔和(或)咽后壁进行局部麻醉，如果无法行局部麻醉或患者无法配合的情况下，可以在全身麻醉下进行气管插管。⑦预吸氧：通过紧密贴合的面罩给予患者高流量纯氧吸入 3 ~ 4 min。

4. 经口气管插管操作：①患者头后仰，双手将下颌向前、向上托起以使其口张开，或以右手拇指对着下齿列、示指对着上齿列，借旋转力量使口腔张开。②操作者左手持喉镜的手柄，喉镜的镜片自口右侧向舌根插入，并将舌根推向左侧，如果使用直型镜片，应放置到会厌后方，如果使用弯型镜片则需插入会厌谷。将镜片放置到位以后，操作者应该向前上 45° 方向上提喉镜以暴露声门（图 4-1-3）。③当看到声门后，操作者以执笔式持住导管的中、上段，从右口角进入口腔，直到导管接近喉头。然后将导管端移至喉镜片处，并通过镜片与导管壁之间的狭窄间隙监视导管的进程，准确轻巧地将导管尖端插入声门。借助管芯插管时，当导管尖端进入声门后，应先拔出管芯，然后再将导管插入气管内。导管插入气管内的深度成人为 4 ~ 5 cm，导管尖端至门齿的距离 18 ~ 22 cm。将气囊充气，使气囊压力达到鼻尖硬度。④确认导管位置：将导管连接到球囊或呼吸机，观察双侧胸廓对称起伏，肺部听诊可听到清晰的肺泡呼吸音；听诊胃部以确定导管是否进入食管；呼气时气管插管内可见明显的"白雾"样变化；进行呼气末 CO_2 监测；进行胸部 X 线片或肺部 CT 检查；进行支气管镜检查。⑤在插管过程中，注意向前上方提拉喉镜，严禁将上门齿作为支点。

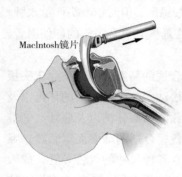

MacIntosh镜片

图 4-1-3

五、经鼻气管插管

1. 适应证：与经口气管插管相同，但经鼻气管插管更为舒适，更适用于清醒患者。

2. 禁忌证：对于出凝血异常、鼻息肉、广泛面部创伤、脑脊液漏、鼻窦炎或存在任何可能引起插管过程中引起损伤的异常结构的患者，不宜进行经鼻气管插管。

3. 经鼻气管插管操作

（1）以 1% 丁卡因作鼻腔内表面麻醉，并滴入 3% 麻黄素使鼻腔黏膜的血管收缩。

（2）选用合适管径的气管导管（一般不超过 7.5#），右手持管插入鼻腔。在插管过程中，通过边前进边侧耳听呼出气流的强弱判断位置；同时用左手调整患者头部位置，以找到呼出气流最强的位置。

（3）一旦导管到达口咽部，则应在监听呼吸的情况下将导管送过声门。如果呼吸音消失，则需要将导管稍微退回一些，直到呼吸音恢复并稍微改变进管的方向。导管通过声门时应与患者的吸气相同步，当患者无法说话时，说明导管已进入喉部，接着应给气囊注入空气，并按照之前描述的方法确定导管位置是否恰当。

（4）如果上述方法失败，则应停止经鼻气管插管而改为经口气管插管。

六、支气管镜引导下气管插管

1. 适应证

支气管镜引导气管插管是一种对困难气道进行插管非常有效的方法，特别适用于因肿瘤、创伤、内分泌疾病或先天性异常造成的上气道解剖改变的患者，有时也可用于可疑颈椎受损或颈部无法活动的创伤患者，以及严重颈椎间盘退行性变或类风湿性关节炎造成颈部活动明显受限患者。包括经鼻和经口两种方式。

2. 禁忌证

没有绝对禁忌证。对于喉头严重水肿、广泛上颌骨、下颌骨骨折并且存在通气、氧合障碍的创伤患者，需要进行环甲膜切开术。

3. 操作方法

①插管前对患者进行充分的局部麻醉。②将合适尺寸的气管导管润滑后套在支气管镜上。③应用气管镜进入声门，将气管导管经气管镜缓慢推入气道。④气囊充气，并用气管镜检查气管导管的位置后退出支气管镜。

七、气管切开置管

1. 适应证

气管切开的适应证可分为三类，即上呼吸道阻塞、气道分泌物过多、需要建立呼吸支持通路。机械通气的患者如果预计需要长时间的呼吸支持，则常采用气管切开，其是 ICU 中最常见的适应证。

2. 禁忌证

气管切开术没有绝对的禁忌证，相对禁忌证包括未纠正的凝血功能障碍、设置极高的机械通气参数（如高 PEEP）及上气道解剖异常。

3. 操作方法

（1）钳扩经皮气切操作步骤（图 4-1-4）。

①患者面朝上平卧，肩颈部下方垫物使头后仰或过伸。

②确认解剖标准和穿刺点，吸痰，当气管内有气管插管时，应将气囊位置调整到声门上方，以避免损伤气管导管；进行局部麻醉，建议选择 2～3 软骨环之间为穿刺点。

③在选定的穿刺点上切 1 个 1.5～2.0 cm 的横切口。

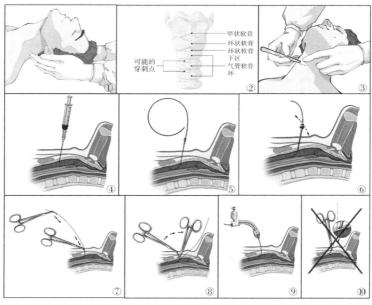

图 4-1-4　钳扩经皮气切操作步骤

④使用空针抽取 5 mL 生理盐水，接穿刺针穿入气道，回抽检查是否有气泡。

⑤送入导丝。

⑥沿导丝送入扩张器扩开组织和气管壁。

⑦将内侧开槽的扩张钳夹在导丝上，沿导丝将扩张钳滑入气管前壁，张开钳子使气管前壁前方的软组织扩张，在扩张钳打开的状态下移去扩张钳。

⑧按上一步的方法重新放入扩张钳，并穿透气管前壁。将扩张钳手柄向患者头部推移，保持扩张钳纵轴与患者身体纵轴平行，使扩张钳尖端进一步进入气管内。打开扩张钳扩张气管，在扩张钳打开的情况下移去扩张钳。

⑨沿导丝放入带内芯的气切套管，拔出内芯和导丝。

特别注意：在扩张前应该上下拉动导丝，使导丝顺直，避免导丝曲折扩张到不应该扩张的组织。

（2）牛角经皮气切操作步骤（图4-1-5）。

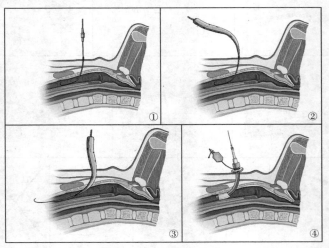

图4-1-5　牛角形经皮气切操作步骤

①第1~6步同上。

②沿导丝进入扩张保护导管（安全扩张突起靠近颈端），直到导管上的安全扩张突起插入皮肤。

③沿扩张保护导管进入牛角型扩张器，顶住扩张保护导管的突起。单步进行扩张，直至牛角型扩张器上部黑色标记到达皮肤。

④固定导丝和导管，然后小幅反复抽动几次牛角型扩张器，将气管扩张到合适的大小。

⑤移出牛角型扩张器，沿导丝导入已经插好置管器的气切套管，拔出置管器，留气切套管于原位。

八、气管食管联合导管

1.适应证

呼吸停止；心跳停止；无意识，没有咽反射；气管导管插管失败。

2. 禁忌证

咽反射存在；有意识；呼吸均匀；服用腐蚀剂的患者；已知食道疾病或食道静脉曲张；16 岁以下；身高＜ 1.50 m 或＞ 2.00 m 的患者；怀疑颈椎损伤或需要颈椎制动的患者。

3. 操作方法

①检查气管食管联合导管的两个气囊是否漏气，并润滑；②患者平卧，采用仰头提颏的方式开放气道，右手执笔式握住导管，左手拇指和食指抓住下颌上提，导管弯曲朝上插入嘴里，当上牙或牙龈位于黑色标志线之间时停止插入；③ 1 号气囊充气 100 mL，2 号气囊充气 15 mL；④确认导管位置的方式同气管插管。

第二节　床旁支气管镜在 ICU 的应用

一、适应证

RICU 床旁气管镜主要用于气管插管、气道管理、病原学检测和疾病诊断等。

二、操作流程

1. 气管插管

（1）患者去枕仰卧位，清除口腔内假牙、分泌物等异物，头部充分后抑。

（2）将气管插管充分润滑后套在支气管镜上，支气管镜先行经鼻插入气道，气管插管远端的最佳位置在气管隆突上 2 ~ 4 cm，固定气管插管。

2. 气道管理、病原学检测和疾病诊断

经鼻、口、气管插管或气管切开套管进镜，无人工气道且呼吸衰竭较重患者可在持续无创通气情况下操作。以 2% 利多卡因经气管镜工作孔注入，喷洒声门，充分麻醉声门后，进入气管，按照气管镜检查常规，以 2% 利多卡因于气管、支气管、段支气管喷洒行表面麻醉，充分吸除管腔内分泌物及痰栓，收集标本送检病原学等检查。

三、注意事项

1. 术前

常规禁食水 4 ~ 6 h；人工气道患者如无禁忌证可予短效镇静剂，如丙泊酚、右美托咪定。

2. 术中

术中严密监测生命体征，出血较多可给予 1 : 10 000 肾上腺素盐水和（或）10 U/mL 凝血酶局部止血，大咯血时需保持头低位并出血侧卧位，快速吸引，清除血凝块，镜下见出血停止后方可退镜。

3. 术后

术后 2 h 内禁食水，避免误吸。

第三节　ICU 肺泡灌洗液的采集

一、概述

经支气管镜肺泡灌洗液操作是 ICU 中疾病诊断和治疗的常用操作技术，规范化的操作获得信息对临床诊疗具有重要指导意义；不规范的操作可能带来医疗资源浪费，甚至误导临床诊疗，导致严重后果。

二、物品准备

1. 常规物品

无菌隔离衣、无菌手套、无菌治疗巾；石蜡油、灭菌注射用水 500 mL、酶洗液；注射用盐酸丁卡因 50 mg、2% 盐酸利多卡因或 2% 盐酸利多卡因凝胶、雾化器、麻醉喷壶、常用镇静药物（如右美托咪定、丙泊酚等）；负压吸引器、一次性无菌集痰器等。

2. 抢救物品

监护室急救物品车（配备常规抢救用药物器械等）。

三、适应证

1. 危重症患者支气管或肺疾病的诊断及鉴别诊断；

2. 明确重症肺炎的病原学；

3. 明确支气管或肺部疾病的病因、发病机制等需要获取标本者；

4. 下呼吸道疾病的内镜治疗（气道阻塞，黏痰或痰栓的清除等）。

四、禁忌证

危重患者接受支气管镜下肺泡灌洗无绝对禁忌证。相对禁忌证如下：

1. 严重的低氧血症：鼻导管吸氧、面罩吸氧、经鼻高流量氧疗及无创呼吸机的患者吸氧浓度（FiO_2）为 0.9 ~ 1.0 不能维持脉搏氧饱和度 > 90%；经气管插管机械通气患者呼气末正压 > 15 cm H_2O；气道峰压 > 35 cm H_2O 或 PaO_2/FiO_2 < 80 mmHg，气管插管内径过小（< 7 mm）。

2. 心血管病急重症：4 周内急性冠脉综合征、恶性心律失常、急性心力衰竭、血液动力学不稳定［尽管应用血管活性药物仍表现为平均动脉压 < 55 mmHg，和（或）去甲肾上腺素 > 0.15 μg/（kg·min）或多巴酚丁胺 > 5 μg/（kg·min）］。以上情况原则上应推迟支气管镜操作。

3. 凝血功能紊乱：血小板计数 < 20 × 10^9/L 或国际标准化

比值（INR）＞ 3，凝血酶原时间（PT）或活化部分凝血活酶时间（APTT）＞ 1.5 倍正常值。以上情况建议输注血小板或血浆后行支气管镜操作。

4. 颅内高压＞ 20 mmHg、癫痫、颈椎不稳、气道痉挛、上腔静脉阻塞综合征、主动脉瘤等，应选择深度镇静或全身麻醉下操作。

5. 近期大咯血者若未行支气管动脉栓塞，有再次大咯血风险者。

五、麻醉前预处理

1. 无人工气道

口鼻腔护理，推荐使用 0.12% 洗必泰（或无菌生理盐水）；

2. 有人工气道

①检查气囊，维持囊压在 25~30 cmH$_2$O；②吸痰管先清除气管导管内分泌物，再清除口鼻腔分泌物；③口鼻腔护理，推荐使用 0.12% 洗必泰。

六、镇静、麻醉

1. 雾化

将 2% 的盐酸利多卡因 5 mL 加入雾化面罩中雾化。

2. 局部麻醉

首选盐酸利多卡因和盐酸丁卡因，ICU 中常用喷雾联合经鼻滴注法。

3. 镇静

无人工气道患者应用镇静药物需进行评估。镇静药物推荐短效类镇静剂（如右美托咪定，丙泊酚等），不适感强烈者可以联合应用阿片类药物（如舒芬太尼、瑞芬太尼等）。

七、支气管镜进入方式

1. 经鼻

润滑液擦拭支气管镜插入部分（利多卡因凝胶或石蜡油），进入鼻腔后避免负压吸引；当镜前端至声门时给予注入 2% 盐酸利多卡因 1 ~ 2 mL 局部表面麻醉。当支气管镜前端至隆突上时，给予 2% 盐酸利多卡因 1 ~ 2 mL 气道局部麻醉；到达目标肺段后，注入 2% 盐酸利多卡因 1 ~ 2 mL 局部麻醉后，对目标肺段进行灌洗。

2. 经口

经口操作前带咬嘴或牙垫（有义齿应取出），避免损坏支气管镜。

3. 无创正压通气下经鼻、口

通气模式根据临床情况选择，可选间歇正压通气 / 双水平正压通气 / 持续气道正压通气，吸氧浓度（FiO_2）0.5 ~ 1.0，调整呼吸机参数，使 SpO_2 维持在 90% 以上。进入后操作同前。

4. 气管插管

呼吸机设为控制模式（优先选择容量控制通气模式），FiO_2 设定为 1.0，慢呼吸频率（10 ~ 12 次 /min）。对于非重度 ARDS 或氧合较好者，将 PEEP 设置为 0 cmH_2O；对于重度 ARDS，肺泡萎陷风险高者，PEEP 设置为原有水平 50% 左右，以维持有效目标氧合。

八、灌洗操作

1. 部位选择

通过胸部影像学检查确定病变部位，选择病变最显著部位或进展最迅速部位进行灌洗。

（1）局限性病变

选择病变部位，新出现或逐渐进展的浸润性病灶。

（2）弥漫性病变

选择非下垂部位，推荐最佳部位为右肺中叶或左肺上叶舌段，BALF 可获得最佳回收率。

2. 灌洗液选择

支气管镜顶端嵌顿于目标肺段或亚段支气管开口位置进行肺泡灌洗，常用的灌洗液选择 0.9% 无菌氯化钠注射液，操作前加热至 37℃（也可使用室温无菌 0.9% 氯化钠注射液），用注射器经支气管镜操作孔分次快速注入，每次注入 20 ~ 50 mL，常规灌洗 3 ~ 5 次，总量控制在 60 ~ 120 mL。

3. 负压吸引

负压管连接回收容器，进入灌洗部位前避免负压吸引。生理盐水注入目标肺段后，立即给予适当负压 25 ~ 100 mmHg（1 mmHg=0.133 kPa）吸引回收 BALF；可采用"点吸"法吸引，减少支气管管腔塌陷，增加回收量。总回收率应＞ 30%，灌洗时间控制在 5 min 以内为宜。

4. BALF 收集

为避免灌洗液细胞黏附造成损失，建议选用有机硅涂层玻璃或聚丙烯容器收集。第 1 管 BALF 可能混有非病变处病原菌，影响检测结果，建议第 1 管 BALF 单独处理作为临床参考依据；第 2 管送检病原微生物检验；第 3 管送检细胞计数及分类；其余根据临床需要进行送检。

九、注意事项

1. 对于初次检查或病情稳定者，先对各主要叶段支气管进行快速检查，再进入目标肺段进行灌洗操作；而病变位置明确或病情危重者，直接进入目标肺段进行灌洗。尽量减少在未到达目标肺段前进行吸引，避免非病变部位的气道分泌物造成污染。

2. 支气管镜进入目标肺段灌洗时嵌顿要适度，若嵌顿不佳，可造成灌洗液外溢至其他部位，BALF 回收量减少；若嵌顿过度，可造成气道黏膜损伤及负压回收时气管塌陷不能顺利回收，影响回收率。

3. 为避免口咽部和气管支气管非病变处病原菌对 BALF 的污染，有条件可行保护性肺泡灌洗。保护性肺泡灌洗操作：当支气管镜送达目标支气管段开口后，经操作孔道插入专用保护性带气囊双管腔导管，导管前端予可溶性管塞封堵（常用聚乙二醇，防污效果好，且易被肺部吸收），伸入目标亚段，向气囊管腔注入 1.5 ~ 2.0 mL 的气体使其充盈，封堵目标段或亚段支气管管腔，实现最佳闭塞，再经保护性远端导管推注少量生理盐水，冲掉导管头部的可溶性管塞，用 20 mL 注射器每次注入 37℃生理盐水 10 ~ 20 mL 进行保护性支气管肺泡灌洗，用注射器手工回收 BALF。

4. 操作过程严密监测患者生命体征、SpO_2、呼吸机参数指标；动作轻柔，充分麻醉，避免剧烈咳嗽或负压过大损伤支气管引起黏膜出血，导致 BALF 红细胞过多，对检测结果产生影响。负压吸引保持在 100 mmHg 以下，并避免出现明显的气道塌陷。

第四节　床旁快速病原学检测

一、概述

快速现场评估技术（rapid on-site evaluation，ROSE）是在气管镜检查过程中对获取标本进行现场涂片、快速染色和显微镜下阅读，从而协助疾病诊断的方法。M-ROSE（microbiology-ROSE）则是以微生物诊断为主的快速诊断工作，通过分析细胞类型和微生物形态，判断获取标本是否合格、肺内病变是否为感染性病变及可能的致病原类型，并决定是否送检核酸诊断（操作区域见图 4-4-1）。该方法能够在 1 h 内给出初步诊断结果。

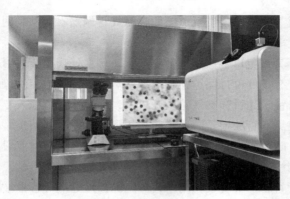

图 4-4-1　M-ROSE 操作区域

二、操作步骤

1. 取材

（1）清理上呼吸道方式：吸痰管吸痰，纱布盐水擦拭或清水漱口。

（2）麻醉：2% 利多卡因 5 ~ 10 mL 雾化吸入，麻醉效果欠佳者可于主气道加 3 mL 利多卡因；2% 利多卡因 5 ~ 10 mg 对患者的鼻、咽喉以及舌根喷雾。朝着患者的声门方向，使用压舌板对舌根进行喷雾 3 次。

（3）麻醉结束 10 min 后行气管镜操作。

（4）术者戴无菌手套，助手协助打开气管镜车盖，术者取镜子过程中避免镜子或术者手接触其他部位。

（5）气管镜经过声门前，避免吸取上呼吸道分泌物；若误吸上呼吸道标本，取出镜子，灭菌注射用水冲洗镜腔后，再次进入。

（6）留取标本后，气管镜检查病灶以外的叶段支气管状况。

2. 不同标本留取

（1）气道分泌物

气管镜抵达病灶处，接无菌留痰器，吸取气道分泌物。

（2）肺泡灌洗液

参考第四章第三节。

（3）毛刷刷检

电子支气管镜在直视下抵达标本采集部位后，将保护性毛刷经气管镜吸引腔插入并超越镜口前端 1 ~ 2 cm，顶出末端保护鞘后，将毛刷伸出鞘管 1 ~ 2 cm，用毛刷反复刷取标本后，依次退回毛刷、鞘管，拔出外套管。将刷检物直接涂于无菌载玻片制片观察，然后剪下刷头，置入 1 mL 无菌生理盐水中立即送检。

3. 标本的制片

呼吸监护室中获取气道标本类型主要包括气道分泌物、肺泡灌洗液、组织活检和毛刷刷检物等。涂片的基本要求是厚薄适宜，分布均匀。

（1）气道分泌物采集完成后，采用微量移液器定量采集选取典型标本（脓性、血性、干酪样成分）做涂片，标本量约 20 μl，均匀涂抹于玻片上，面积约 1 cm×1 cm，自然晾干后染色。

（2）灌洗液标本中细胞及微生物含量少，如需观察细胞、细菌形态及含量可应用离心机进行 1600 g 离心 10 min 后弃上清，留取 0.3 mLBALF，用移液枪混匀。选取 20 μl 滴注在载玻片的中央，以画圈的方式涂出面积大小约 1 cm^2 的标本涂片 2 张。标本涂完后宜放置于室温，自然干燥；涂片应在生物安全柜内操作；涂抹要厚薄适宜，且分布均匀。

（3）组织标本比较致密，玻片黏附性强，获取标本后在基本不损失组织标本的前提下，在专用玻片自内向外涂抹出直径约 1 cm 的圆形。

（4）将毛刷前段直接于玻片上均匀涂抹，面积约 1cm×1 cm，或将毛刷浸泡于 3 mL PBS 或生理盐水溶液涮掉刷检物后，将浸泡液离心取沉渣涂片，自然晾干后染色。

4. 染色

（1）迪夫染色（Diff-Quik 染色）：其是在 Wright 染色基础上改良后的一种快速染色方法，是细胞学和病原学检验的快速有效方法。操作前，分别将迪夫 A 溶液、迪夫 B 溶液、磷酸盐缓冲液（PBS）和清水适量倒于带盖玻璃染缸中（迪夫染液见图 4-4-2）。

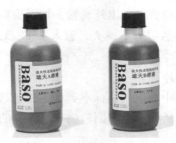

图 4-4-2 迪夫染色染液

①片基浸泡于迪夫 A 溶液（10 ~ 30 s）；

②PBS 染缸中洗掉迪夫 A 溶液，甩干缓冲液；

③片基浸泡于迪夫 B 溶液（10 ~ 30 s）；

④清水染缸中水洗，以吸水纸吸干、擦干玻片残留液体，完成染色。

迪夫 A 溶液、迪夫 B 溶液、PBS 均可挥发，用后应密封保存。

（2）革兰染色：其是细菌学中很重要的鉴别染色法，通过此法染色，可将细菌鉴别为革兰阳性菌和革兰阴性菌两大类（革兰染液见图 4-4-3）。革兰染色步骤一般包括结晶紫初染、碘液媒染、酒精脱色、蕃红复染四个步骤：

①初染：草酸铵结晶紫染色液，1 min 左右。水洗，倾去染液，用自来水的细水流由载片上端流下无色为止；

②媒染：革兰碘液染 1 min，水洗；

③脱水：酒精脱色 30 s，水洗；

④复染：蕃红复红染 30 s，水洗。

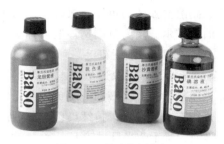

图 4-4-3　革兰染色染液

待标本片完全干燥后显微镜下观察。

（3）六胺银染色：若怀疑 PCP 感染，肺泡灌洗液标本制片后可加做六胺银染色，具体步骤如下：

①切片入氧化剂氧化 20 min，流水冲洗。

②入漂白液处理 1 min，以除去氧化剂。

③流水冲洗 5 min，蒸馏水浸洗 2 次，每次 30 ~ 60 s。

④切片放入配制好的预热至 60℃的六胺银工作液中，加盖 60℃恒温染色 20 ~ 60 min，切片呈淡黄色即取出，经水洗后显微镜观察是否有菌体出现。如有淡棕色菌体出现，应每隔 5 ~ 10 min 观察一次，以控制菌体着色深浅，直至显色理想。

⑤入蒸馏水中清洗。

⑥用氯化金溶液调色 1 ~ 2 min。蒸馏水洗 1 ~ 2 min。

⑦置于海波溶液 2 min，流水冲洗 5 min。

⑧滴加橙黄 G 一小滴复染 1 s 即用水冲洗。染色时间不能过长，否则将影响最终效果。

⑨流水冲洗 20 ~ 60 s。

（4）鞭毛染色：①滴加鞭毛染色液 A 液，染 3 ~ 5 min。用蒸馏水充分洗净 A 液，使背景清洁；②将残水沥干或用 B 液冲去残水；③滴加 B 液，在微火上加热使微冒蒸汽，并随时补充染料以免干涸，染 30 ~ 60 S；④待冷却后，用蒸馏水轻轻冲洗干净，自然干燥或滤纸吸干。

霍乱弧菌、副溶血弧菌为单端单根鞭毛，铜绿假单胞菌为单端双鞭毛，伯克霍尔德菌为单端丛鞭毛，有动力的肠杆菌科细菌为周鞭毛，多数球菌一般无鞭毛。

（5）真菌荧光特染：①取适量样本放置在载玻片上。石蜡切片标本需先脱蜡处理；②滴加一滴免疫荧光显色试剂，保证试剂与样品进行充分的混合，持续染色数分钟；③盖上盖玻片，吸去多余染液，置于荧光显微镜下观察。

5. 显微镜下阅片

阅片建议有微生物和细胞病理学基础的临床医师阅读，也可采用人工智能自动操作系统自动阅片（图4-4-4）。

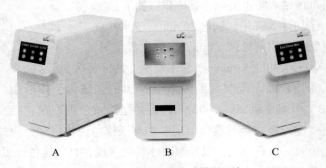

A   B   C

图4-4-4　M-ROSE 自动操作系统

注：A.自动制片机；B.自动扫描仪；C.自动染色机。

（1）低倍镜下观察标本合格程度

①避免上呼吸道污染（鳞状细胞＜1%）；②避免混入血液（红细胞＜10%）；③避免灌洗支气管（纤毛柱状上皮＜20%）。

（2）判断大概的病原菌类型（附图5-2）

①念珠菌：菌体呈圆形或卵圆型，大小2～4 μm，孢子可伸长成芽管，不与母细胞脱离而形成假菌丝。假菌丝成香肠状，细胞之间连接处缢缩，菌丝易断裂。

②隐球菌：组织液中呈较大球形，直径可达5～20 μm，

菌体周围有肥厚的荚膜,折光性强,一般染料不易着色难以发现,用墨汁染色法染色后镜检,可见到透明荚膜包裹着菌体,菌体常有出芽,但不生成假菌丝。荚膜是隐球菌鉴别要点,即使不做墨汁染色,涂片中在酵母样菌体周围有肥厚的荚膜未染色,也首先考虑隐球菌。

③曲霉:曲霉菌丝有隔膜,直径 3 ~ 6 μm 分枝成锐角 45°,菌丝两侧平行,有分隔。菌丝是诊断曲霉的要点,尤其是和毛霉鉴别的重要依据。

④毛霉:宽菌丝(直径 5 ~ 25 μm),菌丝壁两侧不平行;菌丝几乎无分隔,薄壁且缺乏规则的分隔,降低了宽菌丝内部的支撑,而使其呈现特征性的扭曲、塌陷或折叠成带状;分枝间隔不规则,非双叉分枝,与母体菌丝可呈各种角度分枝,通常为直角。毛霉和曲霉为临床常见的真菌感染,形态相近,抗生素策略不同,鉴别诊断有重要意义。

⑤金黄色葡萄球菌:革兰染色阳性,呈圆球形,直径 0.5 ~ 1.0 μm,不规则成堆排列,形似葡萄串,多数菌株无荚膜,无鞭毛和芽孢,是社区获得性肺炎常见致病菌,也是皮肤及软组织化脓性感染的常见病原菌。

⑥肺炎链球菌:革兰染色阳性,直径 0.50 ~ 1.25 μm,菌体成矛尖状,多成双排列,宽端相对,尖端相背,有较厚荚膜,无鞭毛,无芽孢,为社区获得性肺炎常见致病菌。

⑦肺炎克雷伯菌:革兰染色阴性粗短杆菌,菌体呈卵圆型或球杆状,有明显荚膜,单独、成双或短链状排列,无鞭毛,无芽孢,为医院获得性肺炎、泌尿系感染、血流感染的常见致病菌。

⑧鲍曼不动杆菌:革兰染色阴性,球杆菌,大小为 1.5 ~ 2.5 μm 球杆菌,呈卵圆型或球型,常成对排列,部分菌株有荚膜,无芽孢,无鞭毛,为机会致病菌,是最重要的院内多重耐药菌之一。

⑨铜绿假单胞菌:革兰阴性细长杆菌,大小为 1.5 ~

3.0 μm，无芽孢，无荚膜，为医院获得性肺炎常见致病菌。对于有基础肺疾病的患者，如支气管扩张、慢性支气管炎、慢性阻塞性肺疾病、哮喘等易合并该菌感染。

（3）细菌半定量计数（见附图 5-3）

①经气管镜获取气道分泌物标本；②采用微量采样器采取 50 μl 标本；③于玻片上均匀涂抹约 1 cm² 面积；④染色后于 100 倍物镜下阅读；⑤多个（10 个以上）高倍视野平均可见 500 个细菌为特大量，100 ~ 500 个为大量，10 ~ 100 个为中量，1 ~ 10 个为少量。

第五节　中心静脉置管

一、经传统方式置入的中心静脉导管（Central Venous Catheter，CVC）

1. 适应证

（1）低血容量和休克的液体治疗；

（2）输注某些不能经外周静脉注射的药物以及为外周静脉条件差的患者建立静脉通路；

（3）CRRT、血浆置换、ECMO 等的管路留置；

（4）监测中心静脉压；

（5）其他：包括安装经皮起搏电极，抽出心房内气体栓子等。

2. 禁忌证

（1）穿刺部位局部感染或血栓形成；

（2）颈内静脉穿刺的相对禁忌证为接受抗凝治疗、曾行同侧颈动脉内膜剥脱术的患者。

3. 穿刺准备

（1）与患者及家属沟通病情，签署知情同意书；

（2）完善血小板计数、凝血功能、血常规、生化、感染指标检查；

（3）根据具体情况选择穿刺位点；

（4）物品准备：口罩、手术帽、无菌手套、隔离衣、碘伏、无菌敷料、持针器、带针丝线、2%利多卡因、生理盐水、中心静脉导管套装（图 4-5-1）。

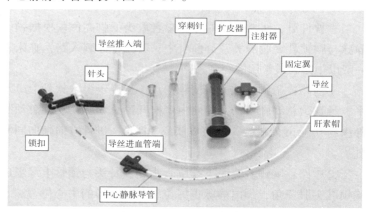

图 4-5-1　中心静脉导管套装

4. 穿刺位点

任何可以进入中心静脉的位点均可。常见穿刺位点为颈内静脉、锁骨下静脉、股静脉（表 4-5-1）。还可以使用颈外静脉、腋静脉、头静脉、贵要静脉。

表 4-5-1　常用置管位点的比较

部位	优点	缺点
锁骨下静脉	感染风险低	出血风险高
	受活动及体位改变影响小，保留时间相对较长	气胸风险高 难以使用超声引导
颈内静脉	可触及/使用超声引导 感染、出血风险均适中	受活动及体位改变影响较大，不易长期保留

部位	优点	缺点
股静脉	出血风险低	感染及栓塞风险高
	穿刺相对容易	受活动及体位改变影响较大，不易长期保留
		导管流量易受体位改变影响

（1）颈内静脉

去枕仰卧，头略偏向对侧，患者取头低脚高位。根据颈内静脉与胸锁乳突肌的关系分前、中、后三种穿刺入路，临床上一般以中路为最常用的穿刺入路。

①前路：于胸锁乳突肌前缘中点（相当于甲状软骨上缘水平）触及颈总动脉搏动，并向内侧推开颈总动脉，在颈总动脉外缘约 0.5 cm 处进针，针与皮肤成 30° 角，进针方向指向同侧乳头。

②中路：胸锁乳突肌下端胸骨头和锁骨头与锁骨上缘组成胸锁乳突肌三角，颈内静脉正好位于此三角形的中心位置。在三角形的顶端处约离锁骨上缘 2 ~ 3 横指（3 ~ 5 cm）作为进针点，进针时针与皮肤成 30° 角，进针方向指向同侧脚跟。

③后路：在胸锁乳突肌的外缘中、下 1/3 的交点或在锁骨上缘 3 ~ 5 cm 处作为进针点。在此处颈内静脉位于胸锁乳突肌的下面略偏外侧，穿刺时头部尽量转向对侧，在胸锁乳突肌的深部进针、针体保持水平，进针方向指向胸骨上窝。

（2）锁骨下静脉

患者轻度头低位，双臂内收，头偏向穿刺点对侧，同侧肩胛下可放一小枕；在锁骨中点下方 2 ~ 3 cm 处穿刺，穿刺过程中尽量保持穿刺针与胸壁平行，进针方向指向胸骨上凹。

（3）股静脉

患者仰卧位，穿刺侧下肢轻度外旋外展。在腹股沟韧带下方中点、触及股动脉搏动，于动脉搏动处内侧 0.5 ~ 1.0 cm 进针，与皮肤呈 30°～45°、进针方向指向脐。

5. 置管方法

（1）导丝引导法

以颈内静脉中路为例。

①首先确定胸锁乳突肌下端胸骨头和锁骨头与锁骨上缘组成胸锁乳突肌三角，从颈动脉搏动的外侧开始，插入穿刺针，与皮肤呈 30° 角。

②边进针边轻轻抽吸保持负压，需要注意的是，进入后不要在深部组织中调整方向，否则即使顺利进入导丝，置入导管也比较困难。同时其取决于患者的肥胖程度，静脉通常在皮下约 1.0～1.5 cm 处。

③回抽有暗红色的血液后，轻轻抽吸几次测试其通畅情况；断开注射器，小心握住针头；缓慢送入导丝，撤出穿刺针；使用扩皮器扩张皮下组织，沿导丝置入导管。

④撤出导丝，此时助手一定要固定导管，避免导管随导丝脱出血管。

⑤确认回血通畅，使用肝素封管液封管；用针线固定，术后局部覆盖无菌纱布。

（2）超声引导下穿刺置管

超声图像上的静脉和动脉均表现为环状或条状黑影。用探头轻压皮肤时，被挤压得更明显的是静脉，而穿刺针在超声下表现为高回声（图 4-5-2）。在超声引导下穿刺针突破静脉后，按照常规方式继续置管。

6. 置管深度

颈内静脉及锁骨下静脉置管的理想导管尖端位置在上腔静脉近右心房处，一般成人置管深度为 12～15 cm。

7. 并发症

感染、空气或血栓栓塞、心律失常、血肿、气胸、血胸、胸腔积液、乳糜胸、心脏穿孔、心包填塞、静脉周围神经或动脉损伤及血栓形成。

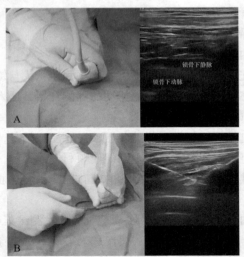

图 4-5-2　超声引导下锁骨下静脉穿刺置管

注：A.超声定位：锁骨下动脉搏动较强，位置较深；锁骨下静脉位置较浅，且随着呼吸周期舒张和收缩，也更易被超声探头挤压；B.穿刺针在超声下表现为高回声。

二、经外周静脉置入的中心静脉导管（peripherally inserted central catheter，picc）

1.适应证

①危重患者，避免在抢救时无法成功穿刺，且药物直接输入中心静脉，提高抢救成功率；②需要输注高渗或高浓度药液（如甘露醇、脂肪乳、氨基酸等）、细胞毒性药物、刺激性药物（如化疗药物）的患者；③缺乏外周静脉通路及需要长期静脉输液（连续输液 7 d 以上）、反复输血或血制品或反复采血的患者；④营养不良、烧伤等各种因素造成的局部皮肤不宜进行穿刺者。

2. 禁忌证

（1）绝对禁忌证

①有未缓解的深静脉血栓史或有置入上腔静脉滤器病史患者、血管移植（如动静脉瘘）的患者、近期患侧乳腺切除术后上臂肿胀、乳腺癌根治术及淋巴结清扫患者、近侧安装起搏器患者、患有上腔静脉压迫综合征的患者；②预置管部位血管条件差、有骨折史及血管梗阻、血管畸形等。

（2）相对禁忌证

①需要保留静脉的终末期肾病患者；②上肢水肿、活动受限患者，有严重的出血及全身感染患者（如败血症、菌血症），预置管部位皮肤如有感染、烧伤或放疗辐射损伤患者。

3. 穿刺准备

（1）物品准备

血管超声机、治疗车、治疗台、PICC 导管、微插管鞘、输液接头、一次性使用灭菌橡胶外科手套、PICC 置管包、10 cm×15 cm 透明敷料、一次性胶布、一次性垫巾、碘酊、75% 乙醇、注射器（20 mL、10 mL、1 mL）、生理盐水、卷尺、防水垫巾、弹力绷带、耦合剂、盐酸利多卡因注射液、无菌纱球、锐器盒、快速手消液、记号笔、无菌手术衣。

（2）穿刺部位选择

上肢贵要静脉、肘正中静脉、肱静脉、头静脉，首选右上肢贵要静脉。

4. 操作流程

（1）术前准备：全面评估患者病情、用药情况及相关检查结果，签署知情同意书，备齐用物；

（2）摆体位，术肢外展与躯体呈 45°～90°（图 4-5-3）；

（3）超声评估血管，选择合适置管静脉；

（4）预置管长度体外测量：

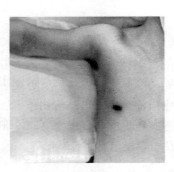

图 4-5-3

①测量肘横纹上 10 cm 处的臂围，测量体表皮肤预穿刺点沿静脉走向至右侧胸锁关节再向下反折至第 3 肋间的长度为导管的预置入长度（图 4-5-4）；②结合身高法：用卷尺从穿刺点沿着静脉走向横过肩膀至胸骨上切迹右缘（位于胸骨柄上端），根据患者身高增加 4 ~ 6 cm；

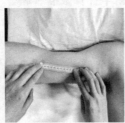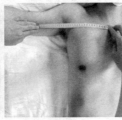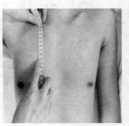

图 4-5-4

（5）消毒铺巾：置管侧手臂整臂消毒，穿刺肢体下铺无菌治疗巾，建立最大无菌屏障；

（6）穿刺：超声引导下穿刺成功，超声判断导管是否进入颈内静脉，或使用心电定位导管尖端位置；

（7）X 线确定导管尖端位置（图 4-5-5）

①在置管过程中应缓慢送管，遇到阻力不可强行送管；②当导管送入 10 cm 时，嘱患者将头转向穿刺侧，贴近肩部，防止导管误入颈内静脉；不能配合者按压颈内静脉处；③当 X 线

确定导管反折，误入颈内静脉，应缓慢退管，重新置入；④如已撤出导丝，送管困难可以边注射生理盐水边缓慢送管。

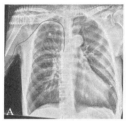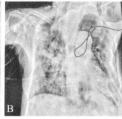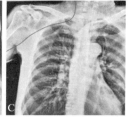

图 4-5-5

注：A.正常；B.反折；C.误入颈内静脉。

（8）导管固定。

5. 并发症及原因

（1）导管堵塞

患者血管条件差、血液高凝状态、输液浓度较高、导管受压迫发生移位、输注不同药物之间出现配伍禁忌、药物在导管内结晶、沉淀、封管方式不当等因素。

（2）导管脱落

导管固定不当、患者躁动、动作幅度过大。

（3）感染

患者免疫力低下，护士无菌操作不当、敷料更换频繁或更换敷料时间间隔长。

（4）血栓

患者高龄、卧床、活动量不足等。

（5）静脉炎

反复穿刺、血管内皮受损、输注高渗溶液或刺激性较大药液、紧急情况下置入血管通路装置、无菌操作不严格等。

第六节　胸腔穿刺引流术

一、概述

胸腔穿刺引流术是指用穿刺针穿刺胸膜腔，从而引出胸膜腔内积液的操作。

二、适应证

1. 血胸

血胸患者进行胸腔穿刺引流可以促进血液清除，并有助于判定出血量以及是否需要外科干预。

2. 脓胸

脓胸患者进行胸腔穿刺引流可以降低体温，降低白细胞，改善临床症状，最终解决感染源引流问题。部分脓胸患者需要放置多根引流管。

3. 乳糜胸

乳糜胸治疗包括置管引流，积极维持容量和营养支持，经过静脉高营养和禁食（通过胸导管限制流量），大约50%的患者将不必手术而治愈。

4. 胸腔积液

胸腔积液的处理常需进行胸腔穿刺术，以明确积液性质。漏出性胸腔积液的治疗旨在控制病因，胸腔引流术可能在改善通气和呼吸系统顺应性方面有帮助；而渗出性胸腔积液通常需要置管引流。

三、禁忌证

病情危重、有严重出血倾向、大咯血、穿刺部位有炎症病灶、对麻醉药过敏、不能配合者。

四、操作方法

目前，胸腔穿刺置管术多采用超声定位或在超声引导下进行。

1. 物品准备

穿刺针 18 G ~ 14 G，长度 10 ~ 20 cm；0.035 in 前端柔软 J 形导丝；一次性中心静脉导管或猪尾导管，7F ~ 16F；引导穿刺的超声探头或采用消毒探头隔离套；无菌单和无菌洞巾；1% 含肾上腺素的利多卡因；消毒溶液；无菌棉球；5 mL 及 10 mL 注射器。

2. 操作过程

（1）患者取坐位，不能采取坐姿的外伤或重症患者可采用半卧位或侧卧位。

（2）超声观察内容：①对于游离性胸腔积液，先观察前、后、侧肋膈窦内有无液性暗区，液性暗区的上下径是判断液体量的最佳标准。对于包裹性积液，应观察积液的位置、数目、范围、积液内部回声及有无分隔等。②观察拟穿刺点及设计针道上心脏和肺脏运动情况。③胸膜有无增厚及粘连。④胸膜腔内有无占位性病变。

（3）依据穿刺距离最近、液体厚度最大和避开肺组织及膈肌的原则，选取诊断性穿刺和置管的部位并在体表标记。

（4）常规消毒、铺巾和局部麻醉。

（5）呼吸控制：保持呼吸平静，应在呼气末期停止吸气时进针，以减少穿刺针对肺脏、膈肌及膈下脏器的损伤。

（6）心电图和血压监控：观察有无突发性心率变化；观察有无血压突然下降或升高。

（7）进针角度和方向控制：①多数情况下采用垂直胸壁进针，部分患者为了避开肺脏、大血管或膈肌而采用全程超声监视下斜行进针。②避开肺组织的遮挡。③以下一肋骨的上缘为穿刺点，在超声引导下缓慢进针，边进针边回抽，直至突破感或落空感出现和液体抽出。

（8）进针深度判断：依据超声测量预估和实时超声图像，显示针尖位置，掌控进针深度。

（9）超声引导下将穿刺针刺入胸腔积液、拔出针芯、抽出少量积液、插入导丝、拔出针鞘、用扩张导管扩张针道、顺导丝插入引流管、接引流瓶或引流袋并计量、固定引流管。

（10）引流液送检，穿刺点无菌敷料覆盖。

五、并发症及处理

1. 胸膜反应

（1）通常与疼痛、情绪紧张、胸膜刺激、血管迷走神经反射等有关，常发生在操作过程中或操作结束后 5 min 内。

（2）症状包括头晕、冷汗、面色苍白、心率增快等，通常症状轻微，给予止痛及静卧后可缓解。

（3）处理措施：严重者可能发生胸膜休克，需立即终止操作，予以吸氧，地塞米松、肾上腺素皮下注射等，症状多可缓解。充分局部麻醉能够减少局部反应。必要时操作前予以静脉注射阿托品，可以防止抽液时的血管迷走神经性晕厥。

2. 复张性肺水肿

继发于各种原因所致的萎陷性肺迅速复张时或复张后所产生的急性肺水肿多见于气胸或胸腔积液患者大量排气、排液后，是一种非常少见的非心原性肺水肿，特点是急性间质性肺水肿。其发生的常见原因是从胸腔内大量快速抽液抽气，少数可发生于支气管阻塞得以解除及开胸手术后肺复张，确切机制不清。

3. 预防感染

一切操作均应严格遵循无菌操作，换瓶拔出接管时要用消毒纱布包好，保持引流管、接管及引流瓶清洁，定时用无菌蒸馏水冲洗；水封瓶应位于胸部以下，不可倒转，维持引流系统密闭，接头牢固固定，以预防胸腔内感染。

4. 皮下气肿

通常情况下，对于皮下气肿无需特殊治疗，但应及时控制气体的来源，包括气胸的引流，手术治疗气管、支气管、肺或食管的损伤等。如果及时去除了这些引起气肿的原因，一般皮下气肿往往可以在几天之内自行吸收。

第七节　肺动脉导管置管术

一、概述

肺动脉漂浮导管也被称为 Swan-Ganz 导管（图 4-7-1），是 1970 年由 Swan 和 Ganz 首先研制成的顶端带有气囊的导管。随着医学技术的发展，Swan-Ganz 导管被应用于血流动力学监测，甚至定为金标准。

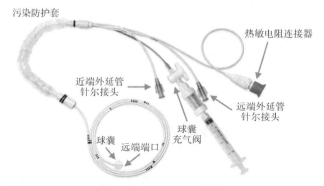

污染防护套

近端外延管
针尔接头

热敏电阻连接器

远端外延管
针尔接头

球囊

远端端口

球囊
充气阀

图 4-7-1　Swan-Ganz 导管

将 Swan-Ganz 导管经静脉插入上腔静脉或下腔静腔，通过右心房、右心室、肺动脉主干、左或右肺动脉分支，直到肺小动脉。通过此导管可以测定中心静脉压（CVP）、右房压（RAP）、右室压（RVP）、肺动脉收缩压（PASP）、肺动脉舒张压（PADP）、肺动脉平均压（PAP）及肺小动脉楔压［PAWP，又称肺毛细血管楔压（PCWP）]。此外，通过漂浮导管施行温度稀释法（thermodilution）测量心排血量（cardiacoutput，CO），计算心指数（CI）、每搏量（SV）、每搏指数（SI），还可计算出肺循环血管阻力（PVR）和体循环血管阻力（SVR），能够为临床医生提供动态、精确可靠的血流动力学数据及心功能状态，指导临床用药。

二、插管前准备

1. 向患者或家属充分解释相关问题。

2. 患者应适当镇痛镇静。

3. 准备急救设备及药品，如除颤器、利多卡因、多巴胺、肾上腺素等。

4. 检查插管所需的器械是否齐全、配套。（深静脉穿刺包、一次性鞘管套装、一次性肺动脉导管套装）

5. 预先用肝素生理盐水冲洗导管并排除导管内空气，检查气囊有无漏气，并分别封闭导管的各个接口。

6. 如果插管将在压力波形引导下进行，则应当将压力传感器与导管的远端接口相连接，并检查压力监测仪上的压力曲线是否显示良好。（图 4-7-2）

三、插管途径的选择

插入 Swan-Ganz 导管途径的选择应注意到达右心房的距离（因为身体体重所限，选择上腔静脉通路者，可体表测量穿刺点至第三胸肋关节的距离进行估算；选择下腔静脉通路者，可体表测量穿刺点至剑突下的距离进行估算）、导管是否容易通过、是否容易调整导管位置、操作者的熟练程度、患者的耐受程度、体表固定是否容易以及局部受污染的可能性。常用的插管部位有以下几种，即颈内静脉、锁骨下静脉、颈外静脉、贵要静脉、股静脉等。

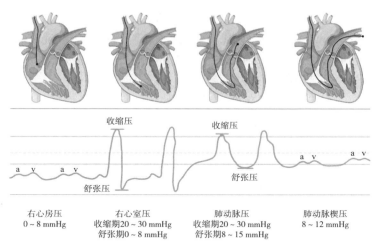

右心房压 0 ~ 8 mmHg	右心室压 收缩期20 ~ 30 mmHg 舒张期0 ~ 8 mmHg	肺动脉压 收缩期20 ~ 30 mmHg 舒张期8 ~ 15 mmHg	肺动脉楔压 8 ~ 12 mmHg

图 4-7-2 漂浮导管在不同部分的压力波形示意图及正常值

四、导管的插入步骤

1.需要接受血流动力学监测的患者往往都是危重患者，不宜被搬动。插入 Swan-Ganz 导管的操作多是在床旁进行。因此，根据压力波形插入 Swan-Ganz 导管是最常用的方法。

（1）应用 Seldinger 方法将一次性鞘管插入静脉内，然后把 Swan-Ganz 导管经鞘管小心送至中心静脉内。

（2）确认监测仪上显示导管远端开口处的压力变化波形，根据压力波形的变化判断导管顶端的位置。

（3）逐渐送入导管，当导管顶端进入右心房后，压力显示则出现典型的心房压力波形，表现为 a、v 波，压力波动的幅度为 0 ~ 8 mmHg（图 4-7-2）。

（4）将气囊充气 1 mL，继续向前送入导管。部分患者由于三尖瓣的病理性或生理性因素，可能会导致充气的气囊通过困难。这种情况下，可在导管顶端通过三尖瓣后再立即将气囊充气。

（5）如压力波形突然出现明显改变，收缩压明显升高，达 25 mmHg 左右，舒张压不变或略有下降，达 0 ~ 5 mmHg，脉压明显增大，压力曲线的上升支带有顿挫。这种波形提示导管的顶端已经进入右心室。

（6）这时应在确保气囊充气的条件下，迅速而轻柔地送入导管，让导管在气囊的引导下随血流返折向上经过右心室流出，到达肺动脉。

（7）进入肺动脉后，压力波形的收缩压基本保持不变，舒张压明显升高，平均压升高，压力曲线的下降支出现顿挫。

（8）继续向前缓慢送入导管，则可以发现压力波形再次发生改变，出现收缩压下降，舒张压下降，脉压明显减小。压力波动范围为 6 ~ 8 mmHg，平均压力低于肺动脉平均压；如果无干扰波形，可分辨出 a、v 波形。这种波形为典型的肺动脉嵌顿压力波形。

（9）停止继续移动导管，立即放开气囊。放开气囊后压力波形会马上变为肺动脉压力波形。再次将气囊充气 1 mL 之后排空气囊，压力波形重复出现由肺动脉嵌顿压力波形到肺动脉压力波形的转换，提示导管位置良好。

（10）如果放开气囊后肺动脉嵌顿压力波形不能立即转变为肺动脉压力波形，或气囊充气不到 0.6 mL 即出现肺动脉嵌顿压力波形，则提示导管位置过深。如气囊充气 1.2 mL 以上才出现肺动脉嵌顿压力波形，则提示导管位置过浅。可据此对导管的位置做出适当调整。

（11）固定导管，进行胸部 X 线检查，具体见图 4-7-3。

2. 在为一些插管困难的患者置管或条件允许的情况下，也可以选择在 X 线透视引导下置入 Swan-Ganz 导管。

（1）患者仰卧在 X 线诊台上，应用 Seldinger 方法将外套管置入深静脉。

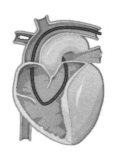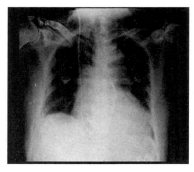

图 4-7-3 肺动脉导管的位置，模拟图及 X 线表现

（2）用肝素生理盐水封闭 Swan-Ganz 导管的接口后，将 Swan-Ganz 导管由外套管送入中心静脉。

（3）根据 X 线监视屏幕指导送入将导管顶端送至右心房的入口处。

（4）将气囊充气 1 mL，继续将导管送入右心房并通过三尖瓣。

（5）借助血流对气囊的漂浮作用将导管顶端送入右心室流出道，并继续向前移动导管，跨过肺动脉瓣，进入肺动脉。在此过程中应尽可能减少导管对心室壁的碰撞。

（6）继续送入导管，可见导管的顶端被突然推向肺动脉的远端，并固定不动，提示导管已经被嵌顿。

（7）立即放开气囊，导管的顶端应马上回到肺动脉主干，监视屏幕上可显示导管的顶端在纵膈右缘随心脏的搏动而前后运动。

（8）固定导管。

五、适应证、禁忌证

适应证，禁忌证以及并发症处理详见第四章第八节血流动力学监测。

第八节 血流动力学监测

一、中心静脉压

中心静脉压（central venous pressure，CVP）是上、下腔静脉进入右心房处的压力，可通过置入中心静脉导管直接测量，是反映心脏前负荷的一个压力指标，用于了解心脏的功能及容量状态。

1. CVP 监测

经皮穿刺中心静脉主要经颈内静脉或锁骨下静脉将导管插入上腔静脉，也可经股静脉用较长导管插入至下腔静脉，可以测量 CVP。中心静脉压四种成分组成分别为右心室充盈压、静脉内壁压即静脉内血容量、作用于静脉外壁的压力、静脉毛细血管压。

测量 CVP 需要注意参考平面，临床常规是右心房的中点，相当于三尖瓣环的位置。体表定位时，较常用的位置包括仰卧位腋中线第四肋间水平或仰卧位胸廓前 – 后径垂直距离上 1/3 水平。

2. CVP 临床意义（表 4-8-1）

表 4-8-1　CVP 临床意义与处理原则

CVP	血压	原因	处理原则
低	低	血容量严重不足	充分补液
低	正常	血容量不足	适当补液
高	低	心功能不全或血容量相对过多	给强心药，纠正酸中毒，舒张血管
高	正常	容量血管过度收缩	舒张血管
正常	低	心功能不全或血容量不足	补液试验

注：CVP 为中心静脉压。

3. CVP 波形

典型的中心静脉压波形应该包括三个正向波，分别是 a 波、c 波和 v 波。

CVP 波形及意义（图 4-8-1）：①a 波位于心电图（ECG）的 P 波之后，反映右心房收缩功能，其作用是在右心室舒张末期向右心室排血。②c 波位于 QRS 波之后，是右心室收缩，三尖瓣关闭并向右心房突入，导致右心房压一过性增高。③x 波在 c 波之后，随着右心室的继续收缩，右心房开始舒张，使右心房压快速下降。④v 波位于 x 波之后，是由于右心房舒张，快速充盈的结果。⑤y 波位于 v 波之后，是由于三尖瓣开放，右心房快速排空。

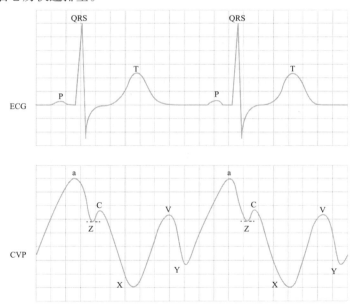

图 4-8-1　心电波形与 CVP 波形

二、右心漂浮导管技术

1. 概述

右心导管检查（right heart catheterization，RHC）是将导管经外周静脉送入右心及肺动脉，并进行血流动力学及氧动力学监测的技术，其中使用 Swan-Ganz 导管进行检查的技术称之为右心漂浮导管技术。

2. 适应证及禁忌证

（1）适应证

①用于肺动脉高压的诊断与治疗，筛查肺动脉高压的病因；进行急性血管反应性试验，指导钙通道阻滞剂的使用；先天性心脏病合并肺动脉高压患者的术前评估。②心源性休克、混合性休克状态等血流动力学评估。③其他心脏疾病的诊断与评估，包括心脏压塞和 ST 段抬高心肌梗死等。④心、肺或心肺联合移植患者的术前评估。⑤不明原因呼吸困难的鉴别。

（2）禁忌证

①严重凝血机制障碍和血小板减少症，可能增加出血风险；②完全性左束支传导阻滞，当导管操作中引起右束支传导阻滞时可能导致完全性房室传导阻滞以及其他严重心律失常，尤其是室性心律失常；③三尖瓣或肺动脉瓣为机械瓣或生物瓣；④严重电解质紊乱；⑤严重心力衰竭或严重肺动脉高压未改善者；⑥急性感染性疾病；⑦新近植入的起搏器或除颤器（导管操作中可能引起心腔内导线脱落）；⑧不能配合进行右心漂浮导管检查者。

3. 并发症与处理

右心漂浮导管操作风险相对较小，但操作中应注意避免不规范操作，严密观察操作过程中的心率、心律、血氧饱和度、血压、呼吸等变化，一旦出现相应并发症，应立即停止操作；积极寻找原因并及时处理，必要时请相关科室协助处理。

常见并发症的预防与处理：

（1）麻醉药物反应

包括嗜睡、眩晕、多语、心律失常、心率减慢、心搏骤停等不良反应，皮肤红斑、荨麻疹、血管神经性水肿甚至支气管痉挛、过敏性休克等变态反应。处理：一旦发生，立即停止药物使用，积极进行抗过敏，甚至纠治休克等对症治疗。

（2）穿刺部位损伤

包括甲状腺、气管、血管（包括动脉、静脉）、邻近神经等器官损伤、出血、血肿形成，损伤动脉致假性动脉瘤或动静脉瘘。处理：穿刺前进行超声定位，以明确穿刺部位周围情况，预防穿刺相关不良事件发生；损伤一旦发生，积极进行压迫止血等局部处理；当发生穿刺部位严重损伤时，请血管外科等相关科室协助处理。

（3）心脏事件

在检查过程中导管触碰心腔内壁可能诱发心律失常，常见者包括室性心律失常和右束支传导阻滞，通常是自限性的，其中完全性房室传导阻滞可能发生在先前存在左束支传导阻滞的患者中；操作还可能诱发急性肺水肿、心力衰竭；多见于重度二尖瓣狭窄、心脏高度增大的患者。此外，患者因精神过度紧张、长时间平卧心功能代偿不良、术中推注生理盐水过多，检查过程中各种心律失常均可诱发，甚至可能诱发心源性休克、猝死。处理：在检查过程中，手法尽量轻柔，减少对心脏的刺激；一旦发生心律失常，及时暂停操作，必要时将导管撤出，心律失常恢复后重新尝试导管送入；如发生严重心脏事件，应立即停止操作，并启动相应抢救流程。

（4）肺动脉破裂、穿孔

危险因素包括患者年龄较大、气囊充盈时间延长、肺动脉高压和全身抗凝治疗，可导致咯血、低氧血症和休克，死亡的风险很高。处理：立即请胸外科、血管外科、介入科等会诊协商处理。

（5）迷走反射

可见于术中或术后，精神紧张、疼痛、禁食水等因素诱发患者出现血压下降，脉搏细弱，出汗等症状。处理：立即停止操作，可静脉给予阿托品、多巴胺、肾上腺素、去甲肾上腺素等对症处理。

（6）肺动脉高压危象

外界刺激如低氧、酸中毒、应激反应及各种对气管和支气管的机械刺激均可引起已增厚的肺小动脉痉挛收缩而产生肺动脉高压危象，肺动脉压急剧升高，肺动脉收缩压与体动脉收缩压比值（sPAP/sBP）> 0.8。处理：治疗关键是降低肺动脉压力，增加心肌收缩力，维持血压，提高心排血量，同时纠正酸中毒等酸碱失衡。

（7）导管在心腔或大血管内打结、断裂

处理：导管打折、断裂往往因操作不当引起，应注意避免不当操作，一旦发生，可考虑外科手术或介入取出。

（8）血栓事件

包括导管相关的肺栓塞、血栓形成。处理：如操作时间过长，建议应用肝素进行预防性抗凝，一旦发生血栓事件，积极进行病情评估，参照相关指南给予处理。

（9）继发感染

穿刺部位感染、导管相关血流感染等。处理：注意无菌操作，如操作时间过长，可预防性进行抗感染治疗，一旦发生感染，启动抗感染治疗，积极进行病原学诊断，指导抗感染治疗方案。

（10）急性肺血管反应试验并发症

包括头痛、下颌疼痛、潮热或面部发红、体循环低血压、心律失常等。处理：立即停止试验并对症处理。

4. 主要血流动力学监测指标及其正常值临床意义

通过右心漂浮导管检查不仅可获得肺动脉压力，还可获右心室压、右心房压、肺动脉楔压等多部位压力（图 4-7-2）以及肺血管阻力、心排血量等诸多指标，综合多个血流动力学数据有利于全面评价心功能。通过右心漂浮导管可获得的主要指标包括以下几个方面。①直接获得的数据：a 肺动脉压，即收缩压 / 舒张压 / 平均压（S/D/M）；b 肺动脉楔压；c 右心室压，即收缩压 / 舒张压 / 平均压（S/D/M）；d 右心房压，即 A 波压 /V 波压 / 平均压（A/V/M）；e 上腔静脉压；f 上 / 下腔静脉、右心、肺动脉等多部位血氧饱和度。②计算获得的数据：a 肺血管阻力、全肺阻力、体循环阻力、肺血管阻力指数和体循环阻力指数；b 体、肺循环血流量及心指数。

（1）肺动脉平均压

静息状态下，正常成年人肺动脉平均压（mean pulmonary artery pressure，mean pulmonary artery pressure，mPAP）为（14.0 ± 3.3）mmHg，即使考虑年龄因素，mPAP 也不应超过 20 mmHg。因此，静息状态下 mPAP > 20 mmHg 即为肺动脉压力增高。

（2）肺动脉楔压（PAWP）

当漂浮导管前端气囊处于充盈状态时，楔塞于远端肺动脉，可测得 PAWP。由于肺动脉、毛细血管、肺静脉、左心房均无瓣膜结构，理论方面左心室舒张末期二尖瓣开放时的左心室舒张末压等于 PAWP，因此 PAWP 可反映左心室功能。成人 PAWP 正常范围为 4 ~ 12 mmHg，国内外指南大多采用 PAWP > 15 mmHg 定义左心功能不全。

（3）心排血量（CO）

心排血量常通过氧在动静脉中的变化进行计算，公式如下："$Qs=VO_2/[(SaO_2-SvO_2) \times 1.34 \times Hb \times 100]$，$Qp=VO_2/[(SpvO_2-SpaO_2) \times 1.34 \times Hb \times 100]$"，其中 Qs 为体循环血流量（L/min）；Qp 为肺循环血流量（L/min）；VO_2 为氧耗量（mL/min）；SaO_2 为动脉血氧饱和度（%）；SvO_2 为混合

静脉血氧饱和度（%），$SpvO_2$ 为肺静脉血氧饱和度（%），$SpaO_2$ 为肺动脉血氧饱和度（%），Hb 为血红蛋白含量（g/L）。理论上，左心与右心的排血量相等，成人心排血量为 4.8 ~ 7.3 L/min。

（4）血氧饱和度判定

①混合静脉血氧饱和度。混合静脉血氧饱和度正常约为 75%，> 65%、60% ~ 65%、< 60% 分别为动脉性肺动脉高压低、中、高危评判指标。②肺静脉血氧饱和度。如能取到肺静脉血（如右心导管经房间隔缺损进入肺静脉），则以实测值为准。多数情况下不能直接取得肺静脉血氧饱和度，可采取以下方法进行估测，即在无肺实质间质性疾病前提下，当存在心内分流性先心病时，如果体动脉血氧饱和度 ≥ 95%，则肺静脉血氧饱和度以体动脉血氧饱和度计算；当体动脉血氧饱和度 < 95% 时，肺静脉血氧饱和度以 98% 为准。不存在心内分流时，肺静脉血氧饱和度按体动脉血氧饱和度计算，但当存在肺动脉高压导致卵圆孔开放引起右向左分流时，那么肺静脉血氧饱和度按 98% 计算。

三、脉搏指示连续心输出量监测技术

1. 概述

脉搏指示连续心输出量（pulse indicator continuous cardiac output，PiCCO）监测技术被广泛应用于感染性休克、急性呼吸窘迫综合征（ARDS）、严重烧伤、器官移植、心脏手术等患者的血流动力学管理，指导临床决策（图 4-8-2）。

相较于中心静脉压和肺动脉楔压，PiCCO 监测技术所获取的全心舒张末容积（global end-diastolic volume，GEDV）和胸腔内血容量（intrathoracic blood volume，ITBV）作为心脏前负荷容积指标，受呼吸和心脏功能影响较小。基于心肺交互关系的前负荷动态指标每搏变异度（stroke volume variety，

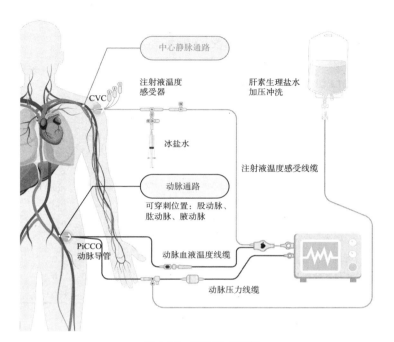

图 4-8-2　PICCO 示意图

SVV）及脉压变异（pulse pressure variability，PPV）较 CVP、GEDV 等静态前负荷指标能更好地预测容量反应性。PiCCO 监测技术可提供反映心脏收缩力的参数，如经肺热稀释技术所测得的间歇的心功能指数（cardiac function index，CFI）和全心射血分数（global eject fraction，GEF）以及脉搏轮廓波形分析技术所获得的连续心脏指数（pulse contour cardiac index，PCCI）及左心室收缩力（dpmx）。PiCCO 监测技术还可提供反映血管张力的指标，如体循环阻力指数（systemic vascular resistance index，SVRI）及动态动脉弹性评估（dynamic arterial elastance，Eadyn=PPV/SVV）。此外，血管外肺水指数（extravascular lung water index，EVLWI）、肺血管通透性指数（pulmonary vascular permeability index，PVPI）和 ITBV 等参

数可评估肺水肿情况（表 4-8-2）。

表 4-8-2　PICCO 指标及其正常值

主要参数	单位	正常参考值范围
心输出流量（PCCO）	L/min	4.0 ~ 8.0
心脏指数（CI）	L/（min·m^2）	3 ~ 5
每搏输出量指数（SVI）	mL/m^2	40 ~ 60
体循环阻力指数（SVRI）	dyn.sec.cm-5.m^2	1200 ~ 2000
全心射血分数（GEF）	%	25 ~ 35
心功能指数（CFI）	L/min	4.5 ~ 6.5
全心舒张末容积指数（GEDI）	mL/m^2	680 ~ 800
胸腔内血容积指数（ITBI）	mL/m^2	850 ~ 1000
每搏输出量变异（SVV）	%	≤ 10
脉压变异（PVV）	%	≤ 10
血管外肺水指数（EVLW）	mL/kg	3.0 ~ 7.0
肺血管通透性指数（PVPI）		1.0 ~ 3.0
左心收缩力指数（dpmx）	mmHg/s	900 ~ 1200

2. 适应证及相对禁忌证

（1）适应证

适用于需要进行容量状态、心功能、血管张力、血管外肺水评估等血流动力学监测的重症患者。

（2）禁忌证

穿刺部位存在严重的外周血管疾病或解剖结构改变、局部皮肤软组织感染；严重凝血功能障碍。

3. PiCCO 的主要血流动力学监测指标及其正常值临床意义

（1）PiCCO 的主要血流动力学监测指标及其正常值（表 4-8-2）。

（2）血流动力学监测指标临床意义：

CI 3 ~ 5 L/（min·m^2）：低于 3.0 L/（min·m^2）时可出现心衰，低于 2.2 L/（min·m^2）并伴有微循环障碍时为心源性休克。

ITBI 850 ～ 1000 mL/m^2：小于低值为前负荷不足，大于高值为前负荷过重。

GEDI 680 ～ 800 mL/m^2：小于低值为前负荷不足，大于高值为前负荷过重。

EVLW 3 ～ 7 mL/kg：大于高值为肺水过多，将出现肺水肿。

PVPI 1 ～ 3：反映右心室后负荷大小。

SVV ≤ 10%，PPV ≤ 10%：反映液体复苏的反应性。

SVRI 1200 ～ 2000（dyn·s）/（cm^5·m^2）：反应左心室后负荷大小；体循环中小动脉病变，或因神经体液等因素所致的血管收缩与舒张状态均可影响结果。

dpmx 900 ～ 1200 mmHg/s：反映心肌收缩力。

4. 注意事项

（1）置管

首选股动脉作为热稀释导管的留置血管，还可选用腋动脉、肱动脉，不推荐常规使用桡动脉置管，也不推荐将 PiCCO 动脉导管和 CVC 置于同一侧腹股沟。推荐在置管时采用超声引导，置管操作均应使用无菌技术。可剪掉置管部位的毛发进行备皮，而不要用剃毛刀；推荐使用氯己定乙醇溶液消毒皮肤。由于存在高估测量值的风险，单腔 4Fr 或双腔 5Fr 的 PICC 不宜用于 PiCCO 监测，但单腔 5Fr 或三腔 6Fr 的 PICC 可使用。

（2）监测与评估

建议至少每 8 h 进行一次经肺热稀释法校准。当血流动力学不稳定时，可适当增加校准频率。对于大量失血失液、液体复苏或循环突然变化等情况，需重新进行校准。当导管发生移位时，会对 PiCCO 测量值产生影响，因此应先通过 X 线平片或超声确认静脉导管头端位置。每日评估导管留置必要性、敷料/固定装置的完整性及皮肤损伤的潜在风险。

第九节　床旁徒手鼻空肠营养管置入术

一、概述

　　床旁徒手鼻空肠营养管置入术是一种床旁、简单、安全、经济、无创、快速建立幽门后肠内营养的技术。

二、适应证

　　经胃喂养不耐受、胃潴留、胃排空延迟、重症胰腺炎、既往胃食管反流、胃部分切除术后、机械通气、脓毒症、镇静肌松、俯卧位、意识障碍、高位截瘫、长期卧床、昏迷等误吸风险高的患者等。

三、禁忌证

　　1. 绝对禁忌证

　　禁止管饲营养的患者；小肠运动障碍、小肠吸收不良、消化道出血、梗阻或下消化道瘘；未明确诊断的颅底骨折及头面部骨折等；

　　2. 相对禁忌证

　　（1）盲插情况下，异位风险高者：如鼻咽喉口腔部肿瘤或相关疾病、手术等无法经鼻插管，气管食管瘘等；

　　（2）盲插情况下，黏膜损伤及出血风险高者：如食管胃底静脉曲张、近期食管/胃/十二指肠等部位的消化道手术等；

　　（3）盲插情况下，置管极难成功者：如消化道解剖结构改变毕Ⅱ式手术，严重胃下垂、胃瘫、幽门狭窄等。

四、操作规范

　　1. 清醒患者向其讲明操作目的、经过、配合要点及注意事项；

2. 物品准备：鼻空肠营养管（检查导管是否完好、导丝无扭曲打折）、听诊器、纱布、石蜡油、20 mL 注射器、手套、甲氧氯普胺注射液 1 支（10 mg/ 支）、盐酸利多卡因凝胶 1 支、水杯及适量温开水。

3. 操作流程（注气法）

（1）彻底清洁鼻腔；

（2）胃肠减压：有胃管患者给予胃肠减压 2 h 后拔除；无胃管患者鼻空肠营养管下至胃腔后再减压；

（3）置管前 10 min 给予患者 5% 盐酸利多卡因凝胶涂抹两侧鼻腔，静推 10 mg 甲氧氯普胺注射液；

（4）测量：正中发际线至剑突（到胃），通常 45～55 cm；

（5）抬高床头 30°～45°，鼻空肠营养管充分润滑，患者的头部稍后仰，左手持托鼻空肠营养管，右手持空肠营养管前端，右手距鼻尖 2 cm 处选择合适的一侧鼻孔，缓慢向下插入，约插入 15 cm 鼻空肠营养管通过咽部时，指导患者做吞咽动作，深呼吸，随患者吞咽动作稍加速送管，插管至胃时，注气（快速等量，每次 5 mL）时听诊，此时听诊气过水音左上腹/剑突下＞右下腹（图 4-9-1），确认鼻空肠营养管位置是否在胃内（无胃管患者此时充分胃肠减压）；

（6）确认鼻空肠营养管在胃内后，注入气体 200～300 mL，患者取右斜卧位（减少置管阻力及打折），鼻空肠营养管以每次 2 cm 速度顺胃肠蠕动缓慢推进，并体会阻力变化；

（7）每向前推进 10 cm，注气听诊，判断尖端走行与十二指肠走行一致，听诊右上腹气过水音由弱变强再变弱；60～75 cm 是幽门到十二指肠的位置，此处为置管最难的地方，置管速度要慢，且适当地旋转鼻空肠营养管，便于通过幽门口；

（8）五步听诊法如图所示（图 4-9-1）：上、下、左、右、中，分别对应 U 点 – 剑突下（贲门）、D 点 – 脐上（胃窦与大弯交界处）、M 点 -U-D 连线中点（胃腔）、L 点 – 经 M 横线与左锁骨中线交点（胃底体交界大弯侧）、R 点 – 经 M 点与右锁骨中线交点（幽门、十二指肠球部）；

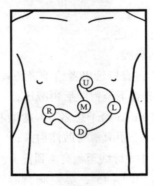

图 4-9-1

注：U 点为剑突下（贲门），D 点为脐上（胃窦与大弯交界处），M 点为 U-D 连线中点（胃腔），L 点为经 M 横线与左锁骨中线交点（胃底体交界大弯侧），R 点为经 M 点与右锁骨中线交点（幽门、十二指肠球部）。

（9）鼻空肠营养管进入长度大体对应位置（图 4-9-2）：45 cm（A）对应贲门 – 胃底部，60 cm（B）对应胃窦部，70 cm（C）对应十二指肠球部，80 cm（D）对应十二指肠水平部，90 cm（E）对应空肠；

（10）置管过程中也可向管腔内缓慢注射 50 mL 温水、若推进阻力逐渐增加，表明鼻空肠营养管尖端被胃壁皱褶阻挡；若推进阻力突然消失，提示鼻空肠营养管尖端打折或在胃腔盘绕；

（11）遇到阻力或打折时，均应回退至 45 ~ 55 cm 的位置，并再次轻缓重新置入，将导管缓慢推送前进 5 ~ 10 cm，之后进行第三次听诊，确认导管通过十二指肠球部，再继续推进至 110 ~ 120 cm 的位置进行固定。

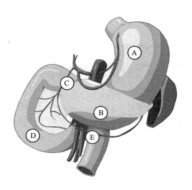

图 4-9-2

注：A. 45 cm 对应贲门 - 胃底部；B. 60 cm 对应胃窦部；C. 70 cm 对应十二指肠球部；D. 80 cm 对应十二指肠水平部；E. 90 cm 对应空肠。

4. 评估置管成功方法

（1）首先对导管是否到达患者胃部进行判断，避免导管误入气管；

（2）其次判断导管末端是否已经处于幽门位置；

（3）最后判断导管末端是否已经到达空肠位置以及十二指肠位置；

（4）再结合送管过程中的通畅感，对导管末端实际位置进行判断；

（5）听诊判断置管成功后、可以通过抽吸小肠液进一步观察，小肠液一般为黄绿色，也可以通过 pH 试纸测试抽吸小肠液的 pH 值，小肠液 pH 值正常为 7.6 左右，弱碱性；

（6）结合腹部 X 线平片对鼻空肠营养管置入位置及深度进行调整（金标准）。

①腹部 X 线平片要求：平卧，下缘平髂前上棘，去除体表导线的遮挡，能全面暴露十二指肠结构；②腹部 X 线平片确认管道的位置多数符合反"S"或倒"8"字形；③鼻空肠营养管腹部 X 线平片的评分标准（表 4-9-1），总分 ≥ 5 分，可判定

置管成功（图 4-9-3）。

表 4-9-1　鼻空肠营养管腹部 X 线平片的评分标准

编号	评分项		分值
1	"C"形	1 分	
2	"C"形高度	＞ 2 个锥体	4 分
		1 ~ 2 个锥体	2 分
3	管头位于胃轮廓之外	3 分	
4	显示十二指肠空肠曲	4 分	

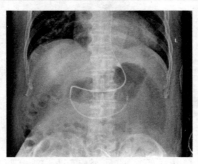

图 4-9-3

注：腹部 X 线平片显示成功置入的鼻空肠营养管。

（7）确定鼻空肠营养管位置后，注入 20 mL 温水，缓慢将导丝退出，妥善固定空肠管。

五、并发症

1. 出血：鼻腔、食管、胃等部位出血；
2. 误入气道：感染、气胸等；
3. 消化道穿孔。

六、注意事项

1. 人工气道患者，置管前充分吸痰，置管困难时，可适当减少气囊充气量；

2. 在喂养前后查看刻度，确保鼻空肠营养管未脱管、管道通畅，鼻空肠营养管使用前后用 20 mL 的温水进行脉冲式冲管、避免堵管；

3. 留置时间参考鼻空肠营养管材质，置入难度高、病情危重患者最长的留置时间不超过 3 个月。

第十节　营养支持

一、RICU 营养支持流程

危重症患者的全身炎症反应、器官功能异常等因素均会导致能量摄取与利用障碍。ICU 中营养不良的发生率为 38%～78%，并与不良预后独立相关。因此，营养支持已成为危重症患者的主要治疗手段之一。通过对患者进行全面的营养评估、计算能量需求、选择合适的营养支持方式、监测并发症，可以实现个体化的营养支持治疗，降低患者病死率。RICU 营养支持流程如图 4-10-1 所示。

二、营养风险筛查及启动营养支持的时机

1. 营养风险筛查

定义：营养风险筛查主要用于发现可以从营养支持治疗中获益的患者，目前常用的营养风险筛查工具有 NRS 2002（Nutrition Risk Screening 2002）（附表 3-8）和 NUTRIC（The Nutrition Risk in Critically ill）评分（附表 1-3）。

NUTRIC 评分 ≥ 6 分 [不考虑白细胞介素（IL）-6 时 ≥ 5 分] 的患者存在高营养风险，此类患者最有可能从早期营养支持治疗中获益。

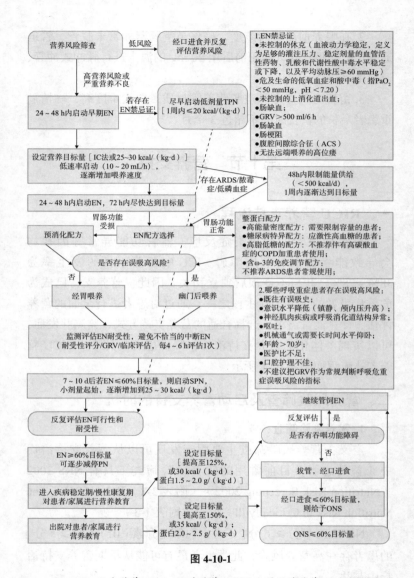

图 4-10-1

注：EN：肠内营养；PN：肠外营养；TPN 全胃肠外营养；SPN：补充性肠外营养；IC：间接测热法；GRV：胃残余量；ONS：口服营养补充。

2. 启动营养支持治疗的时机

肠内营养有助于维持消化系统的正常功能和肠道微生态平衡，避免肠外营养的诸多不良反应。因此，重症患者如果血流动力学稳定，胃肠道功能尚可，建议首选早期肠内营养；如果存在较大误吸风险，则可直接置入空肠营养管作为肠内营养支持途径。如血流动力学不稳定，或胃肠道功能不能耐受肠内营养，则考虑加用肠外营养作为补充或全肠外营养支持。

三、热量需求的计算及配方的选择

1. 间接测热法是评估能量需求的金标准，可以利用能量代谢车进行测量。

2. 体重公式计算目标供能量

目标能量需要按照 25～30 kcal/（kg·d）计算，但要注意患者是否存在液体潴留问题，体重可能并不准确，要结合临床情况进行判断。

3. 允许性低热卡：ARDS 及脓毒症患者可在疾病早期给予低热卡喂养［20～25 kcal/（kg·d）］，2 周内达到目标能量的 80%。

4. 营养物质能量供应比例

（1）碳水化合物（4 kcal/g）：提供非蛋白质所必需能量的 50%～60%。

（2）蛋白质：足够的蛋白质供给为 1.2～2.0 g/（kg·d）；危重症患者热氮比 100～150∶1，对于重症肺炎、脓毒症患者可进一步降至 80～130∶1。

（3）脂肪（9 kcal/g）：脂肪供能一般为总热卡的 40%～50%；摄入量可达 1～15 g/（kg·d），应根据血脂清除能力进行调整，脂肪乳剂应缓慢输注。

5. 不同患者的特殊营养需求

（1）ARDS：研究表明对于 ARDS 或急性肺损伤的患者，

前 6 天给予滋养型喂养可以减少胃肠道不耐受的发生率，因此建议第一周内给予滋养型喂养（10 ~ 20 kcal/h 或不超过 500 kcal/d），后逐过渡至足量喂养。

（2）COPD 合并呼吸衰竭患者：目前大部分研究表明，使用高脂 / 低碳水化合物配方以降低呼吸熵的原理是错误的，只有在过度喂养时才能看到高脂配方降低呼吸熵的效果。因此，不建议将这种配方用于合并急性呼吸衰竭的 ICU 患者。如果患者存在急性呼吸衰竭（尤其是容量过负荷状态），则建议使用高能量密度的营养配方，如 1.5 ~ 2.0 kcal/mL，以限制液体摄入量。

（3）心功能不全患者：可适当选择高能量密度的营养配方，适当增加碳水化合物含量。过高的葡萄糖 / 胰岛素摄入可以增加心脏对葡萄糖的利用，一般建议选择糖∶脂比例为 7∶3 或 6∶4，并严密监测心脏功能。

（4）肾功能不全及连续性肾脏替代治疗（CRRT）患者：肾功能不全的患者应适当减少蛋白摄入量，根据 24 h 尿蛋白排出量计算蛋白摄入量（表 4-10-1）。对于 CRRT 患者，应考虑到 CRRT 导致的热量丢失，并相应增加热量摄入；对于没有高热或体温不升的患者，应使用体外加温装置，并在预计热量摄入基础上增加 30% 或者按 25 ~ 35 kcal/（kg · d）提供热量。在 CRRT 期间，输注的蛋白质丢失 10% ~ 17%，因此需要考虑补充丢失的部分。推荐蛋白质补充量：1.5 ~ 2.0 g/kg，并注意补充丢失的电解质。

表 4-10-1　肾功能不全患者蛋白摄入量

尿蛋白	蛋白质摄入量
≤ 5 g/d	0.6 ~ 0.8 g/（kg · d）
5 ~ 10 g/d	0.8 ~ 1.2 g/（kg · d）
> 10 g/d	1.2 ~ 1.5 g/（kg · d）
急性肾功能不全伴高分解状态	1.5 ~ 1.8 g/（kg · d）

四、肠内营养支持

1. 适应证

如胃肠道功能存在或部分存在，则首选肠内营养，或联合使用肠内营养和肠外营养。

2. 禁忌证

胃肠道术后早期、肠梗阻、急性重症胰腺炎早期、急性胆囊炎、消化道穿孔、循环不稳定以及其他胃肠道功能全部丧失的情况。

3. 肠内营养通路

鼻胃管、鼻空肠管、经皮内镜下胃造瘘术、经皮内镜空肠造瘘术、术中胃/空肠造口、经肠瘘口。

4. 肠内营养喂养原则

（1）剂量：开始时使用小剂量，根据患者的耐受情况逐渐加至 25 ~ 30 kcal/（kg·d）。对于严重营养不良的患者，目标热量可达到 30 ~ 35 kcal/（kg·d）。

（2）给予方式：根据患者耐受情况选择分次给予或持续泵入，并每 6 小时回抽胃液。如果残留量过高，应暂停输注或降低输注速度。

（3）如室温过低，需要加热营养液后再输注。

（4）除非特殊体位要求，应保持头部抬高，以防止反流误吸。

（5）对不能耐受肠内营养的患者，可以考虑使用促胃肠动力药物。

（6）在选择肠内营养制剂时，对于存在消化吸收功能障碍的患者，应选择预消化配方；对于需要限制液体摄入的患者，应选择高能量密度配方；如果没有以上问题，可以选择标准配方。

（7）如果患者处于严重应激状态或胃肠道耐受性较差，

可以先采用滋养型喂养 10 kcal/（kg·d），如果肠内营养供能 < 60% 目标量，则需要补充肠外营养。

5. 肠内营养并发症及处理

（1）管道错位或脱出：定期检查鼻胃管位置，尤其在灌注食物前，搬动、咳嗽、呕吐后。

（2）反流、恶心、呕吐：在接受肠内营养时应采取半卧位，可使用胃复安减轻症状，考虑通过留置幽门后喂养管进行喂养。

（3）再喂养综合征：纠正电解质紊乱、补充维生素，重度营养不足患者采用阶梯式补充营养支持方案。

（4）腹痛、腹胀、腹泻、代谢性酸中毒：需考虑患者的药物使用情况，要减少抗菌药物的不合理应用；可通过改变营养配方，如肠内营养制剂增加可溶性纤维素（20 g/L）以减轻腹泻；可应用益生菌预防和治疗由肠道菌群异常引起的腹泻和腹胀。

五、肠外营养支持

1. 适应证

当无法实施肠内营养或肠内营养无法满足全部营养需求时，应考虑实施肠外营养。

2. 禁忌证

早期复苏阶段，血流动力学不稳定，严重水电解质紊乱和酸碱失衡、严重肝功能衰竭、肺性脑病、急性肾功能衰竭、严重高血糖尚未得到控制。

3. 肠外营养输注途径

（1）需要满足全部营养需求的高渗性肠外营养混合液应经过中央静脉途径输入。

（2）为满足部分营养需求以减轻能量负平衡而配制的低渗性营养混合液可以考虑经外周静脉途径输入。

（3）在实施肠外营养时，首选锁骨下静脉置管途径，其次是颈内静脉。

（4）长期肠外营养可考虑通过 PICC 途径输入。

（5）除必须应用多腔导管（需升压药物抢救）外，首选单腔导管进行肠外营养，因其导管相关感染和导管细菌定植的发生率较低。

4. 肠外营养输注原则

（1）应使用输液泵持续匀速静脉输注。

（2）输注静脉营养的通路不应同时输注其他液体，以减少操作，并降低中心静脉导管相关感染的机会。

（3）肠外营养混合液应该配制于"全合一"袋中管理。

（4）胰岛素不应加入"全合一"袋中，应单独泵入。

（5）在患者的消化功能恢复后，逐步减少肠外营养的使用，直到肠内营养达到目标量的 60% 时停止使用肠外营养。

5. 肠外营养支持并发症及处理

（1）导管错位、感染、血栓形成：立即更换导管，抽血做细菌培养，必要时采取抗生素治疗。

（2）高血糖或高渗状态：皮下注射胰岛素或增加静脉用量，如出现高渗性高血糖性昏迷应立即停止输注含糖溶液，输注低渗或等渗氯化钠溶液，防治急性脑水肿。

（3）低血糖：严密监测血糖水平，胰岛素单独输注，避免和营养液混合。

第十一节　镇静镇痛策略

一、概述

对于重症患者尤其是机械通气患者的镇静镇痛策略，应当采用目标导向的流程化策略，即根据患者的病情、基础状态、器官功能等情况设置不同的镇静镇痛目标，然后根据此目标制订合理的流程并动态评估，以缓解患者的不适，最大限度地保护器官功能。

二、评分

1. 躁动评分

采用 Richmond 躁动 – 镇静评分（Richmond agitation-sedation scale，RASS），具体见附表 1-5。

2. 疼痛评分

（1）意识清醒能够自述疼痛程度的患者：采用数字评分量表（numeric rating scale，NRS）（图 4-11-1）。

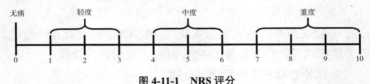

图 4-11-1 NRS 评分

（2）不能自述疼痛者：采用疼痛行为评分量表（Behavioral Pain Scale，BPS）（表 4-11-1）或重症监护疼痛观察工具（Critical-Care Pain Observation Tool，CPOT）（表 4-11-2）

表 4-11-1　BPS 评分

指标分值	1 分	2 分	3 分	4 分
面部表情	放松	部分紧张	完全紧张	扭曲
上肢运动	无活动	部分弯曲	手指、上肢完全弯曲	完全回缩
通气依从性（机械通气患者）	完全能耐受	呛咳，大部分时间能耐受	对抗呼吸机	不能控制通气
发声（自主呼吸患者）	无疼痛相关发声	呻吟 ≤ 3 次 / min 且每次持续时间 ≤ 3 s	呻吟 > 3 次 / min 或每次持续时间 > 3 s	咆哮或使用"哦""哎哟"等言语抱怨或屏住呼吸

表 4-11-2　CPOT 评分

指标		描述	分值
面部表情		放松的（无特殊面部表情）	0
		眼眶紧或提肌收缩，绷紧的（皱眉、眉毛低垂）	1
		所有以上面部表情伴眼睑紧闭，面部扭曲	2
肢体活动		没有活动	0
		防卫状态（蜷缩、缓慢谨慎的运动、触摸或摩擦痛点）	1
		试图坐起、爬出床、辗转反侧、烦躁不安、牵拉管子	2
肌肉紧张程度		松弛的（弯曲四肢时无抵抗）	0
		紧张僵硬（弯曲四肢时有抵抗）	1
		非常紧张、僵硬（在弯曲四肢时剧烈抵抗）	2
通气依从性或自主发声	机械通气患者	与呼吸机没有抵抗，没有警报	0
		断断续续的警报，有咳嗽	1
		抵抗呼吸机不同步，频繁警报	2
	自主呼吸患者	安静的、正常音调	0
		叹气、呻吟	1
		哭泣、喊叫	2
活动时疼痛情况		提供护理时没有疼痛症状	0
		拒绝活动、反抗普通活动	1
		在进行基础护理或者提供治疗时有疼痛表现	2

3. 谵妄评分

采用 ICU 意识模糊评估法（the confusion assessment method for the Intensive Care Unit，CAM-ICU）（附表 1-7）。

三、镇静镇痛策略流程图（图4-11-2）

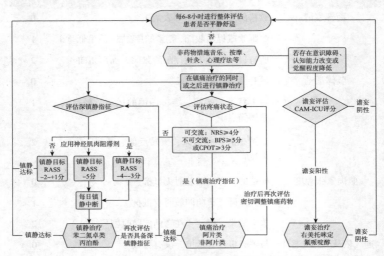

图 4-11-2　镇静镇痛策略流程图

四、镇静镇痛原则

1. 镇痛

应在镇静治疗的同时或之前给予镇痛治疗。依据疼痛评估应用阿片类或联合非阿片类镇痛药物，阿片类药物是重症患者镇痛的核心用药。应用镇痛药物的指征为 NRS ≥ 4 分、BPS ≥ 5 分，或 CPOT ≥ 3 分。

（1）机械通气的哮喘患者可选择芬太尼、瑞芬太尼等药物进行镇痛治疗，避免选择吗啡、可待因、哌替啶等药物进行镇痛治疗。

（2）对于自主吸气努力过强的 ARDS 患者，需要联合镇静甚至肌松抑制吸气努力；

（3）对于休克患者，推荐使用对血流动力学影响较小的镇痛策略，避免使用吗啡；

（4）在 ICU 各项操作前应对可能出现的疼痛进行评估，将预防或减少操作性疼痛作为目标；

（5）重症患者实施气管插管术前，给予阿片类药物进行镇痛；

（6）非阿片类镇痛药物可作为重症患者疼痛的辅助治疗，常见的非阿片类镇痛药物有氯胺酮、对乙酰氨基酚、布洛芬等；

（7）非药物镇痛（音乐、按摩、针灸、心理疗法等）方法可作为重症患者的辅助镇痛方式。

2. 镇静

对于器官功能相对稳定者，依照 CAM-ICU 评分，调整镇静药物以维持浅镇静。对于器官功能不稳定的如下患者，可考虑应用深镇静，即严重呼吸衰竭出现呼吸窘迫、机械通气人机失调、应用神经肌肉阻滞剂、癫痫持续状态、需要严格制动的外科术后、脑损伤存在颅高压、亚低温治疗患者。

镇静药物最常用者为苯二氮䓬类和丙泊酚。

根据镇静状态的评估结果随时调整镇静深度，对于深度镇静患者实施每日镇静中断。每日镇静中断的禁忌证包括正在接受肌松剂治疗，或肌松剂仍有药效；未控制的躁动状态；可能由于镇静中断加重原发状态的高风险患者（颅内压升高、心肌缺血）；未达到镇静剂的恒定用量前（一般是初始 24 ~ 48 h）；特殊疾病，包括哮喘持续状态、严重 ARDS、酒精戒断。

3. 谵妄的预防和治疗

预防谵妄的方法包括进行常规谵妄评估、改善睡眠、定时提供时间和地点的定向、家庭成员早期参与解释护理的核心内容等，出现谵妄时可选择右美托咪定或氟哌啶醇进行治疗。

第十二节　重症超声

一、概述

重症超声是在重症患者床旁直接采集图像并解读的超声检查，可快速实现对危重症患者呼吸及循环功能的评估。重症超声主要应用于肺部、心脏、血管及膀胱等相关指标的测量。

二、肺部超声

1. 探头选择

凸阵探头或相控阵探头。

2. 检查部位

垂直于肋间隙或平行于肋间隙（图4-12-1）。

3. 肺部超声正常影像

（1）A线：平行于胸膜线的等间距高回声线（图4-12-2）。

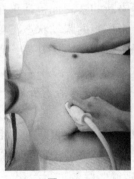
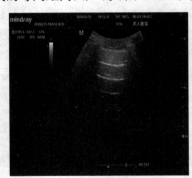

图4-12-1　　　　　　　　图4-12-2

（2）蝙蝠征：是肺部超声检查的标准切面征象，由胸膜线、上下肋骨构成，形似蝙蝠（图4-12-3）。

（3）胸膜滑动征：脏层和壁层胸膜随呼吸运动相对滑动

呼吸重症监护工作手册

产生的征象。

（4）肺搏动征：胸膜线在壁层胸膜中随心脏搏动而进行的细微的有节奏的运动，常见于左前胸壁（图 4-12-4）。

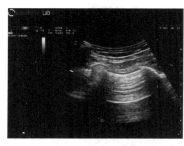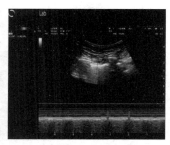

图 4-12-3　　　　　　　　　图 4-12-4

（5）海岸征：M 模式下，胸膜线以上的平行线代表相对固定不动的胸壁，沙粒状图像代表正常肺实质（图 4-12-5）。

（6）窗帘征：吸气膈肌下降，肺进入视野；呼气膈肌上抬，肺淡出视野，露出肝脏（图 4-12-6）。

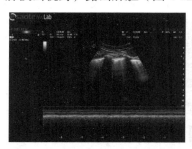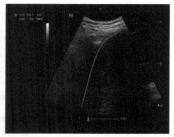

图 4-12-5　　　　　　　　　图 4-12-6

4. 气胸的超声诊断

（1）条码征 / 平流层征：M 超模式下只能看到平行线（图 4-12-7）。

（2）肺点：胸膜下肺与气的交界点，B 模式下胸膜滑动征交替出现和消失，M 模式下海岸征被平流层征代替的交界点，是超声诊断气胸的金标准。

（3）除外诊断：胸膜滑动征、肺搏动征、肺实变、B线。

5. B线

是一条从胸膜线发出的高回声激光样直线，不随距离而衰减，随胸膜的滑动而运动，多见于肺水肿、ARDS、间质性肺炎（图4-12-8）。

 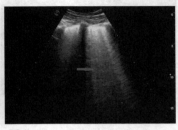

图4-12-7　　　　　　　　　　　　　图4-12-8

6. 肺实变

（1）组织样征：实变的肺组织回声强度接近于肝脏。

（2）碎片征：实变肺组织与正常肺组织交界处的高回声光斑（图4-12-9）。

（3）支气管征：实变肺组织中的管状高回声。

7. 胸腔积液

（1）四边形征：由壁层、脏层胸膜及上下两根肋骨声影围绕而成的四边形低回声影，提示少量胸腔积液（图4-12-10）。

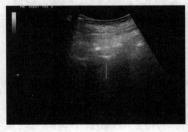 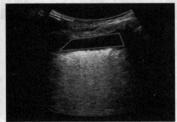

图4-12-9　　　　　　　　　　　　　图4-12-10

（2）水母征：肺底在胸水中摆动，行似水母，是大量胸腔积液时的征象（图 4-12-11）。

（3）胸腔积液定量：重症患者取 15° 仰卧位，腋后线上测量呼气末脏、壁胸膜间的最大距离（Sep），胸腔积液量 V（mL）=20 × Sep（mm）（图 4-12-12）。

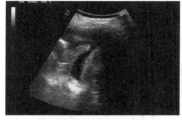

图 4-12-11

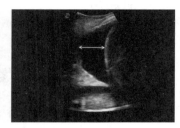

图 4-12-12

8.BLUE-plus 流程

应用患者双手定位法（图 4-12-13）。

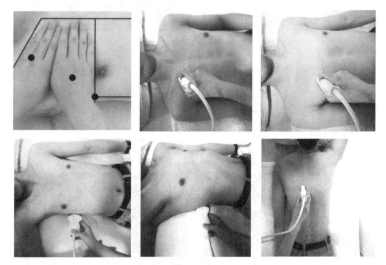

图 4-12-13

（1）上蓝点：左手第 3、4 掌指关节处。

（2）下蓝点：右手掌中心。

（3）膈肌点：右手小指边缘线与腋中线的交点。

（4）PLAPS 点：下蓝点垂直向后与同侧腋后线相交的点。

（5）后蓝点：肩胛下线和脊柱围成的区域。

三、心脏超声

1. 探头选择　相控阵探头

2. 基本切面及评估内容

（1）胸骨旁长轴：胸骨左缘第 2～4 肋间，标志指向右肩（图 4-12-14）。

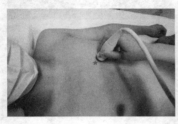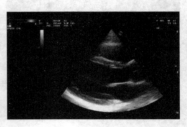

图 4-12-14

观察及测量左、右心室及左心房大小及形态，测量射血分数；观察有无心包积液；观察二尖瓣及主动脉瓣瓣膜状况及运动。

（2）胸骨旁短轴：胸骨左缘第 2～4 肋间，标志指向左肩（图 4-12-15）。

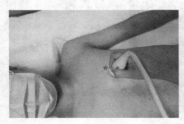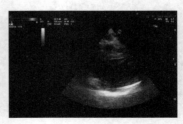

图 4-12-15

观察左室收缩运动；观察右室大小及室间隔运动，判断有无右室压力增高（D 字征）；观察左室收缩运动协调性；观察有无室壁节段运动障碍，判断有无心梗发生。

（3）心尖四腔心：心尖搏动附近，标志指向左侧（图4-12-16）。

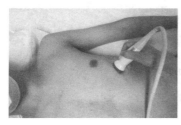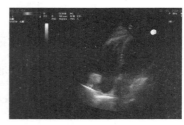

图 4-12-16

观察左右心室、心房的形态、大小，是否有右心增大、心尖球形改变；测量二、三尖瓣血流频谱 E、A 峰，估测肺动脉楔压；观察室间隔运动及左室后间壁及侧壁的节段运动。

（4）剑突下四腔心：剑突下，标志指向左侧（图 4-12-17）。

观察左右心室、心房的形态、大小，是否有右心增大、心尖球形改变；有无心包积液。

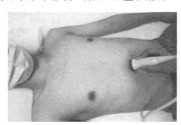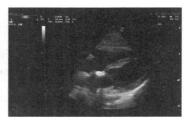

图 4-12-17

（5）剑突下下腔静脉：剑突下四腔心切面，逆时针旋转90°，标志指向头侧（图 4-12-18）。

下腔静脉变异率 =（吸气直径 – 呼气直径）/ 吸气直径（适用于自主呼吸状态）。

正常参考范围为 20%～50%，小于 20% 提示容量可能过多，大于 50% 提示容量可能不足；正常人下腔静脉直径为 15 ~ 25 mm。

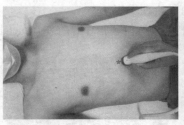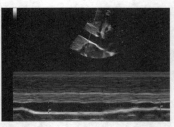

图 4-12-18

3. 心肺复苏超声评估（FEEL 流程）

（1）高质量的心肺复苏（5 个循环）。

（2）告知复苏团队准备进行超声检查。

（3）准备进行超声检查，查看超声机运行是否正常。

（4）患者准备：取不影响按压的合理体位，暴露检查部位。

（5）告知复苏团队检查脉搏，同时从"10"开始倒计时。

（6）宣告本轮复苏结束，并行超声检查。

（7）本轮心外按压结束前即将超声探头轻置于剑突下区域。

（8）最短时间内完成心脏剑突下长轴超声检查，3 s 内未获取心脏图像即终止检查，重启心外按压，待复苏后重新行心脏剑突下超声检查或选择心脏胸骨旁长轴切面检查，获取图像。

（9）若能获取心脏图像，则 9 s 后继续心外按压。

（10）与复苏团队交流，解释图像，讨论后继续抢救治疗方案。

四、肌骨超声

1. 探头选择：线阵探头

2. 基本切面

（1）肱二头肌：仰卧解剖位，探头置于肘窝上 10 cm，标志点向内侧，垂直于肌肉测量（图 4-12-19）。

（2）股直肌：仰卧位伸膝，腿部放松，探头置于股骨大转子至髌骨上缘连线的大腿前部下 1/3 处，标志点向内，垂直于肌肉测量（图 4-12-20）。

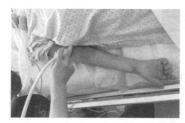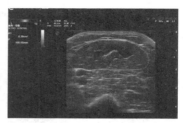

图 4-12-19

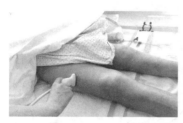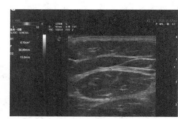

图 4-12-20

（3）胫骨前肌：仰卧位伸膝，第一跖与中线平行，探头置于膑骨下缘至外踝中点，标志点向内，垂直于肌肉测量（图 4-12-21）。

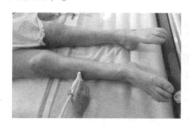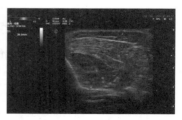

图 4-12-21

五、动静脉超声

1. 探头选择：线阵探头

2. 分辨动静脉

（1）血管加压法：动脉壁厚，按压探头不易塌陷，静脉壁薄且有静脉瓣，按压探头可完全塌陷（图4-12-22）。

（2）彩色多普勒法：根据血液流向，朝向探头呈红色，远离探头呈蓝色（图4-12-23）。

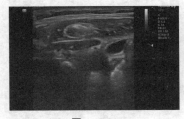 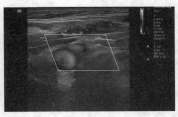

图4-12-22　　　　　　　　　　图4-12-23

（3）脉冲多普勒法：动脉呈高频谱，静脉频谱则较低（图4-12-24）。

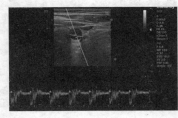 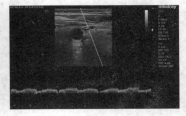

图4-12-24

六、膀胱超声

膀胱残余尿的测定：V（mL）=0.5×上下径（mm）×前后径（mm）×左右径（mm）（图4-12-25）。

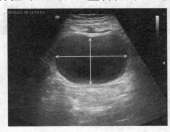 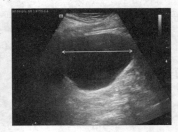

图4-12-25

第十三节　人工肾脏替代疗法

一、概述

连续性肾脏替代治疗是危重症抢救中最常用的血液净化技术之一，是模仿肾小球的滤过原理，通过两种方式即对流和弥散达到清除溶质的目的。其将动脉血或静脉血引入具有良好通透性的半透膜滤过器中，血浆内的水分和溶于其中的中小分子量的溶质以对流的方式被清除，即靠半透膜两侧的压力梯度（跨膜压力）达到清除水分及溶质的目的。小于滤过膜孔的物质被滤出（包括机体需要的物质与不需要的物质），同时又以置换液的形式将机体需要的物质输入体内，以维持内环境的稳定。

二、适应证

1. 急性肾功能衰竭

肾脏是人体最重要的排泄器官，众多药物、毒素及人体代谢产生的废物都要通过肾脏排除体外。肾脏功能受损，则各种废物排出受阻而积聚于体内，严重影响全身各组织、器官的功能，最终导致全身多器官功能衰竭（MOF）。CRRT 能准确地控制液体的出入量，治疗时血液动力学稳定，溶质清除率高，能清除炎性介质，有助于全身炎性反应综合征和多器官功能不全的控制。

2. 药物、毒物中毒

对体内毒性物质进行持续清除，对于常规内科治疗不能解除毒性或伴有严重肝肾脑等器官功能障碍的患者是理想的选择。

3. 自身免疫性疾病

CRRT 可快速地将血液内的自身抗体及炎性介质排出体外，减少对自身组织器官的损伤，为进一步治疗原发病赢得宝贵的时间。

4. 肝性脑病

CRRT 通过持续、缓慢地清除氨、假性神经递质、游离脂肪酸等物质，改善患者内环境稳定，使肝昏迷患者清醒。

5. 脓毒血症

CRRT 能有效清除细胞因子与炎性介质，成功阻断脓毒症向多器官功能衰竭的发展。

6. 充血性心力衰竭

缓慢清除该类患者体内液体潴留，减轻前负荷，缩小心室内径，为进一步治疗创造机会。

7. 急性重症胰腺炎

清除细胞因子与炎性介质，改善患者免疫调节功能，重建机体免疫系统内稳定状态；纠正水、电解质、酸碱平衡，为营养、支持治疗制造条件。

8. 挤压综合征

能够较好地清除肌红蛋白，防止急性肾功能衰竭的发生。

9. 其他疾病

全身炎症反应综合征（SIRS）、急性呼吸窘迫综合征（ARDS）、急性肿瘤溶解综合征（ATS）等。

三、常用模式

CAVH	连续性动静脉血液滤过
CVVH	连续性静脉静脉血液滤过——目前 RICU 最常用模式
AVSCUF	动静脉缓慢连续性超滤
VVSCUF	静脉静脉缓慢连续性超滤
CAVHD	连续性动静脉血液透析
CVVHD	连续性静脉静脉血液透析
CAVHDF	连续性动静脉血液透析滤过
CVVHDF	连续性静脉静脉血液透析滤过
CHFD	连续性高通量（HIGH FLUX）透析
HVHF	高容量血液滤过

四、操作规范

1. 置管

可选颈内静脉、股静脉和锁骨下静脉，短期置管建议首选股静脉。导管宜选择直径 10～14 F、长度 25～35 cm 的股静脉导管，可提供充足的血流量。

2. 正确管理留置导管，应特别注意以下问题

（1）留置期间应卧床休息，以免导管脱落引起大出血；

（2）每次血滤/透析后用空针吸尽导管内残存的血液，再用稀释肝素盐水封管；

（3）外脱的导管禁止再次插入体内；

（4）不应经由留置的血滤用血管导管采血和输液。

3. 管路的预冲与维护

保证体外管路通畅是 CRRT 顺利进行的关键。为防止血液在管路内凝血，在 CRRT 前常采用 5000～10 000 IU/L 肝素生理盐水对滤器环路进行预冲洗。

4. 抗凝剂的选择

（1）普通肝素：负荷剂量 2000～5000 IU 静脉输注，维持剂量 500-2000 IU/h；或负荷剂量 25～30 IU/kg 静脉输注，然后以 5～10 IU/（kg·h）的速度持续静脉输注。需每 4 h 监测 APTT，据此调整普通肝素用量，以保证 APTT 维持在正常值的 1～1.4 倍。

（2）低分子肝素：低分子肝素全身抗凝的检测指标推荐应用抗 Xa 活性，目标维持在 0.25～0.35 IU/mL。

（3）枸橼酸钠：用于局部抗凝时，将其输注入体外管路动脉端，在血液回流到体内前加入钙离子。3% 的枸橼酸钠推荐 200 mL/h 起始剂量，4% 的枸橼酸钠推荐 160～170 mL/h 起始剂量。10% 葡萄糖酸钙推荐 15～20 mL/h 起始剂量，5% 氯化钙推荐 7～10 mL/h 起始剂量。为充分拮抗其抗凝活性，应

使滤器前血液的离子钙浓度保持在 0.25～0.40 mmol/L，治疗过程中注意检测 Ga^{2+}、Na^{2+} 和酸碱平衡。

（4）阿加曲班：临床较为少用，主要用于 HIT 患者。可应用 250 μg/kg 起始剂量，追加 2 μg/（kg·min），下机前半小时停用阿加曲班。根据 APTT 结果调整阿加曲班剂量。

5. 治疗剂量

（1）重症患者合并急性肾功能衰竭时，CVVH 的脱水量不应低于 35 mL/（kg·h）。

（2）HVHF 用于感染性休克的辅助治疗时，建议脱水量不低于 45 mL/（kg·h）。

（3）血液滤过用于重症急性胰腺炎患者辅助治疗时，可采用高流量治疗量。

（4）注意事项

①透析液的选择：采用醋酸盐透析时，伴随血清醋酸浓度升高，常出现低血压、呕吐、头痛等不适，称为醋酸盐不耐受，在老年人、糖尿病、肝功能障碍、重度贫血、应激状态患者更易发生。部分患者改用乳酸盐透析症状能缓解，但易导致高乳酸血症，加重酸中毒和血流动力学不稳定。②透析膜的选择：透析膜的生物相容性直接影响 ARF 的生存率。铜仿膜由于其生物相容性差，与血液接触时激活了补体系统和脂氧化酶途径，产生过敏毒素、氧自由基以及各种炎症介质，加重对机体的损伤，影响生存率。因此，选用具有较好生物相容性的高分子合成膜是治疗成功的关键之一。③补充氨基酸：在 CAVHD 治疗时，透析液流量 1 L/h，氨基酸丢失量在 CAVH 和 CVVH 时为 3.0～8.9 g/24 h，因此必需使患者摄入足量的氨基酸才能达到正氮平衡。由于 CRRT 能清除磷酸盐，因此治疗几天后必须加以补充。④抗生素：最好在 CRRT 结束后输注，如果需要持续血液滤过，应根据清除率调整抗生素剂量；血小板需在 CRRT 结束后输注。

五、治疗过程中的监测和并发症处理

1. 监测

（1）血流动力学（血流动力学不稳定的患者注意事项）

重症患者 CRRT 过程中易发生血流动力学不稳定。对于血流动力学不稳定患者，可先应用血管活性药物稳定患者血流动力学，同时应用胶体预充，使得开机后提高患者胶体渗透压，预防血压进一步下降。部分患者可以减少净超量，滤除炎症因子，同时避免血容量不足。RRT 过程中，平均动脉压（MAP）和全身血管阻力可逐渐升高，同时也允许第三间隙的液体缓慢转移回血液循环，从而保持正常的前负荷。重症患者常伴有体液潴留而需负水平衡，但是在负水平衡开始过程中必需密切监测血流动力学，防止引发医源性有效容量缺乏导致组织器官的低灌注。

（2）体液量监测

CRRT 过程中监测体液量的目的在于恢复患者体液的正常分布比率。严重的体液潴留或正水平衡可导致死亡率升高，而过度超滤体液也可以引发有效血容量缺乏。因此要注意有效循环血容量和全身水负荷的关系。

（3）凝血功能监测

CRRT 应用抗凝剂时易发生出血，应密切观察患者皮肤黏膜出血点、伤口和穿刺点渗血情况以及胃液、尿液、引流液和大便颜色等。每 4 h 复查凝血指标，以便及时调整抗凝方案和发现 HIT 综合征。对于不抗凝患者，随着 CRRT 的进行，凝血功能逐渐恢复而导致管路内发生凝血，通过监测凝血功能可帮助医生决定是否需要加用抗凝剂。

（4）CRRT 中血电解质、酸碱和血糖监测

CRRT 过程中可能出现电解质、酸碱紊乱，因此需每 4 h 监测一次动脉（静脉）血气，血钾维持在 4.5 mmol/L 左右，PH 维持在 7.35～7.45，同时避免低磷血症。重症患者本身常存在

应激性血糖升高，因此在应用高糖配方的超滤液或透析液时更易发生高血糖，血糖升高建议静脉泵入胰岛素。

2. 并发症预防和处理

CRRT 治疗的并发症：

（1）抗凝相关并发症，如出血（胃肠道、穿刺点、尿道）和肝素诱导血小板降低；

（2）导管相关并发症，如全身感染、栓塞、动静脉瘘、心律失常、气胸、疼痛、管路脱开、血管撕裂等；

（3）体外管路相关并发症，如膜反应（缓激肽释放、恶心、变态反应），气体栓塞；

（4）治疗相关并发症，如低温、贫血、低血容量、低血压、酸碱失衡、电解质异常（低磷血症、低钾血症、酸中毒、碱中毒），代谢（脂质），药物相关（药物动力学改变等）。

（5）常见严重并发症应及时处理：

a. 低血压：低血压是 CRRT 的常见并发症，可以采用生物相容性高的滤器或透析器加以避免。CRRT 开始采取低血流速或应用胶体做后稀释提高胶体渗透压进而缓解。

b. 感染：管道连接、取样、置换液和血滤器更换是外源性污染的主要原因，最为严重的是透析液或置换液被污染引起严重的血流感染。严格无菌操作是防止感染的主要措施。

c. 血小板降低：CRRT 可引起血小板降低，必要时需输注血小板，严重者需中止 CRRT 治疗。血流速度越快，血小板黏附越少，因此对血小板降低的患者采用高血流量可以降低血小板的黏附。

d. 引血不畅：插管的位置活动：导致前端与血管壁贴近，或因为体位原因导致管路打折，此时需要调整管路的位置或患者体位。

导管内血栓形成：因封管液应用肝素浓度不够导致，可应用小剂量尿激酶溶解血栓。

导管外部纤维鞘包绕或附壁血栓形成：需要加大抗凝剂量，同时调整导管位置，远离纤维鞘或附壁血栓，必要时更换导管。

e. 出血或血栓形成：出血或血栓形成为抗凝过度或不足所导致，因此在肝素抗凝过程中，严格控制 APTT 数值尤为关键。对于出血风险较高患者，可选择枸橼酸抗凝的方式或无肝素抗凝方式进行。

（附：血滤治疗单）

中国人民解放军总医院 RICU 连续性
床旁血液净化（CRRT）记录单

_____年___月___日

姓名：　　性别：　　年龄：　　床位：　　门诊号：　　住院号：

	时间							
生命体征	体温（℃）							
	脉搏（次/min）							
	呼吸（次/min）							
	血压（mmHg）							
	CVP							
治疗参数	置换液速度（mL/h）							
	血流速（mL/min）							
	透析液速度（mL/h）							
	B液速度（mL/h）							
压力监测	动脉压（mmHg）							
	静脉压（mmHg）							
	跨膜压（mmHg）							
	压力下降（mmHg）							
	滤器前压（mmHg）							
	滤器侧压（mmHg）							
	超滤率（mL/h）							
血流动力学监测	心输出量（CO）							
	每搏输出量变化度（SVV）							
	每搏量指数（SVI）							
	每搏输出量（SV）							
	心脏指数（CI）							

血流动力学监测	外周血管阻力（SVR）							
	外周阻力指数（SVRI）							
医嘱调整								
临床表现 （包括滤器、管路凝血评估）								

透析器凝血情况：0 / 1 / 2 / 3 级；共治疗 _____ h；置换液体总量：_____ mL；
透析液总量：_____ mL；B 液入量 _____ mL；净超 _____ mL
执行护士签字 _____

中国人民解放军总医院 RICU 连续性
床旁血液净化（CRRT）医嘱单

门诊号：

年 月 日   住院号：

姓名：	性别：	年龄：	床位：	诊断：

费别：	○全 费	○医保	○军队医改	○其他
已签：	○公费审批单	○自费协议	○知情同意书	

患者情况
(Patient profile)

身高 ____cm 体重 ____kg 体温 ____℃ 心率 ____bpm

呼吸 ____/min（机械通气 ○是 ○否）

血压 _____mmHg 心脏 _____肺部 _____

腹部 _____尿量 _____mL/d(mL/h)

APACH Ⅱ _____分 APACH Ⅲ _____分

意识：○ 清醒 ○嗜睡 ○浅昏迷 ○深昏迷

出血倾向：○无 ○有

水肿：○无 ○轻 ○中 ○重

主要诊断：○ ARF ○ AKI(○1 期 ○2 期 ○3 期)○ CRF

高血压 ○糖尿病 ○急性冠脉综合征 ○ SIRS ○脓毒血症 ○严

重脓毒血症 ○脓毒血症休克 ○ MODS ○ SAP ○高危出血

○其他_____

_____

_____

置换液处方
(Replacement fluids)

碳酸氢钠置换液	◇
枸橼酸钠置换液	◇
乳酸置换液	◇

A 液和 B 液

A 液（输注速度 ____mL/h 设计总量 ____L）

0.9% NaCl	5%CaCl$_2$	10% 葡萄糖酸
____mL	____mL	钙 ____mL
5% GS	10% KCl	ACD-A
____mL		
注射用水	25% MgSO$_4$	50% GS
		____mL
5% NaHCO$_3$	10% NaCl	
____mL		

B 液（输注速度 ____mL/h 设计总量 ____L）

5% NaHCO$_3$ ____mL	10% 葡萄糖酸钙
	____mL

稀释方法

◇前稀释

◇后稀释

◇前稀释 + 后稀释

透析液处方
(Dialysis fluids)

透析液（输注速度 _____mL/h

设计总量_____L）

0.9%NaCl	5% CaCl$_2$	10% 葡
____mL		萄糖钙
		____mL
5% GS __	15% KCl ____mL	
注射用水 ____mL	25% MgSO$_4$	
	____mL	
5% NaHCO$_3$ _____mL		

血管通路
(Vascular access)

◇深静脉导管	○ 普通	○ 抗感染	○ 半永久
◇内瘘	○ 颈内 V	○ 股 V	○ 锁骨下 V
◇直接桡动脉穿刺	○ 双腔	○ 三腔	○左侧 ○右侧

血液净化类型
(Modality)

◇日间治疗	◇连续性治疗 设计治疗时间＿＿＿＿h

◇ SCUF   ◇ HP+CVVH

◇ CVVH   ◇ HF-CVVH

◇ CVVHD   ◇ HP+CVVHDF

◇ CVVHDF ◇ HP+HF-CVVH

◇ CVVHFD ◇ IA

◇ DEPP   ◇ PE

◇ CPEA   ◇ HP

◇ TPE   ◇其他＿＿

CRRT 机器

（Machine）

◇ Braun Diapact

◇ Gambro Prisma

◇ Fresenius multiFiltrate

◇＿＿＿＿＿＿＿＿＿＿＿＿

选用滤器

（Fiter）

◇ M100   ◇ HIPS18   ◇ AV600   ◇ AV1000   ◇ Acute M

◇ Acute L ◇ APF-10S ◇ ST   ◇ TPE2000

◇ OP-08W   ◇ BRS-350 ◇ TR-350   ◇ PH-350   ◇ HA130

◇ HA230   ◇ HA330   ◇＿＿＿＿

抗凝方法

(Anticoagulation)

◇无抗凝剂： ○肝素盐水预冲

○盐水冲管＿＿＿＿＿＿＿L/h

◇标准肝素抗凝： 首剂＿＿＿＿mg, 追加＿＿＿＿mg/h

◇局部肝素抗凝： 首剂＿＿＿＿mg, 追加＿＿＿＿mg/h; 鱼精蛋白中和（下机后＿＿＿mgIV; 治疗中＿＿＿mg/h）

◇低分子肝素抗凝：首剂＿＿＿U(mL), 追加＿＿＿U(ml)/h(○克赛 ○法安明 ○吉哌林 ○＿＿＿)

◇阿加曲班抗凝： 首剂＿＿＿＿mg, 追加＿＿＿＿mg/h

◇枸橼酸钠抗凝： ACD-A＿＿＿＿＿＿＿mL/h

补充医嘱与说明：

＿＿＿＿＿＿＿＿＿＿＿＿＿＿＿＿＿＿＿＿

＿＿＿＿＿＿＿＿＿＿＿＿＿＿＿＿＿＿＿＿

＿＿＿＿＿＿＿＿＿＿＿＿＿＿＿＿＿＿＿＿

＿＿＿＿＿＿＿＿＿＿＿＿＿＿＿＿＿＿＿＿

参数设置

(Parameters)

治疗温度 ℃	血流量＿mL/min	超滤率 ＿＿mL/h
目标超滤 ＿＿mL		净超 ＿＿mL

监测指标

(monitoring)

◇凝血指标：

○ 动脉端

○ 静脉端

○ WBACT ○ APTT

○＿＿＿＿＿＿＿＿

○ 0h ○ 1h ○ 4h ○ 8h ○＿＿

◇血生化：○上机前 ○下机前

◇β$_2$微球蛋白：○上机前 ○下机前

◇其他：＿＿＿＿＿＿＿＿＿＿

＿＿＿＿＿＿＿＿＿＿＿＿＿＿＿

＿＿＿＿＿＿＿＿＿＿＿＿＿＿＿

＿＿＿＿＿＿＿＿＿＿＿＿＿＿＿

＿＿＿＿＿＿＿＿＿＿＿＿＿＿＿

＿＿＿＿＿＿＿＿＿＿＿＿＿＿＿

＿＿＿＿＿＿＿＿＿＿＿＿＿＿＿

＿＿＿＿＿＿＿＿＿＿＿＿＿＿＿

处方医生签章：＿＿＿＿＿＿＿＿＿

中国人民解放军总医院 RICU 连续性
床旁血液净化（CRRT）记录单

门诊号：

姓名：　　　性别：　　　年龄：　　　床位：　　　住院号：

治疗日期：_____年_____月_____日_____至___

治疗方式：○日间　　　○连续

治疗模式：◇ CVVH　　　◇ CVVHD　　　◇ CVVHDF
　　　　　◇ HV-CVVH　　◇ SCUF　　　◇ CVVHFD
　　　　　◇ HP　◇ TPE　　　◇其他_____

血管通路：○内瘘　　○深静脉导管　　○直接动脉穿刺

置换液：○碳酸氢钠置换液　　　○枸橼酸钠置换液

稀释方法：○前稀释　　　○后稀释　　　○前＋后稀释

抗凝方式：○无肝素　　　○普通肝素　　○局部肝素化
　　　　　○低分子肝素　○局部枸橼酸钠　○阿加曲班

抗凝剂：_____首剂_____，追加_____/h
　　　　鱼精蛋白追加_____，下机_____静注。

上机时：血压_____/_____mmHg；心率_____次/min；
血流量_____mL/min；置换液流量_____mL/h

治疗中：血流量____--____mL/min；心率____--____次/
min；置换液流量_____--_____mL/h

　　　　血压_____--_____/_____--_____mmHg

治疗过程：○顺利　　　○不顺利_____

下机时：血压_____/_____mmHg；心率_____次/分

共治疗：____h；置换液体____L；净超滤_____L。

处方医生_____

第十四节 血浆置换

一、概述

血浆置换（plasma exchange，PE）是一种清除血液中大分子物质的血液净化疗法，是将血液引出至体外循环，通过膜式或离心式血浆分离方法从全血中分离并弃除血浆，再补充等量新鲜冰冻血浆或白蛋白溶液，以非选择性或选择性地清除血液中的致病因子（如自身抗体、免疫复合物、冷球蛋白、轻链蛋白、毒素等），并调节免疫系统、恢复细胞免疫及网状内皮细胞吞噬功能，从而达到治疗疾病的目的。

二、分类

膜式血浆分离置换技术根据治疗模式的不同分为以下几种。

1. 单重血浆置换（plasmapheresis，PE）是指通过分离原理将分离出来的血浆（含致病物质）全部弃除，同时补充等量的新鲜冰冻血浆（输送大量缺乏的血浆成分）或一定比例的新鲜冰冻血浆和白蛋白溶液；

2. 双重血浆置换（double filtration plasmapheresis，DFPP）是指通过分离原理将分离出来的血浆再通过更小孔径的膜型血浆成分分离器弃除含有较大分子致病因子的血浆，同时补充等量的新鲜冰冻血浆、白蛋白溶液或一定比例的两者混合溶液，同时保留白蛋白、水和电解质等血浆成分的一种技术。在 ICU 环境中多应用 DFPP。

血浆置换对于绝大多数疾病并非病因性治疗，只是更迅速、有效地降低体内致病因子的浓度，减轻或终止由此导致的组织损害。因此，在血浆置换的同时应积极进行病因治疗，使疾病得到有效控制。

三、适应证

需去除的物质分子量较大，血液滤过或高通量血液透析不易移除；需去除的物质半衰期较长和形成速率较慢、低分布容积（主要在血浆中）；需去除的物质毒性剧烈和（或）常规治疗无效。这些物质包括致病性自身抗体、免疫复合物、冷球蛋白、骨髓瘤轻链、内毒素、含胆固醇脂蛋白等。

1. 肾脏系统疾病：急性肾小球肾炎、新月体性 IgA 肾病、新月体性紫癜性肾炎、溶血性尿毒症、肾移植术后复发局灶节段性肾小球硬化症、骨髓瘤性肾病等；

2. 自身免疫性疾病：ANCA 相关性血管炎、重症系统性红斑狼疮、狼疮性肾炎、硬皮病、类风湿性关节炎、自身免疫性溶血性贫血、冷巨球蛋白血症、天疱疮、抗肾小球基底膜病、肺出血肾炎综合征、灾难性抗心磷脂抗体综合征等；

3. 神经系统疾病：急性慢性脱髓鞘性多发性神经根神经病、重症肌无力及危象、视神经脊髓炎谱系疾病等；

4. 血液系统疾病：血栓性微血管病、特发性血小板减少性紫癜、移植后急性排异、自身免疫性溶血性贫血、冷球蛋白血症、噬血细胞综合征等；

5. 消化系统疾病：急性肝衰竭、重症肝炎、肝性脑病、胆汁淤积性肝病、高胆红素血症等；

6. 其他：药物中毒、自身免疫性皮肤病（硬皮病、天疱疮、特异性皮炎等）、甲状腺功能亢进危象、高黏滞综合征、家族性高胆固醇血症和高脂蛋白血症、脓毒血症致多器官功能衰竭等。

四、禁忌证

1. 无绝对禁忌证

2. 相对禁忌证

（1）对血浆、人血白蛋白、肝素、血浆分离器、透析管路等有严重过敏史；

（2）药物难以纠正的全身循环衰竭；

（3）颅内出血或加重；重度脑水肿伴有脑疝；非稳定期的心肌梗死、脑梗死；

（4）存在精神障碍而不能很好配合治疗者。

五、操作规范

1. 治疗前评估

（1）检验要求：常规检查血常规、出凝血指标；血清白蛋白、血清球蛋白、血电解质（钠、钾、氯、钙、磷）、肝功能、肾功能；免疫指标、免疫功能（淋巴细胞亚群）及与原发病相关的指标等；

（2）评估患者适应证和禁忌证，根据病情需要确定单重或双重血浆置换；

（3）向家属及或患者讲明操作目的、经过、配合要点及注意事项，签署知情同意书；

（4）备血浆。如血浆量不足，可予以 4%～5% 白蛋白、晶体液等补充，总量控制在 1/5～1/2。

2. 建立血管通路

同 CRRT 置管。详见第四章第十三节。

3. 操作规范

1. 制订治疗处方

①血浆置换频度：取决于原发病、病情的严重程度、治疗效果及所清除致病因子的分子量、半衰期、体内分布及血浆中的浓度，应个体化制订治疗方案。一般血浆置换频度是每天或间隔 1～2 d，一般 5～7 次为 1 个疗程，或直到致病抗体转阴。②血浆置换剂量：单次单重置换剂量以患者血浆容量的 1～1.5 倍为宜，不建议超过 2 倍。患者的血浆容量可以按照下述公式进行计算和估计。

a. 根据患者的性别、血细胞比容和体重可用以下公式计算

血浆容量 =（1- 血细胞比容）×[b+（c× 体重）]

注：血浆容量的单位为 mL，体重的单位为 kg。

b 值：男性为 1530，女性为 864。c 值：男性为 41，女性为 47.2。

b. 血浆容量的估计可根据下述公式来计算

血浆容量（L）=0.065× 体重 ×（1- 血细胞比容）

注：体重的单位为 kg。

c. 估算血浆容量（mL）=35 ~ 40 mL/kg

（2）操作流程及抗凝方法：见 CRRT 操作流程。详见第四章第十三节。

六、血浆置换的常见不良反应及处理

1. 过敏及变态反应：大量输入异体血浆或白蛋白所致，通常表现为皮疹、皮肤瘙痒、畏寒、寒战、发热，严重者出现过敏性休克。可在血浆或白蛋白输入前适量预防应用肾上腺糖皮质激素和（或）抗组胺药物。出现上述症状时减慢或停止血泵，停止输入可疑血浆或白蛋白，予以抗过敏治疗，出现过敏性休克者按休克处理。

2. 低血压 / 低血容量：主要是有效循环血容量减少，血浆蛋白减少，胶体渗透压下降，血管水分移至组织间隙或血管迷走神经反应。处理：减慢血浆分离速度，补充血容量。

3. 高血容量：心功能不全常见于快速输入 20% 白蛋白，使血浆胶体渗透压上升，水分由组织间隙至血管内而引起高血容量。处理：输入 4% 白蛋白。

4. 心律失常：多由于电解质紊乱或心功能不全所致。处理：使用抗心律失常的药物，控制电解质紊乱。

5. 出血：由于血小板或凝血因子丢失，消耗所致。处理：及时补充新鲜冰冻血浆或冷沉淀。

第十五节　人工肝

一、概述

　　肝衰竭是多种因素引起的严重肝脏损害，导致合成、解毒、代谢和生物转化功能严重障碍或失代偿，出现以黄疸、凝血功能障碍、肝肾综合征、肝性脑病、腹水等为主要表现的一组临床症候群，病死率极高。在我国，引起肝衰竭的主要病因是肝炎病毒（尤其是乙型肝炎病毒），其次是药物及肝毒性物质（如酒精、化学制剂等）。人工肝支持系统简称人工肝，是暂时替代肝脏部分功能的体外支持系统，也是治疗肝衰竭的有效方法之一。其治疗机制是基于肝细胞的强大再生能力，通过一个体外的机械、理化和生物装置清除各种有害物质，补充必需物质，改善内环境，暂时替代衰竭肝脏的部分功能，为肝细胞再生及肝功能恢复创造条件，或作为肝移植前的桥接。

二、适应证

　　①各种原因引起的肝衰竭前、早、中期，凝血酶原活动度（prothrombin activity，PTA）介于 20% ~ 40% 的患者为宜；晚期肝衰竭患者也可进行治疗，但并发症多见，治疗风险大，患者获益可能减少，临床医生应权衡利弊，慎重进行治疗，同时积极寻求肝移植机会。②终末期肝病肝移植术前等待肝源、肝移植术后排异反应、移植肝无功能期的患者。③严重胆汁淤积性肝病，经内科治疗效果欠佳者；各种原因引起的严重高胆红素血症者。④其他疾病：如合并严重肝损伤的脓毒症或多器官功能障碍综合征（multiple organ dysfuction syndrom，MODS）、急性中毒以及难治性重症免疫性疾病、血栓性血小板减少性紫癜、重症肌无力等。

三、禁忌证

①严重活动性出血或弥散性血管内凝血者；

②对治疗过程中所用血制品或药品如血浆、肝素和鱼精蛋白等高度过敏者；

③循环功能衰竭者；

④心脑梗死非稳定期者；

⑤妊娠晚期。

四、并发症

人工肝治疗的并发症有出血、凝血障碍、低血压、继发感染、变态反应、失衡综合征、高枸橼酸盐血症等。需要在人工肝治疗前充分评估并预防并发症的发生，在人工肝治疗中和治疗后严密观察并发症。随着人工肝技术的发展，并发症发生率逐渐下降，一旦出现，可根据具体情况给予相应处理。

五、操作规范

1. 治疗前评估

（1）检验要求：常规检查血常规、出凝血指标，血清白蛋白、血清球蛋白、血电解质（钠、钾、氯、钙、磷）、肝功能、肾功能等。

（2）评估患者适应证和禁忌证。

（3）向家属及患者讲明操作目的、经过、配合要点及注意事项，签署知情同意书。

2. 人工肝血管通路的建立

目前，常用的人工肝血管通路建立方法有中心静脉置管法、外周血管穿刺法或两者结合。因中心静脉置管法与外周血管穿刺法比较具有穿刺成功率高、血流量充足稳定、基本满足所有人工肝治疗模式的优势，故临床多选择中心静脉置管法。

（1）中心静脉置管：人工肝常用的中心静脉置管主要包括颈内静脉和股静脉置管，主要采用无隧道、无涤纶套大流量双腔导管，建议采用超声定位或超声引导穿刺置管。颈内静脉置管后可行胸部 X 线摄片，了解导管位置。

（2）外周血管穿刺：为保证血流充足稳定，一般选择外周动脉（桡动脉、肱动脉、足背动脉）为引血端，选择外周静脉（肘正中静脉、头静脉、贵要静脉）为回血端，也可选择静脉-静脉方式。穿刺针采用 16G～20G 内瘘针或软管留置针。

3. 人工肝常用治疗模式及其操作方法

基本操作流程：开机自检→选择治疗模式→安装及预冲管路→将患者血管通路与治疗管路相连→设置治疗量等参数→开血泵进行自血循环→逐渐调高血泵速度→自血循环至少 5 min 后开启治疗泵→达到预设治疗量后结束治疗→进入回收程序，断开动脉端连接，血管通路动脉端处理→回收完毕，断开静脉端连接，血管通路静脉端处理→治疗后观察，与病房护士交接患者。

（1）血浆置换/选择性血浆置换（plasma exchange/selective plasma exchange, PE/SPE）：①原理：膜式 PE 使用血浆分离器将引出体外的全血分离出部分血浆弃去，同时弃去了溶于血浆中的各种透过膜孔的成分，保留不能透过膜孔的血细胞和血小板，再以等量置换液与血细胞混合后输回体内。如使用血浆成分分离器，其膜孔径及蛋白筛选系数低于血浆分离器就可进行 SPE，此模式可更多地保留患者血浆内的中、大分子物质，如凝血因子、球蛋白。离心式 PE 用离心机将全血在一定转速下进行离心，使血浆和血细胞分离，弃去部分血浆，再以等量置换液与血细胞混合后输回体内。②参数设置：全量 PE 的置换量推荐为 1.0～1.3 倍血浆量，血浆量可用以下公式估算，即血浆量（mL）＝患者体质量（kg）×70×［（1.0-红细胞压积）×0.91］。

膜式 PE 参数设置：血流速度 80~150 mL/min，分浆比 20%~30%，血浆分离速度 20~30 mL/min，置换液速度要与血浆分离速度保持一致。离心式 PE 参数设置：血流速度 30~80 mL/min，血浆分离速度 15~30 mL/min，置换液速度与抗凝剂速度之和一般等于血浆分离速度，以保持液体平衡。

（2）血液灌流（hemoperfusion，HP）/ 血浆灌流（plasma perfusion，PP）：①原理：HP/PP 是将患者血液从体内引到体外循环系统，通过灌流器中吸附剂（活性炭、树脂等材料）与体内待清除的代谢产物、毒素、药物等吸附结合，清除这些物质。HP 是患者的全血直接流经灌流器；而 PP 是先将血浆从全血中分离出来后再经过灌流器，对血浆中的各种毒素进行吸附后，血浆再与血液有形成分汇合返回体内。②参数设置：HP 参数方面，血流速度 100~200 mL/min，治疗时间一般为 2 h。PP 参数方面，血流速度 100~150 mL/min，分浆比 20%~30%，血浆分离速度 20~45 mL/min；一般单次治疗量为 2~3 倍血浆量。

（3）双重血浆分子吸附系统（double plasma molecular adsorption system，DPMAS）：①原理：DPMAS 是将血液引出体外，经过一个血浆分离器，分离出来的血浆依次经过阴离子树脂血浆胆红素吸附柱和中性大孔树脂吸附柱，血浆中的胆红素等毒素被吸附一部分后，与血细胞等有形成分汇合回到人体。血浆经过两个吸附柱的联合吸附，能增加对炎性介质、胆红素等毒素的清除能力。②参数设置：DPMAS 参数设置方面，血流速度 100~150 mL/min，分浆比 20%~30%，血浆分离速度 20~45 mL/min；治疗量设定下限为血浆量的 1.2 倍，一般单次治疗量为 2~3 倍血浆量。治疗时间一般至少 2 h。

（4）血浆透析滤过（plasma diafiltration，PDF）：①原理：PDF 是选择性血浆滤过与透析的一体化杂合，利用血液透析滤过（hemodiafiltration，HDF）的原理，使用蛋白筛选系数介于血浆分离器与血液滤过器之间的血浆成分分离器，同时完成血浆滤过与透析治疗。临床中可根据不同需求选用具有不同蛋白筛选系数的血浆成分分离器，其膜孔径可允许水溶性的中小分子溶质、部分蛋白结合毒素通过，而分子量更大的球蛋白、纤维蛋白原及绝大部分凝血因子无法通过。该模式治疗过程中将部分含蛋白结合毒素的血浆滤出膜外丢弃，再通过弥散、对流不同程度地清除水溶性毒素，同时将置换液（新鲜冰冻血浆、白蛋白溶液等）补充入体内。②参数设置：在治疗开始后，患者循环稳定的前提下，逐渐加大血流速度至 100～200 mL/min；置换液速度根据预设治疗总时长及置换液总量确定，一般在 300～600 mL/h，置换液以后稀释方式输入静脉壶，透析液速度 1000～3000 mL/h。

（5)血液滤过(hemofiltration，HF)/血液透析(hemodialysis，HD)/血液透析滤过（hemodiafiltration，HDF）：①原理：HF是患者全血经血管通路引出体外，流经体外循环回路中的血滤器，在血滤器中通过对流的原理，即以跨膜压为驱动力，使液体从压力高的一侧通过血滤器半透膜向压力低的一侧移动，溶质随之被带出（即形成超滤液），同时补充与细胞外液相似的电解质溶液（即置换液），以达到血液净化的目的。液体以对流的方式通过半透膜被称为"超滤"（ultrafiltration，UF）。HD是患者全血经血管通路引出体外，流经体外循环回路中的透析器，在透析器中通过弥散和对流，主要是弥散的原理，即溶质从高浓度向低浓度区域运动，驱动力为透析器半透膜两侧的浓度梯度。根据膜平衡原理，当患者血液流经透析器时，通过半透膜与透析液相接触，半透膜两侧的分子（电解质和小分子溶质）做跨膜移动，从而使血液中的代谢产物，如尿素、肌酐、血氨等物质通过半透膜弥散到透析液中，而透析液中的物质，如碳酸氢根也可以弥散到血液中，从而达到清除体内有害物质、补充体内所需物质的目的。HDF 综合了 HD 和 HF 的优点，即通过弥散高效清除小分子物质和通过超滤高效清除中分子物质，在单位时间内比单独的 HD 或 HF 清除更多的中、小分子物质。②参数设置：HF 参数设置方面，治疗时长需根据患者具体情况设定。根据滤器的超滤系数及血流速度，前稀释置换液量为血流量的 50～60%，HF 治疗 4 h 前稀释置换量可 30～50 L；后稀释置换液量为血流量的 25～30%，HF 治疗 4 h 后稀释置换量可 18～25 L；混合稀释法建议前稀释率要小于后稀释率，前稀释与后稀释比例为 1 : 2，置换量可参考前稀释法。HD 参数设置方面，治疗时长需根据患者具体情况设定，但建议首次透析时间不超过 2～3 h，首次透析血流速度宜适当减慢，可设定为 150～200 mL/min，以后根据患者情况逐渐调高血流速度。透析液流速可设定为 500 mL/min，通常不需调整，如首次透析中发生严重透析失衡表现，可调低透析液流速。如果床旁进行，可减少透析液流速，并适当延长治疗时间。透析液温度常设定为 36.5℃左右，根据患者临床实际情况个体化调整。HDF 参数设置方面，透析液流速 500 mL/min，以清除适量的溶质。如果床旁进行，可减少透析液流速，并适当延长治疗时间。为预防反超滤的发生，建议适当调整跨膜压（100～400 mmHg），置换液速度、置换量同 HF。

（6）配对血浆滤过吸附（couple plasma filtration absorption，CPFA）：①原理：CPFA 也称为连续性血浆滤过吸附，是指全血引出体外，先经过血浆分离器分离出血浆，血浆经吸附器吸附后与血细胞混合，再经 HF 或 HD 后回输至体内的血液净化过程。CPFA 可以视为血浆吸附与 HF/HD 两种血液净化模式的串联。②参数设置：CPFA 参数设置方面，血流速度 100～200 mL/min，分浆比 20%～30%。一般单次治疗量为 2～3 倍血浆量，滤过分数控制在 25%～30% 以内。根据血流动力学目标调整脱水率。单次治疗时长为 4～8 h。

（7）双重滤过血浆置换（double filtration plasmapheresis，

DFPP）：①原理：DFPP 先使用膜型血浆分离器分离出血浆，然后让分离出的血浆流经膜孔径小于血浆分离器的血浆成分分离器，血浆中大于血浆成分分离器膜孔径的分子无法通过膜孔而被拦截下来，作为废液被丢弃；血浆中的小分子可以通过膜孔汇入静脉端血流而回到体内。此模式可以清除血浆中分子量较大的致病物质，如抗体、抗原、球蛋白、免疫复合物、脂蛋白等。②参数设置：血流速度 100 ~ 150 mL/min；分浆比 20 ~ 30%，分浆速度 20 ~ 45 mL/min；弃浆泵与分浆泵速度比值 10% ~ 30%；置换液补充速度一般应与弃浆速度相等；一般每次处理 4 ~ 10 L 血浆，治疗时间 2 ~ 5 h。

（8）分子吸附再循环系统（molecular absorbent recirculating system，MARS）：①原理：MARS 是一种由白蛋白透析、吸附以及常规透析组合而成的系统，包括 3 个循环部分。a. 血液循环方面，血液首先流经 MARS FLUX 透析膜（模拟肝细胞膜），大分子毒素与透析膜结合转运到膜外逆流的白蛋白透析液中，被"净化"的血液回流入体内。b. 透析循环方面，携带毒素的白蛋白透析液到达 dia FLUX 透析器（低通量透析器）与透析液交换，清除水溶性小分子物质。c. 白蛋白循环方面，白蛋白透析液依次通过活性炭吸附柱和阴离子交换树脂吸附柱，在此处与白蛋白结合的毒素解离并释放出白蛋白，毒素被吸附而白蛋白得以再生和循环使用。②参数设置：血流速度 80 ~ 120 mL/min，白蛋白透析液与血流速度同步，透析液流速 150 ~ 250 mL/min，治疗时长 6 ~ 24 h，多设为 6 ~ 8 h；白蛋白透析溶液为 10 ~ 20% 的人血白蛋白溶液 600 mL。

（9）人工肝组合模式：当患者胆红素水平显著升高，或面临多个问题（如高胆红素血症、肾功能不全、水/电解质/酸碱失衡）需要解决，或血浆来源不足时，建议采取组合模式。在临床实际应用时，应综合考虑患者疾病状态、各人工肝模式的特点、实际设备条件、可获得的血浆量、患者经济情况等诸多因素选择最合适的人工肝组合模式，联合增效或扬长避短，以期取得更好的治疗效果，减少不良反应和并发症的发生。当患者胆红素水平显著升高时，可将两种能清除中、大分子物质的模式组合起来；当患者 PTA 低时，组合模式应含有使用外源性血浆的治疗模式，如 PE、PDF；当患者存在比较明显的肝性脑病时，建议组合模式包含 DPMAS、PDF 或 HDF；当患者存在肾功能不全、电解质/酸碱失衡时，建议组合模式包含 HDF 或 PDF；患者需要脱水时，建议组合模式包含 HF、HDF。人工肝各模式特点见表 4-15-1。

第十六节 体外膜肺氧合技术

一、概述及工作原理

体外膜肺氧合（extracorporeal membrane oxygenation，ECMO）简称膜肺，是抢救危重症患者生命的高级生命支持技术，该技术适用于心肺呼吸衰竭患者，其本质是经静脉血从体内引流到体外，经膜式氧合器氧合后再用驱动泵将血液灌注入体内。

ECMO 是一种改良的人工心肺机，核心部分是膜肺和驱动泵，分别起人工肺和人工心的作用。ECMO 运转时，血液从静脉引出，通过膜肺充分氧合，同时排出二氧化碳；经过充分氧合的血液，在驱动泵的推动下可回到静脉（V-V 通路），也可回到动脉（V-A 通路）。前者主要用于体外呼吸支持，使得肺脏充分休息，有效改善低氧血症；后者因驱动泵可以代替心脏的泵血功能，又可用于心脏支持，增加心排量，改善全身循环灌注。ECMO 可以改善全身氧供和血流动力学处于相对平稳的状态，因此 ECMO 用于严重的心肺功能障碍患者，可以长时间心肺支持，为患者的心肺功能恢复赢取时间。该章节主要介绍VV-ECMO。

表 4-15-1　人工肝各模式特点

人工肝模式		优点	缺点	注意事项
含外源性血浆的补充模式	PE/SPE	操作简单，广谱清除毒素，补充血浆成品	受血浆来源限制，水溶性毒素清除差，血浆过敏，血制品相关感染风险	有明显肝性脑病患者不建议单独行 PE/SPE 模式，可与其他模式联合应用
	PDF	同时清除蛋白结合毒素和水溶性毒素，补充血浆成分，调节电解质及酸碱平衡	受血浆来源限制，血浆过敏，血制品相关感染风险	根据患者具体情况选择不同规格血浆成分分离器
	DFPP	选择性清除大分子致病物质，外源性血浆需求量少	丢失一部分凝血因子，操作相对复杂	根据患者具体情况选择不同的置换液，设置合适的弃浆与分浆泵速度比值
不含外源性血浆的补充模式	HP/PP	吸附范围广，不依赖血浆	不能补充血浆成分，会丢失部分白蛋白和凝血因子	肝衰竭患者不推荐行 HP，可行 PP，HP 适用于各种中毒的治疗
	DPMAS	清除毒素范围广（包括炎性介质），不依赖血浆，可做强化治疗	不能补充血浆成分，会丢失部分白蛋白和凝血因子	凝血功能差的患者建议与外源性血浆补充的模式联合应用
	HF/HD/HDF	清除中小分子物质效率较高，调节水、电解质及酸碱平衡	不能补充血浆成分，对大分子毒素、蛋白结合毒素等清除效率低	适用于合并水电解质酸碱平衡紊乱、肾功能不全、脑病，脑水肿、肝性脑病、SIRS 患者
	CPFA	同时清除蛋白结合毒素和水溶性毒素，调节水、电解质及酸碱平衡	不能补充血浆成分，对设备要求高，操作复杂	根据患者具体情况选择不同的吸附器
	MARS	同时清除蛋白结合毒素和水溶性毒素，调节水、电解质及酸碱平衡	不能补充血浆成分，对设备要求高，耗材价格较高	治疗时间较长，需与患者充分沟通，提高依从性

二、适应证

早期（有创机械通气 < 7 d）；仰卧位通气［$PaO_2/FiO_2 \leqslant$ 80 mmHg，俯卧位通气 $PaO_2/FiO_2 \leqslant$ 100 mmHg（$FiO_2 > 0.80$，PEEP > 10 cmH_2O）］；吸气相跨肺压 > 25 cmH_2O/ 驱动压 > 15 cmH_2O；治疗 24 h 氧合没有明显改善；严重气压伤（纵膈气肿、气胸等）；无抗凝禁忌。可逆性心肺功能衰竭；脑死亡患者脏器保护，为器官移植做准备；严重气压伤（纵膈气肿、气胸）；严重气道疾病（大气道肿物或压迫大气道）；肺移植患者等待肺源。

三、禁忌证

ECMO 没有绝对禁忌证，需要临床风险和收益个体化评估，部分与 ECMO 预后不良相关的因素，被认为是相对禁忌证，包括合并无法恢复的疾病或重要脏器衰竭、存在抗凝禁忌、在较高机械通气设置条件下（$FiO_2 > 0.9$，平台压 > 30 cmH_2O）超过 7 d 及以上、免疫抑制、主动脉瓣重度关闭不全、急性主动脉夹层、存在周围大血管解剖畸形或病变无法置管、严重不可逆中枢神经系统损伤、晚期恶性肿瘤等无法恢复的原发疾病。ECMO 无特定年龄禁忌，但随着年龄增长，病死率随之增加。

四、ECMO 的模式选择及血管通路的建立

根据 ECMO 选择的方式，选择置管策略。若为 VV-ECMO，一般选择股静脉为引血端，颈内静脉为回血端。下腔静脉通过股静脉进行引流，而氧合后的血经过右侧颈内静脉回到右心房。该路径较颈内静脉引流、股静脉泵入再循环现象控制更好。大多数患者股静脉选择 23F 管路，颈内静脉选择 17F 管路，其他通路选择包括双侧股静脉、双腔插管（多为单侧颈内静脉）。任何一种 VV 入路都会产生再循环现象，并随着血

流量的增加再循环也增加。

若为 VA-ECMO，一般选择股静脉和同侧或对侧的股动脉置管，同时置入远端灌注管。右侧颈内静脉也是很好的引流部位，动脉灌注部位也可以选择颈总动脉、腋动脉。颈总动脉回血，远端可结扎，不需要行远端灌注，可以使得动脉血直接灌注至主动脉根部，保证全身血供；但是会有 15% 的患者出现缺血性损伤，需要提前评估对侧颈动脉血供情况，降低远端缺血性损伤的发病率。应用股动脉灌注的血液达不到主动脉根部，如患者心肺功能不全可能导致患者心脏和脑被氧合不足的血流灌注，同时易出现右上肢体被氧合不足的血流灌注。如果患者呼吸衰竭严重，则出现右上半身（包括脑和心脏）循环氧合不佳，而下半身氧合很好，即双循环综合征，此时可采用 VA-V 模式，即将动脉管路分出一支，灌注至右心房。

穿刺的过程中严格采用 Seldinger 法进行穿刺，并应用超声或 X 线确定置管位置以减少再循环。在 VV-ECMO 中，下肢静脉引血端导管前段在下腔静脉与右心房交界处；颈内静脉回血端导管前段在上腔静脉与右心房交界处；X 线体表定位为引血端在第 10 胸椎，回血端在第 4 前肋位置。注意美敦力厂家管路前段在 X 线下不显影（前段 3 cm 无钢丝），因此应用美敦力管路时应注意与其他厂家定位不同。应用超声定位置管前段时不存在该情况，但是定位上腔静脉位置需行经食道超声检查。

五、ECMO 患者的管理

VV-ECMO 是严重低氧性呼吸衰竭患者主要的支持形式，当患者合并严重右心或左心功能不全时可以考虑选择 VA-ECMO 或 VAV-ECMO。ECMO 循环管路及膜肺功能需有经验的医护团队进行管理，监测并早期发现血栓形成、感染或出血等并发症。

ECMO 有助于"超保护性肺通气策略"的实施，可使肺休息并获得康复，但相关的研究较少。VV-ECMO 患者应用较高的 PEEP，甚至在潮气量低于 4 mL/kg 时，也可避免肺泡萎陷及不张，改善肺通气 / 血流比。驱动压（ΔP）是 ARDS 患者接受 ECMO 支持过程中唯一与住院期间病死率独立相关的呼吸机参数。在 ECMO 初期，PEEP 保持不变的条件下，ΔP 降低与潮气量和平台压的降低有关。PEEP 的设置可根据跨肺压、驱动压、应变、电阻抗断层扫描（electrical impedance tomography，EIT）、超声等进行滴定。

目前，RICU 可以实现"清醒 ECMO"策略，其优势是患者可不进行气管插管、不镇静、保留自主呼吸。该策略可避免有创通气和镇静过度导致的呼吸机相关性肺损伤、呼吸机相关性肺炎、神经肌肉萎缩等并发症。但"清醒 ECMO"也可能会带来自主呼吸相关性肺损伤，因此其适应人群需仔细评估。

六、抗凝

ECMO 运行期间抗凝首选普通肝素抗凝，其成本低、作用迅速，且有快速拮抗剂（鱼精蛋白）。在置管过程中，置入 ECMO 导丝后快速静脉注射负荷量普通肝素，剂量为 50 ～ 100 μ/kg 或 1 mg/kg，使得 ACT 维持在 150 ～ 200 s，或 APTT 维持在 45 ～ 60 s；在 ECMO 运行过程中持续泵入肝素，给予 20 ～ 50 U/（kg·h），维持 ACT 在 180 ～ 200 s 或 APTT 在 50 ～ 80 s；对于高出血风险人群，ACT 维持在 160 ～ 180 s 或 APTT 维持在 45 ～ 60 s，必要时进行血栓弹力图监测。肝素诱导的血小板降低是一种免疫介导的凝血缺陷，可替换为阿加曲班抗凝治疗。

ECMO 运行过程中，需要保持血小板 $\geq 50 \times 10^9/L$，必要时输入血小板及新鲜冰冻血浆；有条件的中心建议监测 Xa 因子活性。Xa 因子是调整肝素剂量及最低剂量肝素治疗的金标准，一般维持目标在 0.3 ～ 0.7 ku/L，但高脂血症、高胆红素血症及高游离血红蛋白（溶血）会影响 Xa 因子的结果。与基于时间的策略（APTT、ACT、血栓弹力图）相比，Xa 与时间引导的抗凝策略出血事件发生率和病死率更低，且不会增加血栓事件。相较于标准抗凝，低剂量抗凝对 ECMO 患者的安全性和有效性更高，且接收低剂量抗凝的患者胃肠道出血及手术部位出血的发生率更低。

接收 ECMO 治疗患者，出血发生率 30% ~ 50%，并可能危及生命。当 INR 为 1.5 ~ 2.0 和（或）出现明显出血时，补充新鲜冰冻血浆。若出现普通肝素抵抗时，补充新鲜冰冻血浆及抗凝血酶，最好输注抗凝血酶浓缩物。当纤维蛋白原＜ 1.0 ~ 1.5 g/L 时，可以输入冷沉淀。对于难治性出血病例可以尝试应用 rFVIIa（重组活化凝血因子 VIIa）（剂量为 40 ~ 90 mg/kg）加强凝血酶生成，但是注意致命性血栓的风险。

在 ECMO 清单中，定期观察 ECMO 环路的血栓情况，包括所有接口、氧合器和泵头，可应用强光手电、听诊器、压力梯度变化监测。若出现大面积血栓形成可能合并严重溶血，必须替换 ECMO 管路。在 ECMO 运行过程中，运行时间越长，形成血栓的可能性越大。

七、ECMO 运行过程中常见问题及处理

1. 抖管

驱动泵的泵速和血流之间供需不匹配导致。在引血端没有足够的血液引出，导致下腔静脉负压，进而导致管路抖动。

处理：降低流速或快速补充容量。当充分补液或降低流速仍不能解决抖管问题时，应考虑管路位置不当，需尽快完善 X 线或超声，调整管路位置。部分患者因翻身后导致管路移位或贴壁，调整管路位置后可解决。少数患者因腹压增高导致管路位置改变，需要在调整管路的同时积极降低腹腔压力。

2. 流量降低

驱动泵转速不变的情况下，血流量降低。

处理：尽快寻找是否有环路打折或阻塞，检查环路是否存在震颤、血容量不足等。若为环路打折，立即纠正管路；若为管路栓塞，应组织相应人员尽快更换管路；若为血容量不足，应尽快补足血容量。

3. 膜肺（氧合器）异响

声音小时需要用听诊器听，常见于膜肺血栓，破裂。

膜肺的主要作用是血液充分氧合，同时排出二氧化碳。膜肺出现血栓后，导致膜肺阻力增大，随着血栓的增多，出现跨膜压的增大。若出现血液分析异常（如溶血）、血流阻力明显升高或气体交换不足，则需要及时更换膜肺。

4. 中央静脉血氧饱和度下降

引起血氧饱和度下降的原因较多，常见的原因如下。

（1）流量下降：见流量降低。

（2）通气血流比失调：一般通气量是血流量的 0.8 倍，提高氧气流量，一定程度可以提高血氧饱和度，因此注意调节氧流量。流量过大时，氧合提高不明显，但是排出二氧化碳明显增多，警惕过度通气。

（3）氧合器障碍：氧合器附壁血栓增多，或中空纤维损害会导致氧合的效能下降，一般监测氧合器的膜前、膜后血气分析可发现相应问题；若出现问题，需更换氧合器。

（4）再循环增多：回流的血液未及时通过心脏泵出，又被引流端的管路吸走，导致充分氧合的血液无法在体内有效循环，而在环路中反复循环。再循环是 VV-ECMO 常见的问题之一，需要调整引流端和回输端的距离以及流速等，控制再循环的血量。

（5）氧耗量增大：患者出现呼吸急促、肌肉震颤、躁动不安等导致氧耗量增加，此时需要充分镇静、肌松，个别患者可能需要俯卧位通气改善氧合；同时注意患者的血红蛋白，必要时输入悬浮红细胞，以保证血色素在 10 g/L 以上，同时尽可能维持红细胞比积＞ 35%。

5. 插管部位出血及其他部位出血

插管部分渗血常有发生，且 ECMO 运转过程中需要持续抗凝，因此控制 APTT 或 ACT 在一定范围内波动尤为关键。低剂量抗凝引起的出血明显减少，尤其是致命性出血。ACT 维持在 160 ～ 180 s 或 APTT 维持在 45 ～ 60 s 会更安全，同时监测凝血、血栓弹力图、凝血因子、血小板等，进行针对性的补充。根据 APTT 的结果，精准调节肝素泵入速度，具体见表 4-16-1。插管部位的渗血可以应用缝合或局部压迫止血，必要时可以外敷明胶海绵、凝血酶原冻干粉等材料。

表 4-16-1　肝素的用量及调整策略

APTT	初始剂量及调整剂量	监测 APTT 时间
置入导丝时	50 ～ 100 μ/kg 静推，ECMO 开始运行时以 4 mL/h 泵入	立即监测
APTT ＜ 35 s	调整至 5 mL/h，若 4 h 监测仍为＜ 35 s，可再提高 1 mL/h	4 h
35 ～ 45 s	泵速调整至 4.5 mL/h	4 h
45 ～ 60 s	不需要调整泵速	4 h
60 ～ 90 s	减至 3.5 mL/h	4 h
＞ 90 s	停 1 h，调整至 3.2 mL/h	4 h

注：一支肝素钠注射液为 12 500 μ，配置成 50 mL 液体，每毫升为 250 u 肝素钠，以 60 kg 标准体重计算为 4 U/（mL·kg）。

6. 感染

见第五章第三节导管相关血流感染的诊断及处理。

八、ECMO 的撤离策略

原发病好转后，可以评估 ECMO 的撤离，如 VV-ECMO，在关闭氧流量时，患者肺能够提供全身所需的氧供，可以撤除 ECMO。若为 VA-ECMO，在 ECMO 流量为 2.0 ~ 2.5 L/min 时，不需要或需要少量血管活性药物和正性肌力药物，就可以维持脉压差 > 10 mmHg，平均动脉压 > 65 mmHg，应用心脏超声或血流动力学监测，充分评估心脏功能后，就可以尝试撤除 ECMO。在 ECMO 撤机时，应充分抗凝，此时需要降低流速或夹闭管路（慎用，或建立 ECMO 自循环）；若抗凝不充分可能导致血栓形成。必要时在撤除 ECMO 后，应用部分鱼精蛋白中和肝素。在降低流速的过程中，尽可能将流速控制在 1 L/min 之上，减少因流速降低导致的血栓形成。

第五章

院内感染的防控

第一节　院感上报与登记

打开医生工作站，选择患者，右键点击感染监控，进入操作界面。主要操作在右上角的在院患者和出院患者补报。见下图。

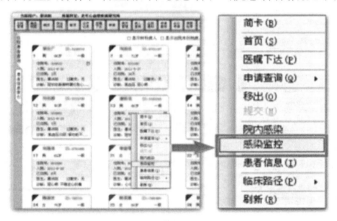

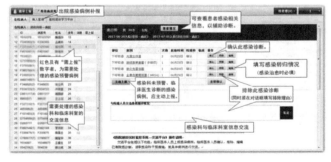

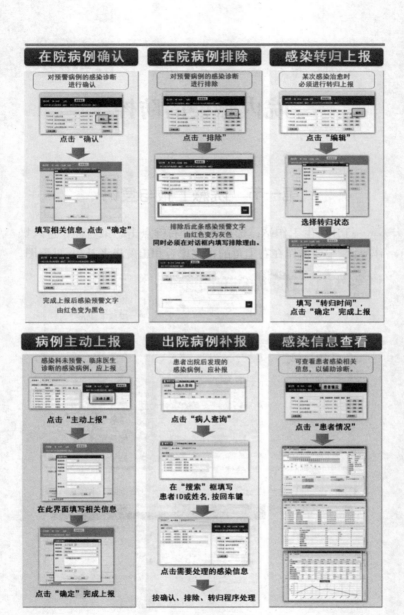

呼吸重症监护工作手册

在院病例确认

对预警病例的感染诊断
进行确认

点击"确认"

填写相关信息,点击"确定"

完成上报后感染预警文字
由红色变为黑色

在院病例排除

对预警病例的感染诊断
进行排除

点击"排除"

排除后此条感染预警文字
由红色变为灰色
同时必须在对话框内填写排除理由。

感染转归上报

某次感染治愈时
必须进行转归上报

点击"编辑"

选择转归状态

填写"转归时间",
点击"确定"完成上报

病例主动上报

感染科未预警、临床医生
诊断的感染病例,应上报

点击"主动上报"

在此界面填写相关信息

点击"确定"完成上报

出院病例补报

患者出院后发现的
感染病例,应补报

点击"病人查询"

在"搜索"框填写
患者ID或姓名,按回车键

点击需要处理的感染信息

按确认、排除、转归程序处理

感染信息查看

可查看患者感染相关
信息,以辅助诊断。

点击"患者情况"

第二节　呼吸机相关性肺炎的诊断及治疗

一、概述

呼吸机相关性肺炎（VAP）是指气管插管或气管切开患者接受机械通气 48 h 后发生的肺炎，机械通气撤机、拔管后 48 h 内出现的肺炎也属于 VAP 的范畴。

二、诊断

1. 临床诊断

胸部 X 线或 CT 显示，新出现或进展性的浸润影、实变影或磨玻璃影，加上下列 3 种临床症候中的 2 种或以上，可建立临床诊断。①发热；②脓性气道分泌物；③外周血白细胞计数 $> 10 \times 10^9/L$ 或 $< 4 \times 10^9/L$。

影像学是诊断 VAP 的重要基本手段，应常规行胸片，尽可能行胸部 CT 检查。对于危重症或无法行胸部 CT 的患者，有条件的单位可考虑床旁肺超声检查。

2. 病原学诊断

在临床诊断的基础上，若同时满足以下任一项，可作为确定致病菌的依据。

（1）合格的下呼吸道分泌物（中性粒细胞数 > 25 个/低倍镜视野，上皮细胞数 < 10 个/低倍镜视野，或两者比值 > 2.5∶1）、经支气管镜防污染毛刷、支气管肺泡灌洗液（bronchoalveolar lavage fluid，BALF）、肺组织或无菌体液培养出病原菌，且与临床表现相符。

（2）肺组织标本病理学、细胞病理学或直接镜检见到致病菌并有组织损害的相关证据。

三、治疗

VAP 的治疗包括抗感染、呼吸支持、器官功能支持、非抗菌药物治疗等综合治疗措施，其中抗感染是最主要的治疗方式，包括经验性抗感染治疗和病原治疗，详见第三章第五节。

1. 经验性抗感染治疗

（1）多重耐药菌感染的危险因素

a. 证据充分的耐药危险因素

①前 90 d 内曾静脉使用过抗菌药物；②住院 5 d 以上发生的 VAP；③病情危重、合并感染性休克；④发生 VAP 前有 ARDS；⑤接受持续肾脏替代治疗。

b. 可能的危险因素

①有多重耐药菌感染或定植史；②反复或长期住院病史；③入住 ICU；④存在结构性肺病；⑤重度肺功能减退；⑥接受糖皮质激素，或免疫抑制剂治疗，或存在免疫功能障碍；⑦在耐药菌高发的医疗机构住院；⑧皮肤黏膜屏障破坏（如气管插管、留置胃管或深静脉导管等）。

c. 常见多重耐药菌感染的特定危险因素

①产 ESBLs 肠杆菌科细菌：有产 ESBLs 菌感染或定植史，近 90 d 内曾经使用三代头孢菌素；② MRSA：呼吸道存在 MRSA 定植，所在医疗单元内 MRSA 分离率高；③铜绿假单胞菌：皮肤黏膜屏障破坏，免疫功能低下，慢性结构性肺病，重度肺功能减退等；④鲍曼不动杆菌：严重基础疾病，鲍曼不动杆菌定植；⑤ CRE：CRE 定植，近 90 d 内使用过碳青霉烯类药物、高龄、病情危重、外科手术等。

（2）初始经验性抗菌治疗的策略应重点考虑 VAP 的发生时间、本地区细菌流行病学监测资料、患者是否为多重耐药病原菌感染高危因素制订；同时根据抗菌药物的理化特性、PK/PD 特点和患者器官功能障碍程度调整药物的负荷剂量与维持剂量。

（3）对于具有多重耐药铜绿假单胞菌和其他多重耐药革兰阴性杆菌感染的危险因素或死亡风险较高的 VAP 患者，可联合使用两种及以上不同类别的抗菌药物，如抗铜绿假单胞菌 β-内酰胺酶抑制剂合剂（哌拉西林 / 他唑巴坦、头孢哌酮 / 舒巴坦等）或抗铜绿假单胞菌碳青霉烯类（亚胺培南、美罗培南、比阿培南），联合抗铜绿假单胞菌喹诺酮类（环丙沙星、左氧氟沙星）或氨基糖苷类。

（4）有泛耐药阴性菌感染风险时可联合多黏菌素或替加环素。

（5）有 MRSA 感染风险时可联合糖肽类（万古霉素或替考拉宁）或利奈唑胺。

2. VAP 的病原治疗

（1）在拿到 VAP 的病原学证据后，按照早期、足量、联合为原则使用抗菌药物，尽早转为目标治疗或降阶梯治疗。一般疗程在 7 d 以上。根据患者的临床症状和体征、影像学和实验室检查（特别是 PCT）等结果决定停药时机，常见耐药菌抗感染方案参见第三章第五节。

（2）吸入性抗菌药物的治疗在同时符合以下情况时，可尝试在全身抗菌治疗的基础上联合吸入性抗菌药物治疗。

① VAP 是由 MDR 肺炎克雷伯杆菌、铜绿假单胞菌、鲍曼不动杆菌等所致；②单纯全身用药肺炎部位药物分布不足，疗效欠佳；③选择的拟吸入的抗菌药物对致病菌敏感，可用于吸入的抗菌药物主要为氨基糖苷类（包括妥布霉素和阿米卡星）和多黏菌素。雾化过程中需监测呼吸道症状和氧饱和度。

第三节　导管相关血流感染的诊断及处理

一、概述

导管相关性血流感染（catheter related blood stream infection，CRBSI）是指带有血管内导管或者拔除血管内导管 48 h 内的患者出现菌血症或真菌血症，并伴有发热（体温＞ 38℃）、寒战或低血压等感染表现，除血管导管外无其他明确的感染源。实验室微生物学检查显示，外周静脉血培养细菌或真菌阳性；或从导管段和外周血培养出相同种类、相同药敏结果的致病菌。

二、诊断

1. 确诊

具备下述任一项：

（1）有 1 次半定量导管培养阳性（每导管节段 ≥ 15 CFU）或定量导管培养阳性（每导管节段 ≥ 1000 CFU），同时外周静脉血也培养阳性并与导管段为同一微生物；

（2）从导管和外周静脉同时抽血做定量血培养，两者菌落计数比（导管血：外周血）≥ 5：1；

（3）从中心静脉导管和外周静脉同时抽血做定性血培养，中心静脉导管血培养阳性出现时间较外周血培养阳性至少早 2 h；

（4）外周血和导管出口部位脓液培养均阳性，并为同一株微生物。

2. 临床诊断

具备感染的临床表现，满足下述任一项：

（1）导管培养阳性，但血培养阴性，除导管外无其他感染来源，并在拔除导管 48 h 内未用新的抗生素治疗，症状好转；

（2）导管培养阴性的菌血症或真菌血症患者，应至少有两个血培养阳性（其中 1 个来源于外周血），其结果为同一株皮肤共生菌（例如类白喉菌、芽孢杆菌、丙酸杆菌、凝固酶阴性葡萄球菌、微球菌和念珠菌等），且无其他可引起血行感染的来源。

3. 拟诊

具备下述任一项：

（1）具有导管相关的严重感染表现，在拔除导管和适当抗生素治疗后症状消退；

（2）对于菌血症或真菌血症患者，有发热、寒战和（或）低血压等临床表现且至少有 1 个血培养阳性（导管血或外周血均可），其结果为皮肤共生菌（例如类白喉菌、芽孢杆菌、丙酸杆菌、凝固酶阴性葡萄球菌、微球菌和念珠菌等），但导管节段培养阴性，且无其他可引起血行感染的来源可寻。

三、处理

1. 周围静脉导管

当怀疑周围导管相关感染时，应立即拔除导管，同时留取导管尖端及 2 份不同部位的血标本进行培养（其中 1 份血标本来自经皮穿刺）。如穿刺部位有局部感染表现时，应同时留取局部分泌物做病原学培养及革兰染色。

2. 中心静脉导管

当患者仅出现发热、不合并低血压或脏器功能衰竭时，可选择保留导管，且应留取 2 份血液样本进行定量或半定量培养（1 份来自导管内、1 份来自周围静脉血），以提高确诊率。当保留导管的患者出现难以解释的持续性发热或怀疑导管相关感染时，即使血培养阴性亦应拔除导管。

3. 抗生素治疗

初始抗生素的应用常为经验性治疗，需要参照患者疾病的严重程度、可能病原菌及当地病原菌流行病学特征。病原微生物及抗生素敏感性一旦明确，应根据微生物和药敏结果调整抗生素，使经验性治疗尽快转为目标性治疗。

（1）非复杂感染患者：可经验性给予覆盖革兰阳性菌和革兰阴性菌的万古霉素联合头孢他啶；危重患者及股静脉置管患者的治疗应覆盖念珠菌，可加用棘白菌素类抗菌药物。

（2）无并发症患者：拔除导管或经导丝更换导管并开始抗生素治疗后血培养的结果呈阴性，则治疗持续时间通常为10～14 d（从获取阴性血培养结果第1日开始计算）。

（3）发生菌血症相关并发症（如化脓性血栓性静脉炎、心内膜炎、骨髓炎、转移性感染）患者：治疗应持续至少4～6周，具体应根据感染的性质进行相应调整。金黄色葡萄球菌感染的患者应排除感染性心内膜炎的发生；反复发生感染的患者可使用抗菌锁定疗法（将超治疗浓度的抗菌溶液注入导管腔中，并将其保持在原位，直到重新进入导管枢纽），并积极寻找其他病因。

第四节　导尿管相关尿路感染的诊断及处理

一、概述

导尿管相关尿路感染（catheter associated urinary tract infection，CAUTI）主要是指患者留置导尿管后或者拔除导尿管48 h内发生的泌尿系统感染。

二、诊断

1. 临床诊断

患者出现尿频、尿急、尿痛等尿路刺激症状，或者有下腹触痛、肾区叩痛，伴或不伴发热，且尿检白细胞男性≥5个/高倍视野，女性≥10个/高倍视野，同时结合尿涂片、尿培养。

2. 病原学诊断

在临床诊断的基础上，符合以下条件之一：

（1）清洁中段尿或者导尿留取尿液（非留置导尿）培养，革兰阳性球菌菌落数 $\geq 10^4$ CFU/mL，革兰阴性杆菌菌落数 $\geq 10^5$ CFU/mL。

（2）耻骨联合上膀胱穿刺留取尿液培养的细菌菌落数 $\geq 10^3$ CFU/mL。

（3）新鲜尿液标本离心后应用相差显微镜检查，每 30 个视野中半数视野见到细菌。

（4）经手术、病理学或者影像学检查，发现有尿路感染证据。

对于无症状的患者，但在 1 周内有内镜检查或导尿管置入，尿液培养革兰阳性球菌菌落数 $\geq 10^4$ CFU/mL，革兰阴性杆菌菌落数 $\geq 10^5$ CFU/mL，应诊断为无症状性菌尿症。

三、处理

1. 治疗前作尿培养，并拔除导尿管。

2. 对于疑为 CA-UTI 的患者，在开始抗菌药物治疗前应留取尿标本进行培养，因为潜在病原菌较多且细菌耐药性不断增强。

3. 如果 CA-UTI，导尿管留置时间已超过 2 周但仍有留置指征，应更换导尿管以加速症状改善并降低发生 CA- 菌尿症风险。

（1）应在开始抗菌药治疗前，自新留置的导尿管取样进行尿培养，以指导治疗。

（2）如果导尿管已拔除，在开始抗菌药治疗前，应取清洁中段尿进行培养，以指导治疗。

4. 对于 CA-UTI 导尿管患者，在经过抗菌药治疗后症状迅速缓解者，疗程为 7 d，而对于治疗反应缓解延迟者，无论患者是否留置导尿管，疗程为 10 ~ 14 d。

第五节　多重耐药菌的防治

一、概述

多重耐药菌（multidrug-resistant organism，MDRO）感染趋势增多，给临床治疗带来了更大的难度，同时也加重了患者的病死率。常见多重耐药菌包括耐甲氧西林金黄色葡萄球菌（MRSA）、耐万古霉素肠球菌（VRE）、产超广谱 β- 内酰胺酶（ESBLs）细菌、耐碳青霉烯类抗菌药物肠杆菌科细菌（CRE）（如产 I 型新德里金属 β- 内酰胺酶 [NDM-1] 或产碳青霉烯酶 [KPC] 的肠杆菌科细菌）、耐碳青霉烯类抗菌药物鲍曼不动杆菌（CR-AB）、多重耐药 / 泛耐药铜绿假单胞菌（MDR/PDR-PA）和多重耐药结核分枝杆菌等。由多重耐药菌引起的感染呈现复杂性、难治性等特点，主要感染类型包括泌尿道感染、外科手术部位感染、医院获得性肺炎、导管相关血流感染等。

二、诊断

多重耐药菌主要是指对临床使用的三类或三类以上抗菌药物同时呈现耐药的细菌。由感染病灶中培养出多重耐药菌，且临床判断为致病菌可诊断为多重耐药菌感染。

三、危险因素

发生院内感染的危险因素涉及各个方面，多重耐药菌的感染与宿主和医疗环境密切相关，往往多种因素同时存在或混杂，导致多重耐药菌的感染。主要发生院内感染的因素如表 5-5-1 所示，发生多重耐药菌感染的危险因素如表 5-5-2 所示。

表 5-5-1　院内感染的危险因素

分类	危险因素
宿主因素	高龄
	误吸
	基础疾病（慢性肺部疾病、糖尿病、恶性肿瘤、心功能不全等）
	免疫功能受损
	意识障碍、精神状态失常
	颅脑等严重创伤
	电解质紊乱、贫血、营养不良或低蛋白血症
	长期卧床、肥胖、吸烟、酗酒等
医疗环境因素	ICU 滞留时间、有创机械通气时间
	侵袭性操作，特别是呼吸道侵袭性操作
	应用提高胃液 pH 值的药物（H_2 受体阻断剂、质子泵抑制剂）
	应用镇静药物、麻醉药物
	头颈部、胸部或上腹部手术
	留置胃管
	平卧位
	交叉感染（呼吸器械或手污染）

表 5-5-2　MDR 感染危险因素

分类	MDR 感染危险因素
证据充分的耐药危险因素	前 90 d 内曾静脉使用抗生素
	住院 5 d 以上发生的院内感染
	病情危重合并感染性休克
	发生院内感染前有 ARDS
	接受支持肾脏替代治疗等
可能的耐药危险因素	有 MDR 菌感染或定植史
	反复或长期住院病史
	入住 ICU
	存在结构性肺病
	重度肺功能减退
	接受糖皮质激素，或免疫抑制剂治疗，或存在免疫功能障碍
	在耐药菌高发的医疗机构住院
	皮肤黏膜屏障破坏（如气管插管、留置胃管或深静脉导管等）

四、预防及处理

1. 加强多重耐药菌医院感染管理

（1）重视多重耐药菌医院感染管理：针对多重耐药菌医院感染的诊断、监测、预防和控制等各个环节，结合本机构实际工作，制订并落实多重耐药菌感染管理的规章制度和防控措施。

（2）加强重点环节管理：特别要加大对重症监护病房（ICU）、新生儿室、血液科病房、呼吸科病房、神经科病房、烧伤病房等重点部门以及长期收治在 ICU 的患者，或接受过广谱抗菌药物治疗或抗菌药物治疗效果欠佳的患者，留置各种管道以及合并慢性基础疾病的患者等重点人群的管理力度，落实各项防控措施。

（3）加大人员培训力度：提高医务人员对多重耐药菌医院感染预防与控制认识，强化多重耐药菌感染危险因素、流行病学以及预防与控制措施等方面的知识培训，确保医务人员掌握正确、有效的多重耐药菌感染预防和控制措施。

2. 强化预防与控制措施

（1）加强医务人员手卫生。

（2）严格实施隔离措施，对于确定或高度疑似多重耐药菌感染患者或定植患者，应在标准预防的基础上实施接触隔离措施，以防止多重耐药菌传播。①尽量选择单间隔离，也可以将同类多重耐药菌感染患者或定植患者安置在同一房间，隔离房间应有相应的标识。②与患者直接接触的相关医疗器械、器具及物品（如听诊器、血压计、体温表、输液架等）应由专人专用，并及时进行消毒处理。不能由专人专用的医疗器械、器具及物品如轮椅、担架、床旁心电图机等，在每次使用后应进行擦拭消毒。③医务人员对患者实施诊疗和护理操作时，应将高度疑似或确诊多重耐药菌感染患者或定植患者安排在最后。

接触多重耐药菌感染患者或定植患者的伤口、溃烂面、黏膜、血液、体液、引流液、分泌物和排泄物时，应佩戴手套，必要时穿隔离衣，完成诊疗和护理操作后，应及时脱去手套和隔离衣，并进行手卫生。④严格遵守无菌技术操作规程。⑤加强清洁和消毒工作。

3. 合理使用抗菌药物

医疗机构应认真落实抗菌药物临床合理使用的相关规定，严格执行抗菌药物临床使用的基本原则，切实落实抗菌药物的分级管理，正确和合理地实施个体化抗菌药物给药方案。根据临床微生物检测结果，合理选择抗菌药物。严格执行围术期抗菌药物预防性使用的相关规定，以避免因抗菌药物使用不当导致细菌耐药的发生。

4. 建立和完善对多重耐药菌的监测

（1）加强多重耐药菌的监测工作：积极开展常见多重耐药菌的监测，对多重耐药菌感染患者或定植高危患者进行监测，及时采集相关标本送检，必要时开展主动筛查，以便及早发现、早期诊断多重耐药菌感染和定植情况。

（2）提高临床微生物实验室的检测能力：医疗机构应加强临床微生物实验室的能力建设，提高其对多重耐药菌检测、抗菌药物敏感性和耐药模式的监测水平。

第六节　环境表面清洁与消毒

一、环境表面清洁与消毒

1. 清洁与消毒范围

医疗环境中高频率接触的物品及仪器表面，如床栏、床头桌、呼叫按钮、监护仪、呼吸机、微量泵、门把手、计算机等，容易被患者的体液、血液、排泄物、分泌物等感染性物质污染的环境表面，如墙面、地面、玻璃窗等。

2. 清洁与消毒

（1）物品与环境消毒

①保持病房清洁、安静、舒适、布局合理，妥善将清洁区与污染区隔开，病房定时通风，遇污染随时消毒。②拖把使用完毕后及时清洗、0.5%～1.0% 的含氯消毒剂进行消毒、一个房间一块地巾。③患者使用的医疗器械及接触频次高的设备、物体表面每日用 500 mg/L 有效氯溶液进行擦拭消毒两次。

（2）床单元消毒

①耐药菌床单元消毒包括地面每日使用（500～1000 mg/L 有效氯）地巾湿式擦拭 2 次；②床栏、床头桌、吊塔每日使用 500 mg/L 有效氯湿式擦拭 2 次；③吸痰等操作后对于可能污染的仪器表面及时使用中低效消毒湿巾擦拭；④多重耐药患者使用的床单位每日进行更换，床单、被罩及病服用双层黄色垃圾袋密封好标记后，送入被服中心进行先消毒后清洗。

（3）床旁仪器的消毒

每日早晚使用含有一次性医用复方双链季铵盐消毒湿巾擦拭床旁心电监护仪、呼吸机、呼叫器、听诊器、输液泵、注射泵等仪器设备。

二、终末消毒

终末消毒是指传染源离开病房后对病房环境和所有物品的最后一次消毒。

患者的生活垃圾按医疗废物处理，使用双层黄色医疗废物收集袋封装后进行处置。多重耐药菌感染和特殊感染的患者出院后，病区环境采用过氧化氢进行喷雾的"非触式"终末消毒。床单、被罩及病服用双层黄色垃圾袋封好标记后，送入被服中心进行消毒处理；被子、床垫、枕芯送至消毒供应室进行高温消毒。

1. 过氧化氢喷雾消毒

（1）彻底清洁床旁仪器及物品表面污渍后采用 5% 过氧化氢溶液进行喷雾消毒；

（2）关闭病房层流净化系统及门窗，打开床头柜、治疗车抽屉，展开床旁隔帘，暴露各类物体表面。喷雾结束密闭 1 h 后开窗通风 30 min，排除残余消毒剂。

2. 充气式气垫床的消毒

（1）患者出院后对充气式气垫进行有效的终末消毒，避免发生交叉感染；

（2）可以使用 75% 乙醇纱布或中低效医用消毒湿巾进行擦拭；

（3）从气垫床中心点沿相关纹路，由内向外擦拭消毒；且每个位置均擦拭消毒 2 遍。

第二篇
呼吸治疗篇

第六章

气道管理技术

第一节　辅助建立人工气道

一、适应证

1. 上呼吸道梗阻；

2. 气道保护机制受损；

3. 气道分泌物潴留；

4. 呼吸衰竭需实施有创机械通气。

二、操作前准备

1. 物品准备

（1）喉镜；

（2）气管导管（检查气囊是否完好）；

（3）支气管镜；

（4）其他：气管导管导引钢丝、10 mL 注射器、液体石蜡、牙垫胶布、吸引装置、吸痰管、简易呼吸器。

2. 患者准备

（1）摆好患者体位，仰卧，垫肩，头略后仰，使口、咽部和气管呈一直线；

（2）充分吸净口腔、鼻腔中分泌物，以更好暴露声门，检查牙齿是否松动或有无义齿；

（3）监测生命体征变化；

（4）必要时镇静、镇痛、肌松。

三、操作中配合

1. 使用简易呼吸器面罩为患者加压给氧，使脉氧饱和度尽量维持在95%；插管时暂停通气。气管插管过程中密切关注患者生命体征，当患者脉氧饱和度低于90%，心率改变大于30%时，提醒医生暂缓操作，给予简易呼吸器辅助通气，待情况改善后再继续气管插管。

2. 插管过程中准备好吸痰管，随时准备清理口鼻腔分泌物。

3. 气管导管进入后，初步判断气管导管位置。一般情况下，成年男性插入深度为距门齿 22～24 cm，成年女性为 20～22 cm；拔出气管导管内导丝。

4. 将导管送入后向气囊充气，简易呼吸器辅助送气，听诊双肺呼吸音，判断双肺呼吸音是否对称，判断导管位置；使气囊压力维持在 25～30 cmH$_2$O。

5. 置牙垫于磨牙间，退出喉镜，用胶布将气管导管和牙垫一并固定。

6. 更换吸痰管后经导管吸痰。

7. 固定带妥善固定气管插管及牙垫，接呼吸机辅助通气。

四、操作后评估

床旁胸部X线片摄影，或床旁气管镜观察以确定导管位置，或听诊。

五、操作要点

插管前充分氧疗，选择合适的气管导管，动作轻柔，掌握插管适应证及确定插管后气管导管位置。

第二节　气囊压力监测

机械通气患者应定期监测气管内导管的套囊压力，进行有效的气囊压力监控，可避免由于气囊压力过低或过高产生的临床并发症。气囊充盈不足时，易出现漏气、误吸、呼吸机相关性肺炎等；气囊过度充盈时，易导致气管壁受压导致黏膜缺血性损伤，气管壁受持续气囊压迫导致气管食管瘘，拔管后发生气管狭窄等情况。

具体操作步骤：①患者需保持安静，禁止在咳嗽、翻身时进行监测；②观察患者生命体征、呼吸频率、血氧饱和度及呼吸机参数稳定；③评估气管插管或气管切开套管型号及深度情况并记录；④检查气囊测压表性能，连接一次性延长管及三通；⑤将气囊测压表连接于气管导管或气管切开套管充气口处，打开三通，调整气囊压力在适当范围内（25~30 cmH$_2$O）；⑥关闭三通，撤除气囊测压表；⑦需定时监测，4 h/次。

注：不能根据经验判定充气的指触法给予气囊充气；应使气囊充气后压力维持在25~30 cmH$_2$O；可采用自动充气泵维持气囊压；不宜常规采用最小闭合技术给予气囊充气，在无法测量气囊压的情况下，可临时采用最小闭合技术充气。

第三节　气道湿化治疗

一、机械通气患者

1. 应用主动加温湿化器，根据不同类型的湿化器准备不同的管路

（1）伺服型（如 Fisher mr730、850）：管路内安装加热导丝，湿化罐内无需安装铝芯及湿化纸；

（2）非伺服型（如 Fisher mr410、810 ）：管路内无加热导丝，湿化罐内需安装铝芯及湿化纸，将简易温度计连接于 Y 型接头吸气端。

2. 温湿度调节

（1）通过监测温度反馈调节湿化器加热程度，使人工气道开口端维持监测温度在 37℃；

（2）观察气管套管连接处，出现冷凝水提示气体相对湿度为 100%。

3. 添加湿化水

（1）以一次性输液器连接 500 mL 灭菌注射用水向湿化罐内输注灭菌注射用水；

（2）液面不得超过刻度最高限，切忌添加过多；

（3）定时查看并及时添加灭菌注射用水；

（4）每日更换一次性输液器并作标签，记录更换时间。

4. 湿化罐污染时，及时更换

二、脱机未拔管患者

1. 人工鼻（heat and moisture exchanger，HME）

1）操作前评估

（1）禁忌证：①有明显血性痰液，痰液过于黏稠（黏稠度≥Ⅱ度）且痰量过多（1 mL/h）；②小潮气量，或进行肺保护性通气策略患者；③呼出潮气量＜70% 的吸入潮气量患者（如较严重支气管胸膜瘘患者）；④分钟通气量＞10 L；⑤体温较高（≥38℃）或体温较低（＜35℃）的患者；⑥急性呼吸衰竭患者；⑦氧浓度需求高（≥40%）。

（2）根据患者情况选择合适类型的 HME：①若患者需要吸氧，选择带吸氧孔的 HME；②若患者需要呼吸道隔离，选择带过滤功能的 HME。

2）操作流程

（1）若患者脱机无需气囊充气，充分清除气囊上滞留物后予气囊完全放气；

（2）将 HME 与人工气道相连，若需吸氧，则连接氧源；

（3）询问患者主观感受；

（4）监测生命体征及氧合变化；

（5）一旦有气道分泌物污染 HME，应立即更换；

（6）更换后的 HME 不能重复使用，按照医疗垃圾处理。

2. 文丘里装置经加温湿化器吸氧

1）用物准备

（1）文丘里装置套装

包括文丘里装置、Fisher 加温湿化器（要求同上述机械通气患者使用加温湿化器）、一次性管路及一次性短管（6~8 cm）、积水杯、一次性输液器和 500 mL 灭菌注射用水。

（2）选择合适连接方式：①气切面罩：适用于金属及普通气切套管的患者；②T 管及延长管（6~8 cm）：适用于气管插管和可调节式气切套管的患者。

2）操作流程

（1）连接文丘里装置、湿化器与一次性短管；

（2）湿化器内加入灭菌注射用水；

（3）安装墙壁氧流量瓶（无需添加灭菌注射用水），选择合适吸氧浓度及流量；

（4）若患者脱机无需气囊充气，充分清除气囊上滞留物后气囊完全放气；

（5）通过气切面罩或 T 管连接人工气道与一次性短管；

（6）监测：①患者主观感受。②气道开口端温度：维持温度至 37℃；使用 Fisher MR730、850 时，从湿化器上可以直接读出；使用 Fisher MR 410 时，需用简易温度计监测。③痰液性状与量。④湿化效果：湿化罐、管路内是否有冷凝水以及积水量。

（7）当暂停使用时，关闭加热湿化器；处理管路及积水杯内冷凝水；清除湿化罐内灭菌注射用水；以无菌纱布包裹管路开口及T管或气切面罩；用干净塑料袋收纳文丘里装置套装于床旁备用，并作标签记录；若连续48 h不用，则将其消毒。

三、张口呼吸患者

可使用文丘里面罩加温加湿吸氧，操作方法同文丘里装置经加温湿化器吸氧，最终通过一次性管路接文丘里面罩与患者口鼻部相连。

第四节　雾化吸入治疗

一、操作前准备

1. 用品准备

雾化装置、氧气流量表（或空气压缩泵）、呼吸过滤器、雾化药物、听诊器、吸痰管、负压装置。

2. 患者准备

（1）查看医嘱、评估患者雾化吸入指征；

（2）向患者解释操作的目的和过程，消除患者的紧张情绪；

（3）观察并记录患者生命体征、肺顺应性、气道阻力、内源性呼气末正压及听诊肺部体征；

（4）充分清理患者气道内及口、鼻腔内分泌物；

（5）若使用人工鼻（HME），需暂时取下。

二、操作流程

1. 具备雾化功能呼吸机

（1）抽取药物置入雾化器中；

（2）若应用人工鼻，需取下人工鼻；

（3）呼吸机呼气端连接呼吸过滤器；

（4）将雾化器连接在吸气支管路距 Y 型管 15 cm 处；

（5）若出雾量较小，检查雾化器喷嘴是否阻塞；

（6）连接雾化器，启动雾化器，观察雾化器出雾量；

（7）雾化过程中，需观察患者呼气是否受阻，若存在阻塞，及时处理；

（8）雾化完毕后，取下雾化器及呼气端过滤器，若应用人工鼻则重新连接人工鼻。

2. 不具备雾化功能的呼吸机

1）喷射雾化器

（1）抽取药物置入雾化器中；

（2）调节呼吸机模式及参数：①患者条件允许情况下，为达更佳药物沉积效果，建议使用容量控制模式，使用方波，设置低流速；②适当调高呼吸机报警限设置，如潮气量高限，但气道压高限不宜调节；③适当降低吸入氧浓度和预设潮气量或吸气压力水平；④若患者出现触发不良造成通气不足现象，可更改为辅助控制通气模式或增加呼吸机支持力度。

（3）清空呼吸机管路积水；

（4）若应用人工鼻，需取下人工鼻；

（5）呼气端连接呼吸过滤器；

（6）酌情连接氧气流量表或空气压缩泵，调节流量为 6 ~ 8 L/min，观察雾化器出雾量，若出雾量较小，需检查雾化器喷嘴是否阻塞；

（7）关闭或下调呼吸机基础流速，将雾化器连接在吸气支管路距 Y 型管 15 cm 处，当存在基础气流时，将雾化器连接在加热湿化器进气口处；

（8）雾化过程中，需观察患者呼气是否受阻及过滤器是否阻塞，若存在阻塞，及时更换；

（9）雾化完毕，取下雾化装置及呼吸过滤器，恢复雾化前呼吸机参数，若应用人工鼻则重新连接人工鼻；

（10）雾化装置应用灭菌注射用水冲洗后晾干备用。

2）震动筛孔雾化器

（1）启动开关，观察雾化器出雾量；若出雾量较小，需检查雾化器筛孔是否阻塞。雾化时应注意将雾化药杯置于管路上方。雾化完毕，取下雾化装置及呼吸过滤器，注入 1 mL 灭菌注射用水进行雾化，避免筛孔阻塞。

（2）余流程同前。

3）定量雾化吸入器（metered dose inhaler，MDI）+ 储雾罐

（1）若应用人工鼻，需取下人工鼻。

（2）将储雾罐连接在吸气支管路 Y 型管处。

（3）使用前摇动并握住 MDI，使其温度接近体温，将其放在储雾罐的接口处。

（4）在呼吸机送气初摁压 MDI，两喷之间应间隔至少 15 s；雾化毕取下储雾罐。若应用人工鼻则重新连接人工鼻。

第五节　气囊上滞留物的清除

一、操作前准备

1. 用物准备

（1）简易呼吸器，注意检查其功能以及密闭性等，将安全阀打开；

（2）10 mL 注射器、吸痰管、测压表。

2. 患者准备

（1）操作前 30 min 停鼻饲；

（2）患者取平卧位或头低脚高位；

（3）充分吸引气管内及口、鼻腔分泌物。

二、操作流程

1. 两人配合，一人将简易呼吸器与患者气管导管相连；

2. 于第二次潮式呼吸（吸气末呼气初）用力挤压简易呼吸器通气（以患者潮气量 2 ~ 3 倍的通气量送气）；

3. 同时，另一人将气囊完全放气，在简易呼吸器送气末将气囊充气；

4. 再次吸引口鼻腔内分泌物，可反复操作 2 ~ 3 次，直到完全清除气囊上滞留物为止；

5. 将患者体位恢复至半卧位，测量并维持气囊压于 25 ~ 30 cmH$_2$O。

三、操作要点

两人配合协调，有无菌观念，能准确判断呼吸节律，简易呼吸器操作时无明显对抗。

第六节　气囊漏气实验

目的：用于评估上气道阻塞情况，降低再插管率。

一、操作前准备

1. 用物准备

简易呼吸器、20 mL 注射器、吸痰管、测压表；

2. 患者准备

充分清除口鼻腔及气囊上滞留物。

二、操作流程

1. 将模式更换为容量 – 辅助 / 控制通气（Volume-assist/ controlled ventilation，V-A/C），根据患者情况设置合理潮气量；

2. 将监测波形更换为容量 – 时间（V-T）曲线，监测吸入和呼出潮气量，保证吸入和呼出潮气量之差小于 20 mL；

3. 将气囊完全放气，待患者稳定后，连续记录 5~6 次呼出潮气量的大小，取其中最小 3 个数的平均值；

4. 计算吸 – 呼潮气量的差值或相差率，并据此判断气囊漏气试验是否阳性；

5. 将气囊充气，测量并维持合适气囊压；

6. 恢复原模式及参数。

三、结果评判

1. 气囊漏气试验阳性标准（成人）：①吸 – 呼潮气量的差值≤ 110 mL；②（吸气潮气量 – 呼气潮气量）/ 吸气潮气量≤ 15%；

2. 阳性结果的患者再插管率较高，不建议立即拔管。

四、操作要点

注意监测患者的生命体征、呼吸力学及主观感受，如有不适应及时停止。

第七节　机械通气患者床旁电子气管镜检查的辅助操作流程

一、适应证

1. 诊断气管插管或气管切开套管相关问题（气管损伤，气道阻塞或插管的位置）。

2. 困难气管插管。

3. 气道治疗

（1）清除可疑分泌物或黏液栓造成的叶或段性肺不张；

（2）获取下呼吸道分泌物，肺泡灌洗液和活检标本以进行细胞学，组织学和病原学检查；

（3）钳取异物、注入药物等。

二、禁忌证

1. 无法纠正的凝血障碍或出血体质；

2. 严重的气道阻塞性疾病；

3. 顽固的低氧血症；

4. 血流动力学不稳定包括心律失常；

5. 肺功能严重损害；

6. 全身脏器或其他脏器严重衰竭者；

7. 主动脉瘤有破裂风险者等。

注：若情况紧急，须由上级主管医师做出风险－效益评价。

三、检查前准备

1. 向患者及家属解释气管镜检查的必要性和存在的风险，签署知情同意书；

2. 停用鼻饲至少 1 h，以免误吸；维持气囊压力在 25～30 cmH_2O；

3. 检查前 15 min 调节吸氧浓度至 1.0，若脉氧饱和度仍低于 90%，则应暂缓检查；

4. 根据患者病情治疗需要，选择合适型号的气管镜或人工气道；

5. 对于气管插管患者，应用材质较硬的牙垫（或管径大于气管插管的注射器）置于上下门牙之间，保留导管外露长度为 6 cm，同时避免气管镜在检查过程中受损；

6. 连接呼吸机及人工气道；

7. 若无禁忌，患者取平卧位，充分清除口、鼻腔及气囊上滞留物，并将气囊压力适当增大；

8. 准备无菌手套、无菌纱布、石蜡油、酶洗液、10 mL/20 mL 注射器、痰液收集器、标本瓶、活检钳、0.9% 氯化钠注射液、利多卡因、镇静药物、止血药物等，检查负压吸引是否通畅，并调节吸引压力 ≤ 150 mmHg；

9. 对于气道痉挛明显或存在气道高反应性的患者，在检查前 5 ~ 10 min 进行万托林雾化吸入，同时准备接近体温的温盐水，必要时可断开呼吸机操作；

10. 适当镇静，监测神志、血压、心率、呼吸及脉氧，根据自主呼吸能力决定是否更改通气模式。

四、操作流程

1. 适当下调呼气末正压（positive end-expiratory pressure，PEEP）水平，根据患者情况上调吸氧浓度以保证操作期间氧饱和度维持在 95% 以上，并设置压力报警限至 40 cmH$_2$O，适当上调呼吸频率和下调潮气量报警限；

2. 气管镜经气管插管 / 套管进入，操作宜轻柔迅速，每次操作不宜超过 10 min；注意监测各项生命体征；

3. 监测生命体征、呼吸力学，若出现心律增加 > 20%，呼吸频率增加 > 20%，脉氧饱和度 < 85% 需立即终止检查；

4. 结束检查后用酶洗液冲洗气管镜的活检管道，及时送往气管镜室消毒备用；同时将患者姓名及 ID 号、手术医师、检查项目、气管镜型号、感染指标是否阳性等记录在表格中。

五、操作后注意事项

1. 恢复患者体位；

2. 恢复呼吸机参数设置；

3. 监测生命体征、肺部体征、呼吸力学、气道分泌物，必要时复查血气及胸片；

4. 整理物品，垃圾分类回收；

5. 擦拭气管镜主机并将其推回原位备用;

6. 结束检查后,值班呼吸治疗师或经治医师将污染气管镜送至指定地点消毒。

第七章

RICU 呼吸支持技术

第一节　氧疗方式的选择与实施

一、概述

　　氧气治疗是最基础的呼吸支持方式，通过提升吸入气体的氧浓度快速改善呼吸困难的症状，保护重要的脏器功能。氧疗是指通过吸氧，提高动脉血氧分压（arterial partial pressure of oxygen，PaO_2）和动脉血氧饱和（arterial oxygen saturation，SaO_2），增加动脉血氧含量（arterial oxygen content，CaO_2），纠正各种原因造成的缺氧状态，促进组织的新陈代谢，维持机体生命活动的一种治疗方法，是治疗各种原因引起缺氧的基本手段。对危重患者进行及时有效的氧疗是抢救患者成功与否的关键环节。

二、氧疗方式的选择

1. 鼻导管

　　适用于氧气流量 ≤ 6 L/min，吸氧浓度 =（21+4 × 氧气流量）%

　　（1）适应证：手术后稳定的患者和长期氧疗的患者。

　　（2）禁忌证：分钟通气量较大的患者，难以满足高的吸氧浓度需求；鼻道完全梗阻的患者。

2. 储氧面罩

　　$FiO_2 > 50\%$，适用于对氧浓度需求较高，无需精确控制吸氧浓度患者。

（1）适应证：Ⅰ型呼吸衰竭患者。

（2）禁忌证：①心脏骤停，需要紧急气管插管患者；②自主呼吸微弱、昏迷患者；③无法佩戴面罩，如面部严重畸形；④通气功能障碍（pH < 7.30）；⑤极重度Ⅰ型呼吸衰竭（PaO_2/FiO_2 < 60 mmHg）。

3. T 管 / 气切面罩

脱机未拔管患者。

（1）适应证：气管切开患者。

（2）禁忌证：①心脏骤停，需要紧急气管插管患者；②自主呼吸微弱、昏迷；③通气功能障碍（pH < 7.30）；④极重度Ⅰ型呼吸衰竭（PaO_2/FiO_2 < 60 mmHg）。

4. 高流量氧疗

可提供精确稳定的吸氧浓度，低水平气道正压，减少患者上呼吸道死腔。提供最佳温湿度气体，改善气道情况，可用于鼻塞、面罩、气切多种吸氧方式。

（1）适应证：①轻 - 中度Ⅰ型呼吸衰竭（100 mmHg ≤ PaO_2/FiO_2 < 300 mmHg）；②轻度呼吸窘迫（呼吸频率 > 24次/min）；③轻度通气功能障碍（pH ≥ 7.30）；④对传统氧疗或无创机械通气不耐受或有禁忌证的患者。

（2）相对禁忌证：①重度Ⅰ型呼吸衰竭（PaO_2/FiO_2 < 100 mmHg）；②通气功能障碍（pH < 7.30）；③矛盾呼吸；④气道保护能力差，有误吸高危风险；⑤血流动力学不稳定，需要应用血管活性药物；⑥面部或上呼吸道手术不能佩戴高流量患者；⑦鼻腔严重堵塞；⑧高流量不耐受。

（3）绝对禁忌证：①心跳呼吸骤停，需要紧急气管插管有创机械通气患者；②自主呼吸微弱、昏迷；③极重度Ⅰ型呼吸衰竭（PaO_2/FiO_2 < 60 mmHg）；④通气功能障碍（pH < 7.25）。

（4）临床应用：①Ⅰ型呼吸衰竭：温度设置范围为 31 ～

37℃，依据患者舒适性和耐受度以及痰液黏稠度适当调节。流速初始设置为 30 ～ 40 L/min，根据患者耐受性和依从性调节。氧浓度：滴定氧浓度维持脉氧在 92% ～ 96%，结合血气分析动态调整；若没有达到氧合目标，可逐渐增加吸气流速提高氧浓度至最高 100%。②Ⅱ型呼吸衰竭：温度设置范围为 31 ～ 37℃，依据患者舒适性和耐受度以及痰液黏稠度适当调节。流速初始设置为 20 ～ 30 L/min，根据患者耐受性和依从性调节，若患者 CO_2 潴留明显，流速可考虑设置为 45 ～ 55 L/min 甚至更高，达到患者能耐受的最大流量。氧浓度：滴定氧浓度维持脉氧在 88% ～ 92%，结合血气分析动态调整。

三、高流量呼吸湿化治疗仪操作方法

1. 开机

（1）连接电源和氧气源；

（2）安装湿化罐、灭菌注射用水、管路接头，观察湿化罐中的水量；

（3）连接患者端；

（4）按开机键，打开机器，进入预热界面；

（5）设置参数；

（6）连接患者。

2. 关机

（1）取下患者端；

（2）费雪派克高流量湿化治疗仪需要关闭氧气流量计，待治疗机上氧浓度降至 21% 后，按开关机键关机；斯百瑞高流量湿化治疗仪长按电源键进入待机界面即可（图 7-1-1、图 7-1-2）；

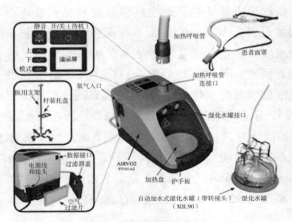

图 7-1-1 显示费雪派克高流量湿化治疗仪结构

注：上图包括主机、湿化罐、管路、鼻塞。

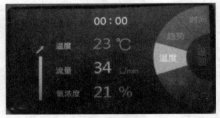

图 7-1-2 显示斯百瑞高流量湿化治疗仪操作界面

注：上图主要包括参数有温度、流速、氧浓度。

（3）断开患者端及管路连接，从治疗仪上取下呼吸管路；待治疗仪稍凉后，取下湿化水罐。

3. 消毒

（1）连接消毒管路、擦拭设备外表面；

（2）开机自动进入消毒界面。

四、氧疗的实施

根据患者病情、呼吸衰竭类型、脉氧饱和度选择合适的氧疗装置,并根据脉氧饱和度反馈调节 FiO_2。如慢性阻塞性肺疾病患者可采用高流速、低吸氧浓度,控制患者脉氧饱和度在 88% ～ 92% 即可。

第二节　无创机械通气的常用模式及参数设定

无创机械通气(non-invasive mechanical ventilation,NIV)是指不经过人工气道给予患者进行机械通气支持。相对于有创通气而言,无创通气最主要的优势在于预防气管插管(ETI)相关并发症,减少患者不适,维持自主的气道保护机制。

一、适应证

1. 无创主要适合于轻中度呼吸衰竭的患者

2. 有需要辅助通气的指标

①中至重度的呼吸困难表现为呼吸急促(COPD 患者的呼吸频率＞ 24 次 /min,充血性心力衰竭患者的呼吸频率＞ 30 次 /min);动用辅助呼吸肌或胸腹矛盾运动;②血气异常(pH 值 ＜ 7.35,$PaCO_2$ ＞ 45 mmHg,或氧合指数＜ 200 mmHg)。

3. 排除应用无创的禁忌证

二、禁忌证

相对禁忌:心跳或呼吸停止、自主呼吸微弱、昏迷、误吸危险性高、呼吸道保护能力差、合并其他器官功能衰竭、未引流的气胸、颈部和面部创伤、烧伤及畸形、食道及胃部手术、上呼吸道梗阻、明显不合作或极度紧张、严重低氧血症(PaO_2 ＜ 45 mmHg)、严重酸中毒 (PH ≤ 7.20)、严重感染、气道分泌物多或排痰障碍等。

三、无创机械通气常用模式

1. 持续气道正压通气（continuous positive airway pressure，CPAP）

CPAP 模式为单水平正压通气，无论在吸气还是呼气，呼吸机均保持气道压力在恒定的设定值 CPAP，此时呼吸机没有做功。通气过程由患者自主呼吸完成，同时控制呼吸的频率和深度。流量传感器和压力传感器对患者的吸气努力和呼气做出应答，增加或减少流经回路的气流以维持稳定的压力水平。其基本特性和作用与 PEEP 相似。

2. 自主 / 时控模式（S/T）

在 S/T 模式下，有两个压力水平，即吸气相气道正压（IPAP）和呼气相气道正压（EPAP），吸气时给予 IPAP，呼气时给予 EPAP，两个压力水平的差值决定了每次辅助呼吸的压力支持水平。除此之外，还需设置呼吸频率及吸气时间。如果患者自主呼吸较强，超过设定的呼吸频率，则自主模式为主，患者自主决定呼吸频率及吸气时间；如果患者无自主呼吸或较弱，则时控模式为主，实际频率等于设定频率。

3. 压力控制通气（pressure control ventilation，PCV）

PCV 模式为压力控制、时间切换，压力波形为梯形或方形，流量为递减波。此模式下设定 IPAP、EPAP 及呼吸频率，但如果患者的自主呼吸能力较强，超过预设频率，则为辅助通气，但吸气时间仍为设定的吸气时间；反之，如果患者无自主呼吸或较弱，自主呼吸频率低于预设频率，则为控制通气，实际监测的呼吸频率等于预设频率。

4. 平均容量保证压力支持模式（AVAPS）

AVAPS 需要设置的参数主要有：潮气量、频率、吸气时间、EPAP、最低压力、最高压力。呼吸机根据测量的同期容积与设定的目标潮气量，在设定的最高压力与最低压力之间自动调节吸气相气道正压，从而保证患者的平均潮气量。AVAPS 模式下的呼吸频率与吸气时间与 S/T 模式相同。

四、参数设定原则

1. 潮气量

潮气量的设定需要根据患者的身高及标准公斤体重计算，一般成人的目标潮气量为 8 ~ 10 mL/kg。

2. 压力

（1）IPAP

IPAP 与 EPAP 的差值决定了每次呼吸的压力支持水平，IPAP 的调节需要满足患者的目标潮气量，但一般不超过 25 cmH_2O，一旦超过此压力，食道括约肌开放，容易引起患者的腹胀；

（2）EPAP

一般的 EPAP 设定需要根据患者的潮气量、SpO_2 及舒适度等进行，但对于 COPD 患者，有内源性 PEEP 的患者需要滴定患者的内源性 PEEP，EPAP 设置为 70% ~ 80% 的内源性 PEEP，以减少患者的吸气做功及呼吸肌疲劳，促进二氧化碳的排出。

3. 吸气时间

吸气时间一般为预设值，只有在控制通气时才能控制患者的吸气时间，根据患者的疾病种类不同，需要设置不同的吸气时间。例如在 COPD 患者中，需要减少吸气时间，延长呼气时间，尽量保证二氧化碳的排出。

4. 压力上升时间

压力上升时间为患者触发吸气后，压力由 EPAP 上升到 IPAP 所用的时间，一般为 5 个挡位，挡位越高，压力上升时间越短。对于急性呼吸窘迫综合征的患者，吸气流速要求较高，所以需要设定较短的压力上升时间；对于初次使用无创呼吸机的清醒的患者，可能需要设定适当的压力上升时间以保证患者的舒适度。

五、不同疾病患者中的应用

1. 在 ARDS 患者中的应用

对于轻症 ARDS 患者，使用无创通气可以降低患者气管插管率及病死率。另外，由于 ARDS 的病因和疾病严重程度各异，无创通气一旦失败，患者病死率高达 60% ~ 70%。

2. 在 AECOPD 患者中，出现以下情况时可以考虑使用无创通气

（1）呼吸性酸中毒（pH≤7.35 或合并 $PaCO_2$＞45 mmHg）；

（2）严重呼吸困难合并临床症状提示呼吸肌疲劳、呼吸功增加；

（3）虽然持续氧疗，但仍然有低氧血症。

3. 在稳定期 COPD 患者中，出现以下情况时可以考虑使用无创通气

（1）伴乏力、呼吸困难、嗜睡等症状；

（2）气体交换异常，$PaCO_2 \geqslant 55$ mmHg 或在低流量给氧情况下 $PaCO_2$ 为 50 ~ 55 mmHg，伴有夜间 $SaO_2 < 88\%$ 的累计时间占监测时间的 10% 以上。

4. 拔管后序贯

对于 AECOPD 的患者，从有创到无创的序贯撤机是一种有价值的支持方法，不仅能够降低病死率、减少入住 ICU 和住院的时间，同时也能减少机械通气的持续时间。其中大多数此类研究都通过 AECOPD 患者完成，而患有其他疾病患者的治疗价值还尚不明确。

5. OSAS

对于阻塞性睡眠呼吸暂停综合征（obstructive sleep apnea syndrome，OSAS）患者，单纯 CPAP 即可提供有效治疗。无创

通气可以打开阻塞的气道，保证患者通气量，降低其呼吸衰竭的发生概率。对于 OSAS 合并 COPD 的患者，进行连续气道正压通气（CPAP）可以明显获益，能够改善患者的生存质量，降低患者住院风险。

6. 免疫抑制患者

对于化疗或器官移植、骨髓移植患者，使用无创通气可以降低患者的气管插管率，进而避免有创机械通气的并发症。这类患者中，具有使用 NIV 指征的患者可早期使用 NIV，建议在 ICU 密切关注下使用无创通气。

7. 心原性肺水肿

对于心原性肺水肿的患者，使用无创通气可给予患者一定程度的支持，显著降低患者呼吸频率，除此之外还可增加氧合指数、改善患者血流动力学状态并降低患者气管插管率和病死率。

8. 哮喘

NIV 可有效用于哮喘发作的呼吸支持，改善患者呼吸困难程度和呼吸功能，降低气管插管率及缩短住院时间。如果发现有进行性加重的征象应及时插管。

9. 疾病终末期

如果患者或家属拒绝气管插管或者患者需要姑息性治疗时，使用无创通气可以减轻呼吸困难的症状。

10. 辅助气管镜检查

对于有呼吸困难、低氧血症和高碳酸血症的患者，NIV 可以应用于辅助气管镜检查的操作过程中，能够改善低氧血症和降低气管插管风险。

11. NIV 联合康复

康复运动期间，使用 NIV 可增加运动的持续时间和强度，对呼吸功能重度受损的患者尤其有效。

第三节　有创机械通气的常用模式及参数设定

有创机械通气是一种通过人工气道，利用呼吸机为患者提供具有不等水平的压力、流速和氧浓度气体的呼吸支持手段。常见的4种有创机械通气基础模式分别为容量辅助/控制通气、压力辅助/控制通气、同步间歇指令通气、压力支持通气。

一、适应证

有创机械通气具有广泛的适应证，以下为有创机械通气常见适应证。

1.心肺复苏

因各种原因造成的急性心搏骤停，在经过短时的紧急抢救后应迅速建立人工气道，进行有创机械通气。

2.急、慢性呼吸衰竭

包括ARDS、严重哮喘发作、COPD等呼吸系统疾病引起的严重呼吸衰竭等。

3.神经肌肉疾病

如重症肌无力、脊髓灰质炎、颅神经损伤等，导致呼吸肌无力或麻痹。

4.中枢神经系统疾病

如脑卒中、中枢性呼吸衰竭等，导致呼吸中枢失调或损伤。

5.围术期

手术后由于麻醉或手术部位的影响导致呼吸功能受限。

6.其他疾病

如肺栓塞、肺水肿、肺炎等严重肺部疾病，经过药物治疗和其他非侵入性通气方法后无法纠正氧合和通气异常。

二、禁忌证

在一些特殊情况下不适合使用有创机械通气，但如果出现致命性通气和氧合障碍时，应积极处理原发病，同时应用有创机械通气。以下是常见的有创机械通气的相对禁忌证。

1. 未经处理的气胸及纵隔气肿；

2. 肺大疱和肺囊肿；

3. 严重肺出血及大咯血；

4. 未处理的低血容量性休克未补充血容量；

5. 气管 – 食管瘘等。

三、有创机械通气常用模式

1. 容量辅助 / 控制通气

容量辅助 / 控制通气（volume assist-control ventilation，V-A/CV）：以容量为目标的允许患者自主吸气触发的控制模式。潮气量（tidal volume，Vt）、呼吸频率（respiratory rate，RR）、吸呼气时间比（I∶E）或吸气时间（Ti）完全由呼吸机控制（图7-3-1）。

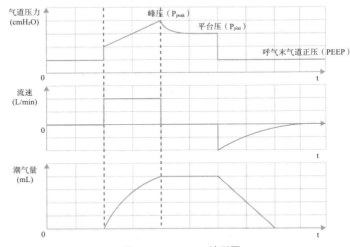

图 7-3-1　V-A/CV 波形图

注：上图为 V-A/CV 模式的波形图，由上至下分别为压力 - 时间曲线图，流速 - 时间曲线图，潮气量 - 时间曲线图。

当患者自主 RR 低于预设 RR 或患者吸气努力不能达到吸气触发灵敏度为控制通气，患者吸气能触发呼吸机送气时为辅助通气。预设 RR 为背景频率，起"安全频率"作用，有利于防止通气过度或不足，也有利于改善人机配合。

使用 V-A/CV 模式进行通气时，每一次吸气和呼气阶段（不论是患者触发还是时间触发）都是控制通气，呼吸机将按照预设潮气量和吸气时间等设定值进行气体输送。

V-A/CV 通常按照恒定流速进行送气，也被称为方波，容易产生较高的气道峰压，出现人机对抗。部分呼吸机的 V-A/CV 模式也可以选择递减流速波形，被称为递减波形，气道峰压相对较低，但计算流速时更为复杂。

2. 压力控制通气

压力辅助 / 控制通气（presser assist-control ventilation，P-A/CV）：是以气道压力为目标的允许患者自主吸气触发的控制模式。由临床人员设置最小呼吸频率、触发灵敏度和吸气压力水平。当患者吸气不能触发呼吸机送气时为控制通气；患者吸气能触发呼吸机送气时为辅助通气。其压力、流速、潮气量随时间变化的曲线如图 7-3-2 所示。

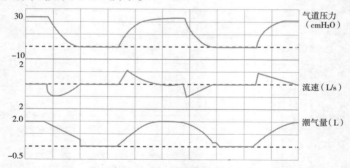

图 7-3-2　压力控制通气波形图

注：上图为 P-A/CV 模式的波形图，由下向上分别为潮气量 - 时间曲线图，流速 - 时间曲线图，压力 - 时间曲线图。

使用 P-A/CV 模式进行通气时，每一次呼吸（不论是患者触发还是时间触发）均为控制通气，呼吸机按照预设压力和吸气时间进行气体输送。Vt 会受患者的肺顺应性、阻力、自主吸气努力和设置压力的影响。

3. 同步间歇指令通气

同步间歇指令通气（synchronized intermittent mandatory ventilation，SIMV）通过预先设定 RR 决定呼吸周期，将呼吸周期时间的前 / 后 25% 设定为控制通气的触发窗。当患者在触发窗内能触发呼吸机送气，呼吸机将按照设定参数进行控制通气。否则呼吸机将会在触发窗结束后按照设定参数进行控制通气（图 7-3-3）。

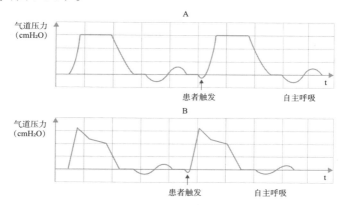

图 7-3-3　同步间歇指令通气

注：上图显示的是 VC-SIMV 和 PC-SIMV 在压力 - 时间波形中的不同。其中 A 显示的是 PC-SIMV，B 显示的 VC-SIMV。

在进行过一次控制通气后，呼吸机允许患者进行没有额外压力支持的自主呼吸，直至下一个呼吸周期。SIMV 根据指令通气分为定容型同步间歇指令通气（volume-controlled synchronized intermittent mandatory ventilation，VC-SIMV）和定压型同步间歇指令通气（pressure-controlled synchronized intermittent mandatory ventilation，PC-SIMV）。

VC-SIMV 控制通气部分与 V-A/CV 模式相似，需要设定吸气过程中潮气量和吸气时间（吸气时间包含送气时间和吸气屏气时间）。PC-SIMV 与 P-A/CV 模式类似，需要设定每次控制通气的吸气压力、吸气时间等常规参数。

目前，SIMV 模式通常和自主通气模式结合，多为 PSV 模式，为患者在自主呼吸阶段提供压力支持。随着 SIMV 模式逐步降低预设 RR，患者自主呼吸做功时间逐渐延长，逐步适应脱离机械通气。

4. 压力支持通气

压力支持通气（pressure support ventilation，PSV）是一种自主支持通气模式，需要患者通过自主吸气努力触发呼吸机送气。呼吸机会提供吸气支持压力，并维持此压力直到吸气流速降至吸气峰流速的预设百分比时（多为 20% ~ 25%）切换为呼气（图7-3-4）。

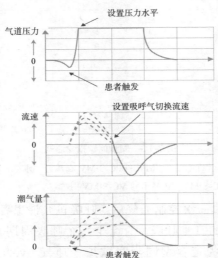

图 7-3-4　压力支持通气波形图

注：上图为 PSV 模式的波形图，由上至下分别为压力 - 时间曲线图，流速 - 时间曲线图，潮气量 - 时间曲线图。

临床需设置吸气压力、吸气触发灵敏度、吸呼气流速切换和 PEEP，而 RR、吸气流速及吸气时间则由患者决定，因此会产生较好的人机协调性。但 Vt 受支持压力水平、患者呼吸力学和自主吸气努力等因素影响。

四、参数设置

1. 吸气触发灵敏度

常规为压力触发和流速触发，触发灵敏度过高会导致触发困难，过低则会导致误触发。压力和流速触发灵敏度设置水平相同，常规为 1~2（cmH$_2$O 或 L/min），自主吸气努力较弱的患者可以适当下调触发灵敏度水平。使用压力触发时容易因管路积水、管路抖动等因素出现误触发。

2. 潮气量、压力水平和呼吸频率

健康成年人正常自主呼吸时 Vt 为 8~10 mL/kg，自主 RR 为 12~18 次/min。设置 Vt 时应维持平台压 ≤ 30 cmH$_2$O，可减少由于肺泡过度膨胀相关的损伤效应。建议成年患者 Vt 在 5~8 mL/kg 理想体重（IBW），不建议超过 9~10 mL/kg。小潮气量（4~8 mL/kg）对限制性疾病有益，有助于避免压力过高和肺泡过度膨胀。但 < 4 mL/kg 的潮气量可导致肺不张。

3. 吸气时间和吸气流速

正常设置的吸气时间约为 1 s（范围为 0.8~1.2 s），吸呼比为 1:2 或更低（通常为 1:4）。

V-A/CV 模式需要通过设定流速间接满足以上两点。选择方波时流速初始设定值为 50 L/min 左右（一般为 40~60 L/min），递减波则一般为 60~90 L/min。需要注意高流速可缩短 Ti，产生较高的峰压，气体分布较差。低流速会延长 Ti，降低峰压，增加平均气道压，改善气体分布。

4. 呼气末气道正压

呼气末气道正压（positive end-expiratory pressure，PEEP）

存在于所有通气模式中，可以扩张气道，防止肺泡塌陷，改善肺换气功能，但会影响到呼气末肺内压力和容积、气道峰压、平台压。过高的 PEEP 水平（ > 15 cmH₂O）不仅会对循环造成影响，也会抬高平台压，增加呼吸机相关性肺损伤的风险。

对于 ARDS 患者，需要设置个体化的 PEEP，目前临床中设置 PEEP 常用的方法有 ARDSnet 提出的 FiO₂/PEEP 表、跨肺压法、EIT 法、最佳氧合法、最佳顺应性法、P-V 曲线法。

5. 吸氧浓度

应根据患者基础病情、动脉血氧分压和 SpO₂ 等观察指标调节吸氧浓度（FiO₂）。常规患者维持 SpO₂ 在 95% 以上即可，慢性阻塞性肺疾病患者维持 SpO₂ 在 88% ~ 92% 即可。

五、有创机械通气监测

在涉及到强制控制 Vt 的模式时，如 V-A/CV 和 VC-SIMV，监测的重点应为气道压力变化。峰压、平台压和平均气道压，其会随着患者的气道阻力和呼吸系统顺应性而改变。尤其是气胸或者气道阻塞患者，要快速识别压力的异常升高。

使用压力控制类通气模式时，如 P-A/CV、PC-SIMV，监测的重点是潮气量的变化。对于没有自主呼吸的患者，潮气量和分钟通气量的低限报警值应低于平均值的 50%；对于有自主呼吸的患者，潮气量过低报警较分钟通气量更重要，因为患者可以通过增加 RR 代偿潮气量下降带来的影响，保持分钟通气量的稳定。

对于自主通气模式，如 PSV、ASV 模式，由于没有时间触发，因此自主呼吸能力较弱或呼吸节律不稳定的患者可能会存在触发不良现象导致无法有效触发呼吸机送气，从而发生低通气或窒息；在临床中需监测 Vt 和 RR。

六、机械通气新模式

目前，临床中常规的机械通气模式大多需要临床医生在吸气和吸－呼气转换阶段设定单一的控制变量，这些传统模式在每个阶段只需要设定单一的目标变量，即对流速、压力、容量这三种变量进行控制。

然而随着对机械通气探索的不断深入，如何更好地达到人机同步的效果、满足机械通气患者的病理生理需求、减少机械通气对患者的影响是促进机械通气新模式产生的三大原则。

1. 双重控制模式

为了达到更好的人机配合度，减少呼吸机相关性肺损伤的发生。在机械通气时同时控制两个目标量的双重控制模式应运而生。这类模式需要临床医生预先设定目标潮气量，呼吸机通过监测计算患者前几次呼吸过程中顺应性、压力、气体流速的变化，在一定范围内自动调节吸气阶段的压力水平，如压力调节容量控制通气（PRVC），和容量保证压力支持通气（AVAPS）等。双重控制模式同样可以联合常规通气模式，提高人机配合度，如流量适应性容量控制通气（A/C+autoflow）、自主呼吸模式等。

2. 吸气努力反馈系统

吸气努力反馈是一类根据患者自身吸气努力程度提供等比例支持的新型反馈模式，与传统模式相比均能改善患者的舒适度，改善人机同步性。

（1）成比例辅助通气（PAV）：呼吸机通过测量计算患者吸气流速、呼吸顺应性和阻力，再按预先设定的吸气努力与辅助水平的比例进行相对应的压力和吸气流速输送，不适合需要持续重度镇静或神经肌肉阻滞的患者。

（2）神经调节辅助通气（NAVA）：通过专用的食管导管监测患者的膈肌肌电信号保证呼吸机在患者呼吸的三个阶段(吸气触发，吸气和吸－呼转换)完美同步。与 PAV 一样，NAVA

模式需要按照肌电信号强度进行成比例设定，以保证在患者吸气阶段提供恰当的压力支持和吸气流速。由于 NAVA 模式是通过检查神经肌肉电信号进行辅助通气，理论上人机同步性更好，更符合呼吸生理需求，但仍需要更多的临床试验证实。

3. 闭环通气（close loop mechanical ventilation，CLMV）

闭环通气是指呼吸机根据预设的不同限值，结合机械通气过程中监测到的多方面数据，最终通过内部算法自动调节呼吸机辅助支持水平，目前分为两种。

第一种是呼吸机根据患者通气时监测到的呼吸机相关参数（如顺应性、气道阻力、RR、潮气量、呼末二氧化碳分压等）自主调节呼吸机对患者的辅助支持水平，为患者提供最舒适的机械通气支持。常见的模式有适应性支持通气（ASV）、SmartCare PS 和自动导管补偿（ATC）三种。

第二种闭环通气也被称为部分闭环通气系统，通过监测患者通气时相关生理指标等变化(如呼吸系统顺应性、呼吸机波形、SpO_2、功能残气量等），为临床医生提供调整方案，如根据功能残气量的变化滴定适合该患者的 PEEP 水平、根据患者呼吸机支持水平提供撤离机械通气方案（SmartCare）等。

闭环通气系统可以一定程度地减少医生调节呼吸机次数，缩短机械通气时间，增加长期机械通气患者的安全性。但并不代表这种调整方案就是完美的，应该了解推荐方案背后的生理学意义，结合临床进行分析。

第四节　机械通气患者的呼吸力学测定

一、概述

1. 呼吸力学

通过呼吸机或其他监测设备对肺顺应性、气道阻力、平台压、跨肺压等呼吸系统指标进行监测的过程。

2. 意义

①反映肺部病情变化；②指导呼吸机参数的调整；③更好地实施肺保护性通气策略，预防呼吸机相关性肺损伤。

二、理论基础

1. 气道阻力（airway resistance，Raw）

对于机械通气的患者，气道阻力包括人体气道＋人工气道，具有流速依赖性和容积依赖性。

$Raw=8\eta l/(\pi r^4)$ 正常值 1~3 cmH$_2$O/（L·s）

η 为流体黏滞度；r 为管道半径；l 为管道长度。

影响气道阻力增加的原因有管腔狭窄、扭曲、痰痂形成、气道痉挛、分泌物增加。

2. 顺应性（compliance）

指单位压力改变所引起的肺容积的变化。机械通气过程中测得的顺应性为呼吸系统总顺应性（respiratory compliance，C$_{rs}$），但绝大多数情况下，患者胸廓顺应性比较固定，故可用测得的 C$_{rs}$ 变化反应肺顺应性变化。

$C=\Delta Vt/\Delta P$　　正常值为 100 mL/cmH$_2$O

影响肺顺应性降低的原因有肺水肿、实变、纤维化、肺不张，气胸、胸腔积液，脊柱侧弯或其他胸壁畸形，肥胖腹胀，动态肺充气。

3. 内源性 PEEP

由于各种原因，在呼气时间内肺内气体呼出不完全，导致气体陷闭，此时呼气末尚存在动态弹性回缩力，在有效呼气时间内不足以完全排空吸入肺内的气体，即呼气末肺容积＞弹性平衡容积，形成动态肺过度充气（dynamic lung hyperinflation，DPH）。DPH 时呼气末肺泡内残留的气体过多，呼气末肺泡内呈正压，成为内源性 PEEP（PEEPi）。动态过度充气和气体陷闭是 PEEPi 产生的重要基础。

其实质是由于气流阻力增大、小气道闭陷、气流受限、呼气时间缩短等综合因素导致呼气末功能残气量增加和肺泡腔内压高于环境压力。被动通气时，即使没有生理性气体陷闭，呼气时间不足也可产生动态过度充气；而肥胖和 ARDS 患者在平卧位时即可发生气体陷闭，当给予适度的吸气压后，气体陷闭可以消失。

PEEPi 的影响有以下几方面。①胸内压增高，影响血流动力学，使静脉回心血量降低，容易造成低血压和肺气压伤；②增加呼吸功，导致呼吸窘迫，患者在触发机械通气时必须先克服 PEEPi 后才能产生吸气负压；③破坏人机协调性，干扰呼吸机触发，影响血流动力学及呼吸系统力学监测。

三、操作步骤

1. 呼吸机准备

（1）呼吸机正确连接管路；

（2）呼吸机管路无积水无漏气；

（3）调节为 VCV 模式，流速波形为方波，PEEP 调整为 0，参数包括 Vt、流速（flow）、呼吸频率、吸气时间。

2. 患者准备

（1）充分清除气道分泌物及囊上分泌物；

（2）充分镇静，必要时使用肌松剂，要求患者无自主呼吸。

3. 测量过程

（1）吸气末屏气 3~5 s 测其平台压（platform pressure，P_{plat}）；

（2）呼气末屏气 3~5 s 测其 PEEPi；

（3）冻结屏幕，读取峰压（peak pressure，P_{peak}）、平台压（P_{plat}）、PEEPi 参数；

（4）记录参数，结束测量，恢复原模式及参数（图 7-4-1）。

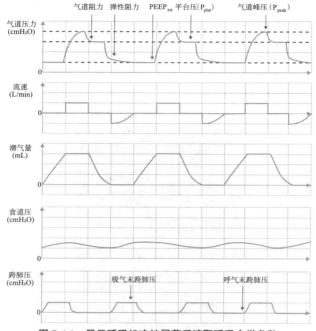

图 7-4-1 显示呼吸机冻结屏幕后读取呼吸力学参数

注: 上图显示冻结波形后, 从压力时间曲线, 读取峰压(P_{peak})、平台压(P_{plat})、PEEPi 参数, 及参数之间的关系。

四、计算过程

1. 气道阻力(Raw) = (P_{peak} – P_{plat}) /Flow

2. 呼吸系统顺应性(C_{rs}) =Vt/ (P_{plat} – $PEEP_i$)

3. P_{peak} = Flow × Raw + Vt/C_{rs} + $PEEP_{tot}$

（ $P_{总}$ =流速 × 气道阻力 + 潮气量 / 顺应性 +$PEEP_{tot}$ ）

五、临床示例

患者男性, 60 岁, 诊断为肺炎, 气管插管后以 VCV 模式进行呼吸力学监测（图 7-4-2）, 设置参数, 其中 Vt 为 400

mL，Flow 为 30 L/min，监测参数方面，P_{peak} 为 32.2 cmH_2O，P_{plat} 为 26.7 cmH_2O，$PEEP_{tot}$ 为 1.3 cmH_2O。

气道阻力（Raw）=（P_{peak} – P_{plat}）/Flow=（32.2 cmH_2O – 26.7 cmH_2O）/（30 L/60 s）=13.8 cmH_2O/（L·s）

呼吸系统顺应性（C_{rs}）=Vt/（P_{plat} – $PEEP_{tot}$）=400 mL/（26.7 – 1.3 cmH_2O – 9.2 cmH_2O）= 15.75 mL/cmH_2O

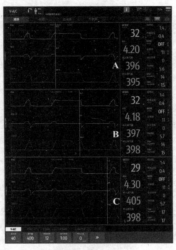

图 7-4-2　呼吸力学测定波形图

第五节　机械通气患者的院内转运

一、转运前准备

1. 呼吸机准备

（1）转运前确保转运呼吸机充电完全；

（2）正确连接呼吸机管路；

（3）检查氧气瓶压力；

（4）进行呼吸机自检，确保呼吸机能够正常运行；

（5）根据患者通气支持水平预估转运呼吸机可以使用时间。

2. 患者准备

（1）根据患者病情（生命体征、诊断、呼吸支持水平、血流动力学）评估转运风险；

（2）充分清理患者气道及口鼻处分泌物，维持合适的气囊压力。

3. 其他物品

便携式心电 / 血氧饱和度监测仪、简易呼吸器、听诊器、抢救箱、插管箱。

二、转运呼吸机调试

1. 根据患者的呼吸支持水平选择合适的模式，调节合适的呼吸机参数和报警范围；

2. 准备完毕后连接转运呼吸机和患者，进行试运行。

三、转运过程中的监测

1. 患者生命体征；

2. 转运呼吸机监测数据；

3. 氧气瓶压力大小及转运呼吸机电池状态；

4. 必要时进行肺部听诊。

四、转运结束后

1. 呼吸机管路送往消毒中心进行消毒；

2. 氧气瓶进行充气；

3. 为转运呼吸机充电；

4. 擦拭转运呼吸机表面进行消毒。

第六节　机械通气的撤离

一、操作前准备

1. 向患者充分解释，取得配合；

2. 拔管前半小时停胃肠营养，如患者留置胃管，拔管前应用负压吸引将胃内容物清除；

3. 清除气囊上、口鼻腔分泌物，我科常采用气流冲击法进行囊上分泌物清除（详见第六章第五节）；

4. 根据患者呼吸支持情况及自主呼吸试验结果准备相应的呼吸支持方式；

5. 评价患者气道保护能力及上气道的通畅程度（气囊漏气试验，详见第六章第六节）；

6. 准备抢救药品，必要时使用地塞米松或甲泼尼龙。

二、操作流程

1. 抬高患者体位，至少60°；

2. 吸入纯氧5 min，提高氧储备；

3. 松开经口气管插管固定带；

4. 将吸痰管插入气管导管内；

5. 放气囊，嘱患者深吸气，同时拔出气管导管，边吸痰边拔管；

6. 嘱患者咳嗽咳痰，给予序贯治疗。

三、操作要点

1. 观察患者的生命体征、呼吸动度与形式、患者主诉；

2. 1 h后复查血气分析；

3. 有条件者2 h后开始尝试饮水，观察患者是否呛咳。

第八章

个体化肺通气技术

第一节 俯卧位通气

一、适应证

$PaO_2/FiO_2 \leqslant 150$ mmHg 的 ARDS 患者均可考虑俯卧位通气。清醒俯卧位通气适应证：

1. 脉搏血氧饱和度 / 吸入氧浓度比值（SpO_2/FiO_2）$\leqslant 315$ 或动脉血氧分压 $/FiO_2$ 比值（PaO_2/FiO_2）$\leqslant 300$ mmHg（1 mmHg ≈ 0.133 kPa）；

2. 未经氧疗情况下，$SpO_2 \leqslant 0.93$，或氧流量 $\geqslant 3$ L/min 但不需要机械通气；呼吸频率＞30 次 /min 或心率＞120 次 /min；

3. 经鼻导管、氧气面罩、非重复呼吸面罩（non-rebreathing mask，NRBM）、经鼻高流量氧疗（HFNC）或无创机械通气（NIV）进行氧疗的患者，FiO_2 达 0.3～0.6，SpO_2＞94%；

4. ARDS 患者肺部影像：有双侧重力依赖区浸润影的表现；

5. 患者意识清楚，能自主翻身或配合翻身，可自主识别不适及在最少帮助下改变体位，且能在呼吸窘迫时进行呼救；

6. 清醒孕妇妊娠 4～8 周，在对孕妇姿势和胎儿监测下可使用俯卧位治疗。

二、绝对禁忌证

1. 尚未稳定的脊髓损伤或骨折（椎体骨折、骨盆骨折、多发骨折、连枷胸等）；

2. 未缓解的颅内压升高；

3. 严重的烧伤。

三、相对禁忌证

1. 腹部手术后；

2. 腹腔高压；

3. 孕妇；

4. 头面部损伤；

5. 血流动力学不稳定；

6. 气管切开。

四、并发症

意外脱管、导管移位、压疮、呕吐误吸、头面部水肿、低血压、心律失常等。

五、操作前准备

评估患者俯卧位可能，核对有无禁忌证，停止胃肠营养并保证胃肠排空，充分镇静，确定气管导管、输液通道及其他导管固定良好，准备好负压吸引装置，充分清除气道分泌物，夹闭引流管，停止不重要的静脉输液。操作过程需要熟练的医生、护士及呼吸治疗师 3～5 名，分别为头侧 1 名，身体两侧各 1～2 名（图 8-1-1）。

六、操作流程

将患者从仰卧位翻转为俯卧需要 3～5 人配合完成。1 名医务人员站在床头，负责确保患者呼吸机管路安全，并指挥其他人员完成翻身过程；其他人员分别站在病床两侧，按照如下五个步骤实施翻身。

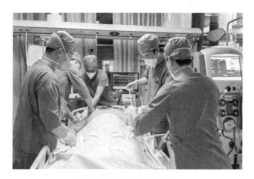

图 8-1-1　俯卧位站位

注：上图显示的站位中，一人站在患者头，左右两侧人员分别站在患者双肩和双髋的位置。

1. 准备工作

（1）由医生决定翻身的方向；

（2）检查管路的长度，保证各管路和导线足够长；将呼吸机放到离患者最近的地方，检查患者的生命体征和镇静程度；保证气管插管、胃管和导尿管固定牢固；为保护皮肤，在额头、膝盖、眼睑和胸部受压点贴上保护贴（图 8-1-2）；心电监护电极片备用。

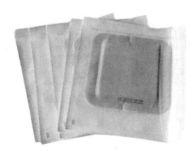

图 8-1-2　减压保护贴

2. 水平移动

（1）通过移动床单，将患者向一侧移动；

（2）移动完成后，将患者翻身时处于下方一侧的手放在身后；

（3）在患者旁边空出的位置铺好新床单，并塞置患者的背下。

3.侧卧

（1）将患者向一侧翻转至侧卧位，并短时间保持这一姿势；

（2）一名医务人员拔掉患者胸前的心电监护导线，另一名医务人员将其连接于患者后背。

4.完成俯卧位（图 8-1-3）

（1）患者向新床单翻转达到完全俯卧位；

（2）用新床单将患者移动至病床中央；

（3）患者的身体经过 180° 翻转，为了减轻腹部受力，胳膊放在身体两侧。

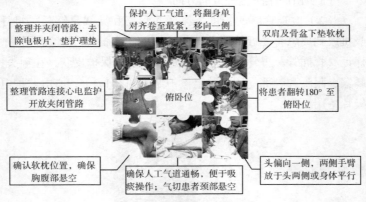

整理并夹闭管路，去除电极片，垫护理垫

保护人工气道，将翻身单对齐卷至最紧，移向一侧

双肩及骨盆下垫软枕

整理管路连接心电监护开放夹闭管路

俯卧位

将患者翻转180°至俯卧位

确认软枕位置，确保胸腹部悬空

确保人工气道通畅，便于吸痰操作；气切患者颈部悬空

头偏向一侧，两侧手臂放于头两侧或身体平行

图 8-1-3　俯卧位流程图

5.俯卧后续工作

（1）患者俯卧在病床正中，头偏向一侧每 2 h 更换头部的受压位置，气管插管须处于方便操作的位置。检查确保患者眼睑处于闭合状态，防止耳部受压（图 8-1-4）；

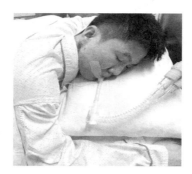

图 8-1-4 俯卧位完成后患者姿势及管路位置

（2）将患者从俯卧到仰卧分为以下几步。①水平移动：将患者移动至病床一侧；②侧卧：步骤做法同仰卧到俯卧第三步。患者在短时间保持侧卧姿势，一名医师拔掉患者身上的心电监护导线，另一名医师将心电监护导线连在患者胸前部。准备新床单在患者一侧铺好；③完成仰卧：新床单用于将患者拉至仰卧状态。

6. 俯卧位的撤离

（1）撤离指征：①原发病未控制、俯卧位通气后氧合及病情未改善或恶化；②评估俯卧位通气弊大于利，出现明显并发症；③仰卧位后氧合指数 > 150 mmHg 且持续 6 h 以上。

（2）紧急终止指征：①心脏骤停；②严重的血流动力学不稳定；③恶性心律失常；④可疑的气管导管移位等危及生命的情况。

第二节 肺复张

一、患者评估

1. 适应证

ARDS 引起的顽固低氧血症。

2. 禁忌证

（1）存在气压伤的风险（如肺大泡）；

（2）血流动力学不稳定；

（3）颅内压增高（应慎重）。

二、操作前准备

1. 给予患者镇静，使患者镇静状态达 RASS 评分 0 ～ -2 分（见附表 1-5）；

2. 必要时给予肌松剂；

3. 充分吸出气道内及口、鼻腔分泌物；

4. 向气囊内适当充气，将气囊压力维持于 40 ～ 45 cmH_2O；

5. 适当调节呼吸机报警限；

6. 评估并记录患者生命体征和肺部体征。

三、操作流程

1. 选择肺复张方法：①控制性肺膨胀法 /CPAP 方法：设置压力为 35 ～ 50 cmH_2O，维持 20 ～ 40 s；②压力控制法 /PCV 方法：PEEP 设定为 15 ～ 20 cmH_2O，调整吸气压力为 40 ～ 50 cmH_2O，吸呼比 1 : 2，维持 2 min；③备注：本科室最常用为压力控制法 /PCV 方法；④ PEEP 递增法：模式为 PCV，保持吸气驱动压 15 cmH_2O，初始 PEEP 为 20 ～ 25 cmH_2O，逐渐增加 PEEP（每次 5 cmH_2O，维持 2 min），直至 40 ～ 45 cmH_2O，持续 2 min；⑤叹息通气法：设置每分钟连续三次的叹息通气，每次叹息通气时吸气压为 45 cmH_2O；⑥增强叹息法：模式为 PCV，保持吸气压为 30 ～ 35 cmH_2O，逐渐增加 PEEP（每次 5 cmH_2O，维持 30 s），Vt 伴随降低；PEEP 达到 30 cmH_2O 后，模式改为 CPAP（30 cmH_2O，持续 30 s）；

2. 恢复肺复张操作前的机械通气模式、参数及报警限设置，设置合适的 PEEP 水平；将气囊压力下调至 25 ～ 30 cmH_2O；

3. 操作期间监测生命体征，若出现血流动力学不稳定、脉氧饱和度下降，立即终止。

四、操作后评估

1. 评估并记录患者生命体征；

2. 肺部查体评价是否出现气压伤；

3. 必要时复查胸片和血气；

4. 肺复张有效判断标准：肺复张后氧合指数 > 400 mmHg 或反复肺复张后氧合指数变化 < 5%。

第三节 食道压与跨肺压监测技术

一、概述

跨肺压即作用于肺上的压力，等于肺泡压与胸腔内压之差。肺泡压可以通过测定气道平台压代替，因此跨肺压的准确性主要取决于胸腔内压的测定，胸腔内压约等于食道压，因此临床常通过监测食道压间接反映胸腔内压。

二、适应证

需要监测食道压的危重患者均可测量，尤其是考虑存在胸壁顺应性下降（如 ARDS、肥胖）的情况或人机不同步等。

三、禁忌证

1. 鼻咽部或食管梗阻；

2. 凝血功能障碍者；

3. 对迷走神经刺激耐受差者；

4. 严重的器质性疾病，病情未能控制者；

5. 不能合作者；

6. 相对禁忌证：食管静脉曲张、食管肿瘤和溃疡等。

四、跨肺压和食道压的相互关系

食道压可用于间接测量胸腔内压，进而用于测量跨肺压等多个呼吸力学指标（图 8-3-1、图 8-3-2）。

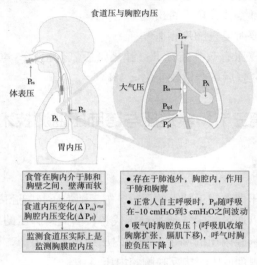

图 8-3-1　食道压与跨肺压

注：上图显示出肺泡压、胸腔内压、食道压和跨肺压的关系图。食道压（P_{es}）：Esophageal pressure；跨肺压（P_{tpl}）：Transpulmonary pressure；气道压（P_{aw}）：Airway pressure；肺泡压（P_A）：Alveoli pressure；胸腔内压（P_{pl}）：Pressure in the intrapleural space；大气压（P_{atm}）：Atmospheric pressure。

P_{tpl} 决定吸气末肺泡是否过度扩张，指导设定安全的平台压，计算公式 $P_{tpl} = P_{plat} - P_{esI}$，临床推荐维持在 20~25 cmH$_2$O 以下。

P_{tpE} 决定呼气末肺泡是否塌陷，指导 PEEP 滴定，计算公式 $P_{tpE} = PEEP_{tot} - P_{esE}$，临床推荐维持在 0 cmH$_2$O 以上。

ΔP_{tp} 是呼吸时使肺发生形变的驱动力，指导设置潮气量，计算公式 $= P_{tpI} - P_{tpE}$，临床推荐维持在 10~12 cmH$_2$O 以下。

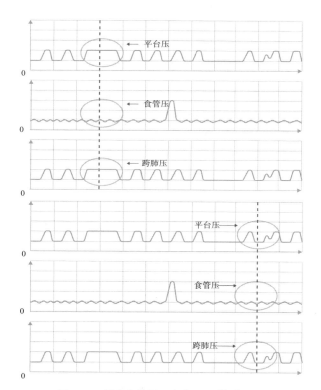

图 8-3-2　测定食管压、跨肺压、呼气末正压

注：上图显示测量吸气时和呼气时呼吸机气道压、食道压和跨肺压波形图。

吸气末食道压（P_{esI}）：End inspiratory esophageal pressure

呼气末食道压（P_{esE}）：End-expiratory esophageal pressure

吸气末跨肺压（P_{tpI}）：End-inspiratory Transpulmonary pressure

呼气末跨肺压（P_{tpE}）：End-expiratory transpulmonary pressure

跨肺驱动压（ΔP_{tp}）：Transpulmonary driving Pressure

五、跨肺压监测

1. 食管气囊测压管的放置方法

（1）首先应完成食管气囊测压管的检测，气囊检测通过后才能进行下一步操作；

（2）气囊的位置也是精确测量的保证，建议气囊应放置到食管下方 1/3 处，经鼻置入食管气囊测压管；

（3）伴随吞咽活动，放置食管气囊测压管，到达胃后可以观察到呼吸机屏幕上有恒定的正压波形，表明气囊在胃内（膈肌以下）；缓慢将导管向外撤，进入胸腔后观察压力波形变为随呼吸运动的正弦波，同时出现受心脏跳动影响的锯齿波，确认食管气囊测压管位置正确（图 8-3-3）。

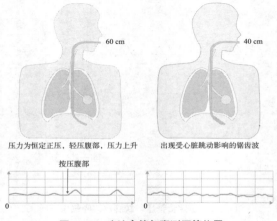

图 8-3-3　确认食管气囊测压管位置

注：上图显示通过呼吸机气道压力波形确定气囊测压管放置位置。

2. 放置食管气囊测压管的注意事项

（1）保证食管气囊测压管的位置放置正确，可以通过食管压曲线的监测或是"阻断试验（occlusion test）"实现；

（2）未经口进食，食管无主动收缩，跨肺压为零；

（3）食管及胸腔的完整性未受到破坏；

（4）放置过程中动作轻柔，保护食管气囊测压管的气囊无破损；

（5）呼吸机定期排空并重新填满气囊，以保证测量的准确性，一旦气囊破损，必须更换。

3. 跨肺压指导 PEEP 滴定

对 ARDS 患者而言，以跨肺压指导的 PEEP 滴定方法有助于个体化实施 PEEP 滴定，降低其不良反应。常用的滴定方法包括以下几个方面。

（1）最低 PEEP 法（跨肺压 > 0 cmH$_2$O）：给予充分肺复张后，PEEP 逐渐升高，直至呼气末跨肺压在 0~2 cmH$_2$O，以此数值设置 PEEP；

（2）最佳 PEEP 递减法：肺复张后，PEEP 的设置为跨肺压滴定的 PEEP + 4 cmH$_2$O，2 min 后检测吸气末和呼气末的平台压和 PEEP，计算 ΔP_{plat} – PEEP；重复至少 5 次，最佳递减 PEEP 的数值应保证 ΔP_{plat} – PEEP 为最低值，设置的 PEEP 应为最佳递减 PEEP + 2 cmH$_2$O；

（3）PEEP 递减法：给予充分肺复张后，PEEP 从 30 cmH$_2$O 开始，每 3 分钟降低 3 cmH$_2$O，监测跨肺压，维持呼气末跨肺压大于 0 cmH$_2$O，吸气末跨肺压小于 25 cmH$_2$O。

第四节　呼气末二氧化碳监测技术

一、概述

呼气末二氧化碳（etCO$_2$）监测主要应用于机械通气患者，是指使用仪器对患者呼出气体中二氧化碳（CO$_2$）浓度或压力进行监测，除实时显示 CO$_2$ 浓度或压力外，还能将 CO$_2$ 浓度或压力描记成图，以此评估患者通/换气功能、心排血量、通气/灌注（V/Q）情况。监测方法分为主流式和旁流式两种监测方式。

二、适应证与禁忌证

监测 etCO$_2$ 不存在绝对禁忌证和相对禁忌证，以下为适应证。

①各类呼吸功能不全；②心肺复苏；③严重休克；④心力衰竭和肺梗死；⑤确定全麻气管内插管的位置。

三、监测方式分类

1. 旁流式监测

通过采样管持续采集呼吸回路中定量的气体样本，监测过程需将采样头尽量靠近患者端以保证测量结果，采样气流速度为 50 ~ 500 mL/min。

2. 主流式监测（本科室主要为主流式监测）

将传感器探头放在气管导管或面罩与呼吸管道连接处，可以直接测量 CO_2 的含量，测量时间比旁流式更短。但容易被唾液和黏液等污染，且因其相对较重而导致气管导管容易打折。监测装置位于患者呼吸回路中，需要每天进行校准。主机通过分析将呼吸道中 CO_2 分压的变化通过 $etCO_2$ 波形图显示出来。

四、操作流程

1. 操作前准备

主流模块、一次性或重复性气道适配器。

2. 操作过程

（1）将气道适配器与主流模块连接完毕，组成 CO_2 传感器；

（2）将 CO_2 传感器连接线与呼吸机 $etCO_2$ 连接口连接；

（3）将 CO_2 传感器前端连接在患者气管导管和呼吸回路之间，主流模块在气道适配器上方（图 8-4-1）；

（4）点击呼吸机界面上'主屏幕'键，进入'通用设定'的'监测'界面，进入 CO_2 传感器界面；

（5）点击'CO_2 清零'（一般需要 15 ~ 20 s）；

（6）点击屏幕界面左边'关闭'键，当显示为'开启'时，表示 $etCO_2$ 监测已开启；

（7）点击屏幕界面'主屏幕'键，进入'操作'界面的'二氧化碳监测'界面；

（8）此时屏幕界面将显示患者实时 etCO$_2$ 浓度。

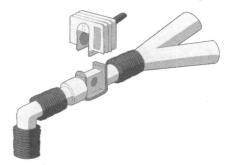

图 8-4-1　etCO$_2$ 模块连接图

3. 消毒

（1）点击呼吸机界面右方'传感器/参数'键，进入'CO$_2$ 传感器'界面；

（2）点击'监测'右边'关'按键，关闭 etCO$_2$ 监测；

（3）取下 CO$_2$ 传感器，取出气道适配器；

（4）我科均使用一次性气道适配器，无需消毒，单人单用。重复性气道适配器可先用温和肥皂水冲洗，然后利用液体消毒剂浸泡消毒，使用前需用无菌水冲洗后晾干，保证气道适配器干燥无残留物；

（5）擦拭主流模块表面。

4. 注意事项

（1）第一次使用主流二氧化碳传感器时，一定要归零；每次吸气后 CO$_2$ 波形不能回到零点时，也需要手动调零；

（2）当主流二氧化碳传感器从一种气道适配器更换为另一种气道适配器时，比如从一次性气道适配器更换为重复性气道适配器，一定要归零；

（3）主流模块要在气道适配器上方；

（4）由于机械通气患者气道湿度较高，需及时清理 CO$_2$

传感器内凝结的水分。

五、临床作用

1. 计算死腔比

死腔指呼吸过程中不参与气体交换的部分，正常成人死腔量（volume of dead space，V_D）为 150 ~ 200 mL，死腔比（V_D/V_T）是指死腔量与潮气量之比，正常为 20% ~ 30%。ARDS 患者肺部呈不均一性改变，无法进行有效气体交换的生理死腔显著增加，监测 V_D/V_T 能提供重要的临床和预后信息，干预机械通气参数设置。

目前，临床中常使用 Enghoff 公式计算 V_D/V_T，即 $V_D/V_T=$（$P_aCO_2 - P_ECO_2$）/ P_aCO_2，公式中需利用平均呼出气二氧化碳分压（P_ECO_2），可通过容积二氧化碳图（如图 8-4-2 所示）、道格拉斯气袋法或呼吸机内部算法得到。

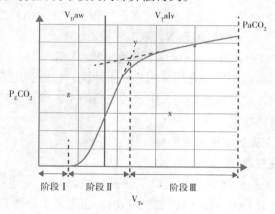

图 8-4-2　容积二氧化碳图示意图

注：阶段Ⅰ为基线，呼出气为 V_Daw，阶段Ⅱ为解剖死腔和肺泡气混合呼出，P_ECO_2 随呼气期不断升高，阶段Ⅲ为平台期，持续呼出含有高浓度 CO_2 的肺泡气体。x = V_Talv（肺泡通气量）；y = V_Dalv（肺泡死腔量）；z = V_Daw（解剖死腔量）。$V_D/V_T=$（y + z）/（x + y + z）。

2. 正常监测波形

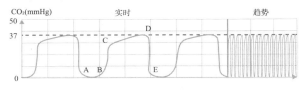

图 8-4-3　etCO$_2$ 正常波形图

注：A～B，基线；B～C，呼气初始；C～D，呼气平台；D，呼末 CO$_2$ 浓度；D～E，吸气开始。

3. 确定气管插管位置

气管插管的过程中很容易出现气管导管误插入食道的情况，利用 etCO$_2$ 监测能更准确地判断气管插管的位置，是确定气管导管进入气管的金标准。呼气末二氧化碳波形正常以及 etCO$_2$ 值 > 30 mmHg 时，则可确定气管导管在气管内。当气管插管误插入食道中时，监测 etCO$_2$ 则不能显示出 CO$_2$ 的波形（图 8-4-4）。

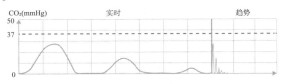

图 8-4-4　气管插管误插入食管 etCO$_2$ 波形图

注：上图为气管插管误插入食管时 etCO$_2$ 波形无法正常出现的异常波形图。

4. 监测通气功能

PaCO$_2$ 和 etCO$_2$ 两者之间存在良好的相关性。肺功能正常的患者由于存在着少量的肺泡无效腔（即生理无效腔），etCO$_2$ 较 PaCO$_2$ 要低 2～5 mmHg，可以通过持续监测 etCO$_2$ 的变化动态评估 PaCO$_2$，指导机械通气参数设定（图 8-4-5、图 8-4-6）。

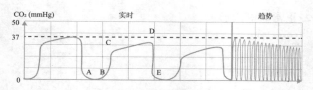

图 8-4-5　etCO₂ 下降波形图

注：上图为 CO_2 水平降低波形图，说明通气过度，可能与 RR 过快、潮气量升高、代谢下降、体温降低有关。

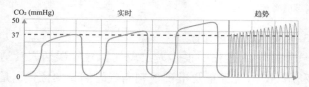

图 8-4-6　etCO₂ 升高波形图

注：上图为 CO_2 水平升高波形图，说明通气不足，可能与 RR 过低、潮气量不足、代谢增加、体温增高（恶性高热）有关。

5. 心肺复苏术效果的评估

心跳骤停时 etCO₂ 水平是由心肺复苏过程中所产生的心排量大小所决定。通气不变时，etCO₂ 的改变可以反映心排量的变化并能够判定心肺复苏的效果。因此，etCO₂ 的连续监测可以评估 CPR 时的血流动力学并预示自主循环的恢复情况。

6. 机械通气安全监测

etCO₂ 监测灵敏度较高，有助于及时发现机械通气时呼吸机的机械故障，如脱落、漏气、扭曲等（图 8-4-7）。气管插管漏气时将出现如图 8-4-8 的情况。

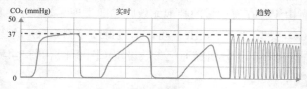

图 8-4-7　呼吸回路或气道阻塞波形图

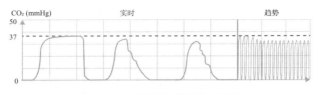

图 8-4-8　气管插管周围漏气波形图

第五节　呼吸肌肉超声监测技术

一、概述

呼吸肌肉超声主要对膈肌和肋间肌进行超声监测评估，可以快速诊断和评估危重患者不明原因的呼吸困难或呼吸肌功能障碍。

二、适应证与禁忌证

膈肌超声无明显禁忌证，以下为适应证：①呼吸系统疾病；②膈肌功能障碍；③膈神经受损；④卒中伴呼吸损害；⑤神经肌肉疾病颈椎病变；⑥困难脱机患者。

三、膈肌运动探查

1. 探头选择

凸阵探头。

2. 测量部位

腋前线及锁骨中线与肋缘交界处（图 8-5-1）。

3. 测量指标

在 M 型超声下将取样线放置垂直膈肌移动，且移动幅度最大点（图 8-5-2）。

（1）运动幅度：正常值范围见表 8-5-1；

（2）吸气时间；

（3）膈肌收缩速度 = 幅度 / 吸气时间，健康成人膈肌收缩速度为（1.3 ± 0.4）cm/s。

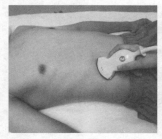

图 8-5-1　膈肌运动探查部位

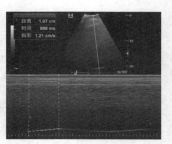

图 8-5-2　膈肌移动度超声成像

表 8-5-1　膈肌超声指标正常范围

膈肌活动度	平静呼吸	深呼吸
男	1.8 ± 0.3	7.0 ± 0.6
女	1.6 ± 0.3	5.7 ± 1.0

4. 临床意义

评估膈肌运动功能，辅助鉴别膈肌功能障碍，调节膈肌起搏器水平。

四、膈肌的厚度及膈肌增厚率

1. 探头选择

线阵探头。

2. 测量部位

腋前线第 7、8 肋间或 8、9 肋间，腋中线第 7、8 肋间（图 8-5-3）。

3. 测量指标

（1）呼气末膈肌厚度：健康成人 0.15 ~ 0.28 cm（图 8-5-4）。

（2）膈肌增厚率（diaphragm thickness fraction，DTF）=（吸气末膈肌厚度 – 呼气末膈肌厚度）/ 呼气末膈肌厚度 × 100，正常值为 20% ~ 160%。

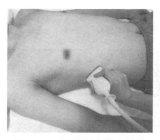
图 8-5-3　膈肌厚度探查部位

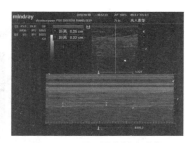
图 8-5-4　膈肌厚度超声成像

4. 临床应用

评价膈肌功能障碍，如果呼气末膈肌厚度 < 0.15 cm 或膈肌增厚率 < 20%，考虑存在膈肌功能障碍，辅助指导脱机。

五、肋间肌超声检查

1. 探头选择

线阵探头。

2. 测量部位

距胸骨 3 ～ 5 cm 处，并在第 2 和第 3 肋骨之间的矢状面横向定位（图 8-5-5）。

3. 测量指标

患者仰卧 20° 时，在纵向扫描中，M 型超声下将取样线放在胸膜线上方，胸骨旁肋间肌可以被识别为一个三层的双凹结构。

（1）目前无肋间肌正常人厚度范围，建议动态观察患者肋间肌厚度变化；

（2）胸骨旁肋间肌增厚分数（intercostal thickening fraction，TFic）：（呼气末和吸气末厚度之差与呼气末厚度之比 TF=（吸气末肋间肌厚度 – 呼气末肋间肌厚度）/ 呼气末肋间肌厚度 ×100（图 8-5-6）。

4. 临床应用

（1）评估肋间肌功能障碍的程度及其在撤机过程期间的

潜在影响；

（2）机械通气时预防过度通气或呼吸不足。

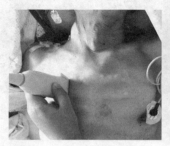 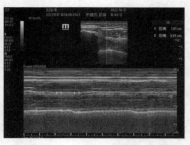

图 8-5-5　肋间肌厚度探查部位　　　图 8-5-6　肋间肌厚度超声成像

第六节　电阻抗断层成像

一、电阻抗断层成像技术定义

电阻抗断层成像（electrical impedance tomography，EIT），通过监测胸部电阻抗数值实时反映肺部气体容量变化。对患者进行实时的肺通气评估和肺血流监测，从而实现床旁通气血流比的可视化。

二、适应证

原则上，EIT 可适用于接受呼吸支持或自主呼吸的成人患者，也可应用于儿科甚至是新生儿患者。

三、禁忌证

①外科术后患者；②心脏除颤；③皮肤状况异常；④其他医疗设备干扰；⑤各种原因所致的低信号质量；⑥各种疾病导致患者活动不便；⑦肥胖患者，即体重指数（Body Mass Index，BMI）＞ 50 kg/m²。

四、操作流程

1. 开机启动

（1）按下开机按钮，测试 LED。初始化后，显示启动画面；进度条表示启动进度。

（2）启动后，选择"启动 / 待机"页面，处于待机模式。

2. 设备检查

（1）设备检查前准备

①必须将电缆的所有接头都连接到 EIT 模块上；②分别将红色、绿色患者电缆端口插入测试接头。

（2）注意事项

每次使用前，都必须进行设备检查。使用时，必须至少每隔 24 h 对设备检查一次。如果一直显示与测量条件无关的结果或技术信息，则应进行设备检查。当患者已连接设备时，请勿启动设备检查。

（3）执行设备检查

仅在待机模式下才可进行设备检查，如果还未处于待机模式，则将其切换到待机模式。

①在设备待机状态下触按"设备检查"选项卡；②触按"开始"按钮；③开始设备检查，会自动完成，标题栏内的帮助信息表示设备检查的进度；④注意事项：a.设备检查正在进行时，请勿关闭"设备检查"页面；b. 即使关闭设备，从设备检查得出的测试结果也将被存储，直至进行下一轮测试；c. 如果设备检查成功，即可开始进行测量；d. 如果设备检查失败，则不要运行设备，需联系售后服务；e.设备检查完成后，断开 EIT 模块上测试接头的患者电缆端口。

3. 连接患者

（1）患者准备

①适当清洁部分皮肤，确保皮肤表面无任何阻碍电极接触

的体液或物质；②如果必要，刮除胸毛以确保电极能接触良好。

（2）安装电极缚带

①选择电极缚带型号：电极缚带的型号标签和颜色编码应与患者电缆相匹配。表 8-6-1 列出适用相应胸围尺寸的型号和颜色；表 8-6-1 显示了不同型号的电极缚带对应的标签和颜色；②将患者电缆连接到电极缚带上，将电极缚带系到患者身上前，连接患者电缆；③将患者电缆按照数字顺序连接到电极缚带上；系好缚带几分钟后，汗液会使皮肤和电极间实现良好的导通性，如果导通性不良，可在电极缚带黑色电极表面（C）区域上使用电极凝胶或喷洒物（图 8-6-1）。

表 8-6-1　电极缚带的型号标签和颜色编码

型号	状态
S	浅蓝色
M	深蓝色
L	红色
XL	灰色

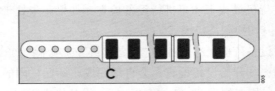

图 8-6-1　电极缚带示意图

注：C 电极缚带黑色电极表面。

（3）与患者连接

①连接患者电缆后，将电极缚带系到患者胸部第 4 ~ 6 根肋骨间的位置，确保缚带按照从左至右的顺序正确系牢。红色电缆接头应位于患者左侧，绿色位于其右侧。如果因乳腺组织而无法将电极缚带系到第 4 ~ 6 根肋骨间的位置，缚带需避开乳腺组织，系在乳房上 / 下方部位；②确保电极缚带中央的中

间位置标记（D）位于患者脊柱上方（图 8-6-2）；③确保缚带已固定，这样电极 1 和 16 便可与胸骨缘保持等距；④闭合缚带使所有电极与皮肤完全接触，如果衣服或其他物品不可避免地要影响皮肤与 16 个电极间的接触，则可用 15 个电极进行 EIT 测量。因此，至少应有 15 个电极与皮肤有效接触；⑤将封口按扣与封口连接；⑥连接参比电极，在腹部任意部位使用 ECG 电极，将参比电极按扣连接到 ECG 电极上。

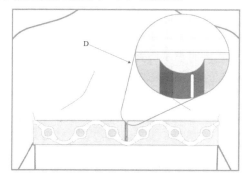

图 8-6-2　电极缚带在患者胸部的最佳位置示意图

注：D 电极缚带中央的中间位置标记。

（4）连接中继电缆

①将患者中继电缆端口连接到患者电缆接头上，确保患者电缆端口的颜色和标签与电缆接头的颜色和标签相匹配；②确保中继电缆和患者电缆无绷紧现象，确保电缆未缠结或缠绕在患者四肢上。

4. 开始新的测量

触按"启动 / 待机"页面上的"开始"按钮，自动校验周期。校验过程中，执行以下操作。

（1）确定所有皮肤与电极间的传输电阻抗；

（2）确定是否应激活 15 电极测量模式；

（3）优化测量频率；

（4）自动调整 EIT 波形和图像的大小；

（5）校验过程中会在标题栏上显示相关信息，计时器显示完成校验的时间。

"信号检测"页面是一个示意图，显示了电极的位置、16个电极电阻以及参比电极。电极电阻受到持续检测。柱形图会动态更新。

"信号检测"页面显示如图 8-6-3。

如果 EIT 电极电阻超出所定义的 300 超限值（图 8-6-3 中虚线处），参比电极超出 400 限值，柱形图将由蓝色变为红色，提示电极故障；同时显示检查电极连接或检查参比电极信息。

电极（A）的状态如表 8-6-2 所列。

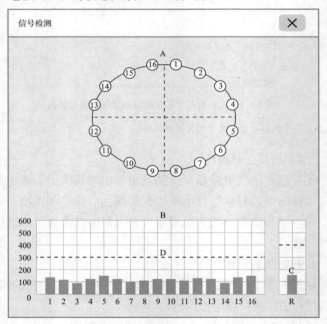

图 8-6-3 信号检测界面

注：A 电极位置；B 各电极电阻；C 参比电极电阻；D 定义的电阻限值；E 开始按钮可重新测量，对设备进行校验。

表 8-6-2 不同颜色提示电极的状态

状态	说明
灰色	皮肤与电极间接触良好，可以进行测量
白色	皮肤与电极间接触不稳定，可以进行测量但信号质量可能会降低
红色	皮肤与电极间接触不良，不能进行测量

表 8-6-2 显示了通过不同颜色显示 EIT 连接电极状态。

若电极接触正常情况下显示如图 8-6-4、图 8-6-5。

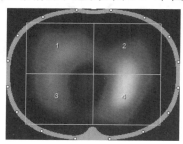

图 8-6-4 肺通气监测界面

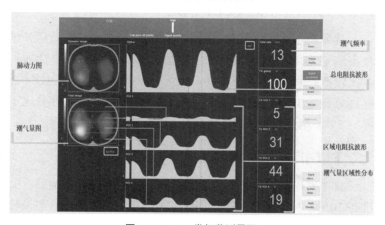

图 8-6-5 EIT 常规监测界面

五、EIT 在肺复张技术中的应用

具体操作流程：①设置 ROI 为 4 层（从腹侧到背侧）；②

确认 ROI4 通气百分比是否＜ 5%；③进行肺复张操作（具体详见第八章第二节）；④对比肺复张前后肺部通气状态图像；⑤如果复张后 ROI4 通气百分比＞ 10%（或改善＞ 5%），则认为患者对肺复张有反应（图 8-6-6）。

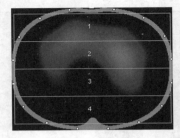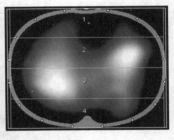

图 8-6-6　EIT 进行肺复张前后示意图

注：ROI1 代表腹侧区域；ROI2 代表近腹侧区域；ROI3 代表近背侧区域；ROI4 代表背侧区域；左图为：肺复张前；右图为：肺复张后。

六、EIT 指导下的 PEEP 滴定

具体操作流程：①首先确认患者对肺复张有反应然后开始考虑滴定 PEEP；② PEEP 从最高值以 2 cmH$_2$O 的水平递减；③比较不同 PEEP 水平下 ROI4 的通气百分比；④如果 ROI4 通气百分比＜ 10%，或与 PEEP 最高值相比 ROI4 通气百分比下降＞ 5%，则认为肺泡开始塌陷（图 8-6-7）。

七、EIT 指导下的肺灌注

具体操作流程：①首先检查是否有中心静脉导管通路；②准备 10 mL 10% 氯化钠；③绑好 EIT 缚带，输入患者姓名及住院号，确保各电极信号正常；④机械通气患者加深镇静，确保屏气时无自主呼吸，自主呼吸患者嘱其屏气，若屏气时间＜ 8 s，不建议操作；⑤点击记录，记录 5 次以上正常呼吸后，长按吸气 / 呼气末屏气键，观察 EIT 阻抗曲线出现平台后，立即从中

心静脉导管弹丸式注射 10% 高渗盐水 10 mL（2 s 推完）；⑥
屏气 10 s 以上后结束，再点击记录，记录结束（图 8-6-8）。

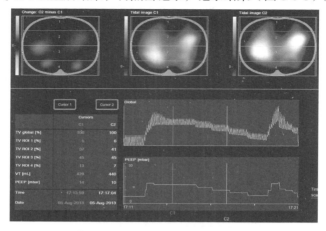

图 8-6-7　使用电阻抗断层扫描进行个体化呼气末气道正压滴定图像

注：C1（Cursor 1）为滴定 PEEP14 cmH$_2$O，对应患者的潮气量为 429
mL；C2（Cursor 2）为 PEEP 递减 10 cmH$_2$O，对应患者的潮气量为 440 mL。

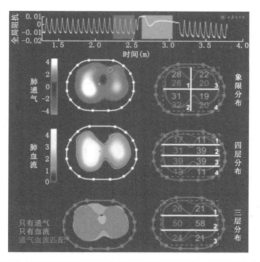

图 8-6-8　高渗盐水造影肺灌注 EIT 技术法得到的肺通气、肺血流分布图及匹配图

第七节　体外膜肺氧合状态下的
肺保护性通气策略

对于重症呼吸衰竭的患者，ECMO 支持时呼吸机参数的设置采取肺保护通气策略，让肺得到充分休息。对于常规 ARDS 患者，即使进行小潮气量通气（6~8 mL/kg，平台压 < 30 cmH$_2$O），仍有部分患者会出现肺组织过度充气现象。因此，对于使用 ECMO 的 ARDS 患者，应进一步降低潮气量和平台压，实施"超级肺保护通气策略"，减少肺组织在过度充气中产生的剪切伤和气压伤。

一、ECMO 患者的机械通气参数选择

1. 采用 P-A/CV 模式；

2. RR 设置在 3~10 次/min，降低 RR 过快可能产生的肺剪切伤；

3. 吸氧浓度控制在 50% 以下，以减少氧中毒的发生；

4. 潮气量应控制在 2~4 mL/kg，吸气末跨肺压 < 20~25 cmH$_2$O；

5. 由于使用 ECMO 时患者潮气量显著下降，为避免肺组织可能出现的肺不张或肺实变加重，常规推荐设置 PEEP 10 cmH$_2$O 左右，也可通过跨肺压滴定合适的 PEEP 维持呼气末容积，呼气末跨肺压应 ≥ 0 cmH$_2$O。

二、ECMO 呼吸力学监测

ECMO 在心外科的应用主要提供的是部分心脏支持，对呼吸机要求较低。但鉴于我科患者肺部基础疾病，常联合应用呼吸机进行辅助呼吸，因此 ECMO 患者的呼吸力学监测显得尤为重要。

1. 呼吸频率

应尽可能减少患者的呼吸次数，从而减少气道剪切力和肺损伤。为避免机械通气导致的肺损伤，患者的肺处于"休息"状态，呼吸频率尽可能在 3 ~ 5 次 /min，不高于 10 次 /min。

2. 潮气量

对于肺部存在大量实变或不张的重症 ARDS 患者，即使给予小潮气量通气（6 mL/kg，平台压 < 30 cmH$_2$O），仍可能会出现肺组织过度通气。因此，需进一步降低潮气量或吸气压，减轻肺组织的应力和应变，对肺组织实施更加严格的"超级肺保护通气策略"。建议实施 ECMO 后逐渐降低吸气压或潮气量。

3. 气道压力

患者高气道压的机械通气时间越长，呼吸机相关性肺损伤程度越重，因此应该让肺"休息"，维持吸气压低于 10 ~ 25 cmH$_2$O，这个压力下出现的通气不足造成的高碳酸血症可以通过调节 ECMO 的气流量达到二氧化碳清除的目的，体外气流量根据动脉、静脉血氧饱和度逐渐调整降低到合适水平。

4. 呼气末正压（PEEP）

随着"超级肺保护通气策略"的实施，患者潮气量的显著减低，可能会出现或加重肺不张或实变。因此，ECMO 机械通气时应该使用较高水平的 PEEP 以维持呼气末肺容积，推荐使用 10 ~ 20 cmH$_2$O。

第九章

呼吸重症康复

第一节 概 述

一、团队组成及分工

呼吸康复是"一种基于全面的患者评估的综合干预措施，然后是针对患者的定制疗法，包括但不限于运动训练、教育和行为改变，旨在改善慢性呼吸系统疾病患者的身体和心理状况并促进长期坚持有利于健康的行为"。

呼吸重症康复旨在防治并发症，预防功能退化和功能障碍，改善功能性活动能力和生活质量，同时缩短机械通气时间、ICU 停留时间和住院时间，降低医疗支出。因此，应培养重症康复专业团队，建设重症康复多学科团队，为重症患者提供个体化的重症康复服务，促进患者功能水平的康复，使其重返家庭和社会。

呼吸重症康复团队应包括 1 名或多名物理治疗师（或运动生理学家）、专科护士、呼吸治疗师、呼吸与危重症医学科医生，1 名健康心理学家、营养师、作业治疗师、药师、社会工作者和其他工作人员（图 9-1-1）。相关工作人员必须在呼吸康复实施过程中表现出核心能力，还应熟练掌握心肺复苏技术，现场也应配备复苏设备。工作人员与患者的比例在各个国家要求不同。

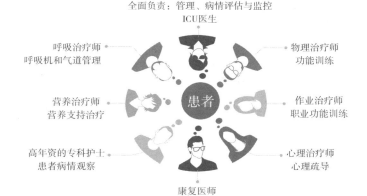

图 9-1-1　呼吸重症康复多专业合作团队

二、启动呼吸康复的指征

首先应对患者进行全面的病情评估，符合下列情况即可考虑行康复治疗（表 9-1-1）。

表 9-1-1　安全性评估标准

心功能稳定	50 次 /min ＜心率＜ 120 次 /min；90 mmHg ＜收缩压＜ 180 mmHg；65 mmHg ＜ MAP ＜ 120 mmHg
氧合	FiO_2 ≤ 60%；PEEP ＜ 12 cmH_2O；SpO_2 ≥ 88%；10 次 /min ＜ RR ＜ 35 次 /min
最小的升压药	至少 2 h 内不增加升压药剂量
能够发声	能够发声；言语刺激能睁眼
神经状况稳定	颅内压＜ 200 mmH_2O；24 h 内无癫痫发作

三、终止康复指征

对危重患者在 ICU 进行康复治疗的安全性、可行性和有效性已得到充分证明，但康复治疗期间仍需高度关注患者生命指标的变化。如出现以下情况之一，应立即暂停甚至停止康复治疗。

1. 心率：心率不低于年龄最高心率预计值的 70%；静息心率的基础上下降 > 20%；心率 < 40 次 /min 或 > 130 次 /min；出现新的心律失常；急性心肌梗死；急性心衰；

2. 血压：收缩压 > 180 mmHg 或舒张压 > 110 mmHg 或有直立性低血压；平均动脉压 < 65 mmHg；新使用血管活性药或使用血管活性药物剂量增加；

3. 呼吸频率：呼吸频率 < 5 次 /min 或 > 30 次 /min 或出现呼吸困难，脉氧饱和度 < 88%，$FiO_2 \geqslant 60\%$，$PEEP \geqslant 10$ cmH_2O；人机对抗；镇静或昏迷；

4. 患者明显躁动，需要加强镇静剂量，RASS 评分 > 2 分；

5. 患者不能耐受活动方案；

6. 患者拒绝活动；

7. 有明显胸闷痛、气急、眩晕、显著乏力等不适症状；

8. 有未经处理的不稳定性骨折等。

针对以上情况，在个体化康复实施过程中需制订暂停康复治疗的标准及应急处置方案；对于在康复过程中发生跌倒、血流动力学不稳定、低血压、高血压或血氧饱和度下降、管路脱落等情况，医护人员需对患者进行细致评估和监测加以预防。

四、呼吸重症康复总体策略

呼吸危重症患者需强调个体化的康复策略，针对患者不同的临床问题及并发症进行多学科的专业评估和讨论，制订出适合的个体化康复方案，对呼吸危重症患者进行实施。2013 年，美国重症监护医学协会疼痛和谵妄指南发布了关于重症患者疼痛、镇静和谵妄的管理策略，渐渐形成了目前国际较为公认的呼吸危重症康复的管理策略——ABCDEF 集束化管理。此策略实现了以保证患者安全和患者为中心的目标，将患者作为一个整体，实施个体化的重症康复策略，也是目前较为全面完善的标准流程。近些年其不断完善，尤其在人文关怀方面，提出了

ABCDEFGHI 个体化康复管理策略（表 9-1-2）。个体化康复策略通过量化评估个体化实施，最大程度降低患者出现认知障碍的危险性。

表 9-1-2　ABCDEFGHI 个体化康复管理策略

A：疼痛的评估和管理（assessment and management of pain）	利用疼痛量表进行评估（清醒 NRS＞4分；昏迷 CPOT＞3分），有明显疼痛时进行干预治疗、稳定新发损伤或镇痛处理
B：自主觉醒试验和自主呼吸试验（both SATs and SBTs）	每天定时进行自主觉醒试验和自主呼吸试验，以减少镇痛和镇静需求，促进早日撤机
C：镇静镇痛的选择（choice of analgesia and sedation）	根据起效时间短、半衰期短、负荷剂量和维持剂量小、不良反应少等原则进行镇痛镇静药物的选择（目前推荐使用瑞芬太尼镇痛，丙泊酚、右美托咪定镇静），以促进最佳镇静、缓解焦虑和舒适，减少谵妄的发生
D：谵妄的诊断和管理（delirium detection and management）	使用传统有效的评估量表（CAM-ICU 或 ICDSC）进行谵妄的诊断，通过改造 ICU 环境、早期活动、睡眠管理等措施预防和改善谵妄状态
E：早期活动和训练（early mobility and exercise）	通过 MRC、FSS-ICU、IMS 等量表进行身体功能状态评估，根据评估结果，为患者进行个体化渐进性的主被动活动方案
F：家庭的参与和授权（family engagement and empowerment）	进行 ICU 常规家庭会议，确认家庭需要，制订短期、长期康复目标；家属参与，为患者进行简单活动；监护室日记帮助患者建立信心
G：观察患者的需求（gaining insight）	观察患者对整体和个性化护理的个人需求、偏好和习惯，依据患者需求制订个体化方案（音乐疗法、颜色、气味）
H：家庭化全面和个体化的护理（holistic and personalized care with 'Home-like' aspects）	在 ICU 内为患者提供熟悉的、安全的环境，包括提供昼夜变化和足够的睡眠生理节律
I：ICU 设计的重新定义（iCU design redefinition）	重新设计 ICU 布局，建立使患者感觉安全、舒适、具有可识别事物的环境，将高科技环境和嘈杂的警报系统与患者住宿分开，如远程、微创监控、自然光、自然环境、VR 辅助设备等

五、呼吸重症康复实施流程

呼吸重症康复是通过建立多学科与个体化相结合的综合干预模式,早期介入危重患者的治疗与恢复过程中,在对意识状态、血流动力学、镇静镇痛、呼吸功能、神经肌肉功能、心理状态、营养、吞咽及发音等方面系统全面评估的基础上,制订个体化康复方案,对患者实施全面的、个体化的、全程的康复措施,建立从 ICU →高度依赖病房(High Dependency Unit,HDU)→普通病房→居家康复完整重症康复体系,实现患者从生理到心理的全方位康复(图 9-1-2)。

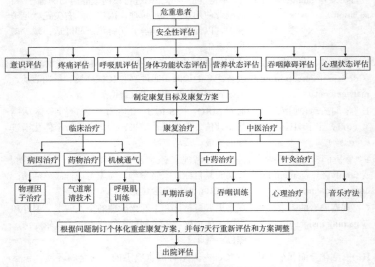

图 9-1-2 呼吸重症康复实施流程

第二节 重症患者功能状态评估

危重症患者评估间隔时间为 24 h,一般患者为 1 周。首先需对患者进行配合度的评估,患者的配合会直接影响康复的进展及效果，配合度好的患者较配合度差的患者的康复效果有明显提高。因此，治疗师需注意尽量让患者集中注意力配合康复训练。

配合度评估只能在清醒的患者中进行，采用标准5问答（Five Standardized Questions，S5Q）。①睁眼、闭眼；②看着我；③张开嘴，伸出你的舌头；④点头；⑤当我数到5时上抬你的眉毛。患者能配合的问答越多，配合度越好。

一、气道廓清功能障碍的评估

当重症患者合并肺部感染时，会出现痰液增多，痰液黏稠不易咳出等问题，长期机械通气的患者呼吸肌力有明显下降，且拔管后也会因为长期的声门被迫开放导致声门闭合不全以及咳嗽能力的下降；分泌物的及时清除有助于改善患者的肺部通气，防止肺部感染的进一步加重，减少呼吸机相关性肺炎的发生。因此，气道廓清对于重症患者而言具有重要的作用，可以通过以下主观和客观的方式评估患者的分泌物情况及判断患者是否存在咳嗽功能障碍（表 9-2-1）。

二、呼吸功能评估

ICU 中的患者病情危重，常累及到肺脏，呼吸功能的评估则是至关重要的。呼吸功能的评估包括呼吸肌肌力的评估、相关评分量表以及应用器械进行的评估等。

1. 用力呼吸的判断

（1）临床表现

当患者膈肌力量较差时，为了保证自身的通气量及氧合，会出现动用辅助呼吸肌，也就是用力呼吸等情况，长时间的用力呼吸不仅容易导致呼吸肌疲劳，更会对膈肌等肌肉造成损伤。常见用力呼吸的临床表现为鼻翼扇动、三凹征、点头样呼吸、耸肩呼吸等。如患者出现上述情况，需要对患者进行放松训练。

表 9-2-1 咳嗽功能障碍的评估

评估项目	分类	具体内容	适用人群	临床应用
呼吸音听诊	湿啰音	粗湿啰音：又称大水泡音。发生于气管、主支气管或空洞部位，多出现在吸气早期。患者因无力排出呼吸道分泌物，干气管处可听及粗湿啰音，有时不用听诊器亦可听到，谓之痰鸣	广泛适用	听诊异常可辅助判断患者是否需要进行气道廓清及分泌物主要聚集部位
	干啰音	低调干啰音：响亮，低调，粗糙的响声，犹如鼾声，最常于吸气相或呼吸相连续听及；可因咳嗽后消失，常因痰液积聚于大的支气管中所致		
主观评估	痰液颜色	1 分：水样透明痰	广泛适用	辅助判断患者是否存在细菌/真菌感染
		2 分：白色黏液痰		
		3 分：淡黄色或黄色痰		
		4 分：黄绿色痰		
	痰液性状普通分级	少量：24 h 累计＜10 ml	适用于无人工气道的患者	中到大量痰液需进行气道廓清
		中量：24 h 累计 10～150 ml		
		大量：24 h 累计＞150 ml 或一次性痰量 100 ml		

评估项目	分类	具体内容	适用人群	临床应用
主观评估	痰液性状	人工气道的痰量分级 0级：没有或只在吸痰管外侧有少量痰迹 1级：只在吸痰管顶端内侧有痰液 2级：吸痰管内充满痰液 3级：吸痰时间少于12秒（两个呼吸周期） 4级：大量痰液，吸引时间超过12秒	适用于有人工气道的患者	2～4级需进行气道廓清
		痰液黏稠度分度 Ⅰ度：外观呈泡沫样或米汤样痰 Ⅱ度：稀米糊状样痰 Ⅲ度：黏稠呈坨状样痰	广泛适用	辅助进行气道廓清时的技术选择，如Ⅱ、Ⅲ度痰液黏稠，需在廓清前进行雾化等治疗，过程中可选择振荡功能的技术或设备
	咳嗽评估	咳嗽反射 以拇指按压快速向椎压胸骨下缘或胸骨上凹陷，观察患者是否会出现咳嗽反射	适用于无人工气道的患者	咳嗽反射减弱或消失，误吸的可能性大大增加
		半定量咳嗽评分 SCSS 0分：没有咳嗽 1分：没有咳嗽，但可听见口腔里的气流声 2分：弱（勉强）可听见咳嗽声 3分：清楚可听见咳嗽声	广泛适用	①0～2分的患者归为咳嗽力度弱，需进行气道廓清，此类患者无创失败率高，死亡风险大； ②3～5分归为咳嗽力度强，可进行简单咳嗽指导，此类患者拔管失败率低

第九章　呼吸重症康复

评估项目	分类	具体内容	适用人群	临床应用
主观评估 咳嗽评估	半定量咳嗽评分 SCSS	4分：较强的咳嗽声 5分：连续强咳		
	白卡试验 WCT	在气管拔管之前，于气管内导管末端 1～2 cm 处置1张白色卡片，要求患者进行 3～4 次咳嗽，观察白色卡片上是否有潮湿；如卡片上出现任何潮湿，即为阳性，说明患者咳嗽力度尚可	适用于气管插管的患者	3～4 次咳嗽仍不能将卡片手弄湿的患者拔管失败的可能性较大，此预测差于咳嗽峰流速
客观评估 咳嗽/呼气峰流速	被动咳嗽峰流速 CPFi	床头抬高 30～45° 或坐位，指导患者做咳嗽动作，将峰流量测量仪连接到人工气道末端/直接从呼吸机读取，在吸气末通过插管前端向气管内注入生理盐水 2 ml，连续记录 3 次咳嗽峰流速，取最大值（气切患者为吸痰刺激诱导咳嗽）	适用于有人工气道的患者	①对于通过 SBT 试验后的患者，CPFi ＜ 60 L/min 拔管失败率较高，且预测优于 CPFv；②气切患者 CPFi ＜ 30 L/min 拔管失败率较高
	主动咳嗽峰流速 CPFv	床头抬高 30～45° 或坐位，指导患者做咳嗽动作，连接峰流量测量仪/连接到人工气道末端/直接用呼吸机读取，嘱患者合着住峰流量测量读取，接从呼吸机读取，嘱患者进行深吸至肺总量后用力咳嗽，连续记录 3 次咳嗽峰流速，取最大值	广泛适用	①对气管插管且通过 SBT 试验后的患者，CPFv ＜ 60 L/min 拔管失败率较高，且与院内死亡率相关；②拔管后患者 CPFv ＜ 160 L/min 拔管失败率较高

评估项目	分类	具体内容	适用人群	临床应用
咳嗽/呼气峰流速	主动咳嗽峰流速 CPFv			③非气管插管患者，CPFv≥270 L/min 可防止并发生上呼吸道感染期间肺部并发症的发生（<270 L/min 作为开始气道廓清的指标） ④CPFv<70 L/min，预防性使用无创呼吸机比不使用 NIV 可减少拔管失败 ⑤正常值：健康成年人咳嗽峰流速是 470~600 L/min
客观评估	MIP	在功能残气位或残气位，气道阻断状态下，用最大努力吸气测得的最大，并维持至少 1 s 的口腔压或气道压，反映全部吸气肌的收缩能力	广泛适用	①无人工气道的神经肌肉疾病或外伤患者中，当 MIP<正常预计值的30%时，易出现呼吸衰竭； ②有人工气道，MIP<-30 cmH$_2$O，预示患者撤机成功率较高
MIP MEP	MEP	在肺总量位，气道阻断条件下，最大用力呼气所测得的最大，并维持至少 1 s 的口腔压或气道压，反映全部呼气肌的收缩能力		①无人工气道患者，MEP<60cmH$_2$O，提示患者无效咳嗽； ②有人工气道，MEP<40 cmH$_2$O，存在气道廓清障碍

第九章　呼吸重症康复

呼吸重症康复评估手册

评估项目	分类	具体内容	适用人群	临床应用
气管插管气囊压力变化	△Pcuff	将患者气管插管内的痰液抽吸干净，患者床头抬高30~45°，嘱其做3次自主咳嗽，用气囊压力表对气囊进行取样后（在患者咳嗽之前，需要设置一个基础气囊压力，每次咳嗽得到一个 Pcuff 值，△Pcuff 为测量值减去基线值），取最好一次（初始气囊压为20 cmH₂O）	适用于气管插管的患者	△Pcuff < 28 cmH₂O 与 CPFv < 60 L/min 相关性好，提示拔管失败率较高
客观评估	腹横肌厚度 厚度	仰卧，膝盖弯曲，凸阵/线阵探头置于腋中线，髂前上棘与肋弓下缘中点	广泛适用	实验研究显示膈横肌厚度与 CPF 相关性较好，个体差异较大，无正常参考范围
	肺功能 咳嗽前吸气容积 CIV	由于肺部的流量特征以及肺容量会对呼吸肌的长度以及由此产生的压力造成影响，因此 CIV、FRC 以及 FEV1/FVC 都会影响 PCF，从而影响咳嗽能力	广泛适用	CIV 减少能够有效地预测 PCF 的降低 功能残气量减少会导致 PCF 受损；FEV1/FVC 是作为判断是否存在气道阻塞的指标，也与 PCF 有一定的相关性
	膈肌移动度	平静呼吸下，仰卧位，将凸阵探头置于右侧肋缘下与腋中线交点，将超声波束以不到70°的角度定向到半膈穹顶，测量吸气至呼气末的垂直距离，6次取平均值	广泛适用	右侧膈肌移动度 < 1.4cm 可预测患者撤机成功率较低

第九章 呼吸重症康复

评估项目	分类	具体内容	适用人群	临床应用
客观评估	膈肌移动度	仰卧位，以最大的努力咳嗽3次，将凸阵探头置于右侧肋缘下腋中线和乳头连线之间，调整探头角度使超声束垂直于右侧膈肌的后1/3，从吸气末至咳嗽呼气末测量膈肌移动度峰值		①膈肌移动度与CPF之间存在显著的相关性且可预测CPF；②CPF预测值＝膈肌移动度（cm）×38.3+年龄（岁）×4.42+身高（cm）×0.796+性别（男=1，女=0）×119 -112

注：半定量咳嗽评分（semiquantitative cough strength score，SCSS）；白卡试验（White card test，WCT）；被动咳嗽峰流速（involuntary cough peak flow，CPFi）；主动咳嗽峰流速（voluntary cough peak flow，CPFv）；最大吸气压（maximal inspiratory pressure，MIP）；最大呼气压（maximal expiratory pressure，MEP）；气管插管气囊压力变化（endotracheal tube cuff pressure，ΔPcuff）；咳嗽前吸气容积（cough inspired volume，CIV）。

（2）判定参数（表9-2-2）。

表 9-2-2　用力呼吸的评估

	Pmus	PTP	△Pes	PL	△PL	△Pdi	Pplat	△Paw	APocc	P0.1	EAdi	TFdi	EIT
意义	呼吸肌肉压力	金标准	胸腔内压变化	跨肺压	跨肺驱动压	跨膈压	平台压	驱动压	气道阻断压	呼吸驱动力	膈肌肌电信号	膈肌增厚分数	气体摆动
正常值	5 ~ 10	50 ~ 100	3-15	<20	<15	5 ~ 10	< 30	≤15	8 ~ 20	1 ~ 4	无	15% ~ 30%	摆动振幅
优点	准确	准确	准确	准确	准确	准确	简单易测	简单易测	简单易测	简单易测	准确	无创实时	无创实时
不足	不易测	特殊算法	特殊耗材	特殊耗材	准特殊耗材	特殊耗材	误差	误差	自主吸气	意识状态	特殊耗材	误差	标准

2. 呼吸肌肌力的评估

常用的指标为最大吸气压、最大呼气压以及呼吸力学参数等；通常 MIP > 60 cmH$_2$O 则认为患者无呼吸困难及呼吸肌无力，MIP < 20 cmH$_2$O 则认为脱机失败可能性大；一般 MEP > 100 cmH$_2$O 的患者能进行有效的咳嗽及排痰。

3. 呼吸困难评分表（表9-2-3）。

表 9-2-3　Borg 呼吸困难评分

0 级	没有任何呼吸困难症状
0.5 级	极轻微的呼吸困难，几乎难以察觉
1 级	呼吸困难非常轻微
2 级	呼吸困难轻微
3 级	中等程度呼吸困难
4 级	呼吸困难较为严重
5 级	严重的呼吸困难
6 级	5 ~ 7 之间
7 级	非常严重的呼吸困难
8 级	7 ~ 9 之间
9 级	非常严重的呼吸困难，几乎难以忍受
10 级	极度的呼吸困难，难以忍受

当患者的 Borg 评分 > 2 级时，需对患者进行相应的呼吸支持和呼吸训练。

4. 膈肌超声

可以通过重症超声技术对患者的膈肌功能进行评估，观察患者的膈肌移动度、膈肌收缩速度以及厚度变化率等（表9-2-4）。当膈肌相关参数小于正常值时，需进行膈肌训练（见第九章第四节）。

表9-2-4 正常成人膈肌超声参考值

评估项目	正常值
膈肌移动度	> 1.8 cm（女），> 1.9 cm（男）
膈肌厚度	0.15 ~ 0.28 cm
膈肌增厚分数	> 30%

5. 血气分析

通过动脉血气分析观察患者的氧分压、二氧化碳分压及氧合指数等，观察患者是否有氧合指数的降低或二氧化碳分压的升高，采取相对应的康复策略。

6. 电阻抗断层成像（EIT）

通过 EIT 动态对患者的肺部通气及血流灌注情况进行实时监测（见第八章第六节）。

7. 肺功能

一般状况良好的患者可以进行肺功能测定，但需要患者的高度配合和测试过程中的质量检测。

三、外周肌力评估

除了呼吸功能外，外周肌力的衰退在监护室中也尤为常见，并且会延长机械通气时间及 ICU 停留时间，因此外周肌力的评估和训练同样重要。

1. 肌力评估

采用医学研究会肌力评定量表（Medical Research Council scale，MRC 评分）（表9-2-5），在使用 MRC 评分表之前，必须要了解徒手肌力分级，即治疗师徒手评估肌力等级。

表 9-2-5 MRC 评分

	肩外展	屈肘	伸腕	屈髋	伸膝	踝背屈
左侧						
右侧						

0 级：无可测知的肌肉收缩；

1 级：有微弱肌肉收缩，但没有关节活动；

2 级：在去重力条件下，能完成关节全范围活动；

3 级：能抗重力完成关节全范围活动，不能抗阻力；

4 级：能抗重力及轻度阻力完成关节全范围活动；

5 级：能抗重力及最大阻力完成关节全范围活动。

MRC 评分每项为 0 ~ 5 分，共 12 组肌群，总分 60 分。

当患者的 MRC 总分＜ 48 分时，提示患者有 ICU 获得性衰弱（ICU-AW）。

2. 肌骨超声（详见第四章第十二节）

当患者处于深镇静或昏迷等意识状态时，无法配合进行 MRC 肌力评定，可以选择肌骨超声的方式，在患者入院 48 h 内对肱二头肌、股直肌横截面积及胫骨前肌厚度进行超声测量，5 ~ 7 d 后重复测量，以判断患者是否存在肌力的衰退，辅助诊断 ICU 获得性肌无力。

3. 耐力评估

采用 30 s 坐站试验，嘱患者坐在床边或椅子上进行坐下站立的动作，重复进行，观察 30 s 内患者能进行坐站的次数。次数越多，提示患者的耐力越好。

4. 平衡能力评估

（1）坐位平衡

嘱患者床边坐位，双脚脚掌踩地，进行坐位平衡评估。如患者能自主坐 5 s 以上，则为 1 级；如患者在端坐位，上肢能进行自主活动且保持稳定，则为 2 级；如患者能独立坐且能对抗各方向上施加的推力保持稳定，则为 3 级。

（2）站立平衡

嘱患者站立位，进行站立平衡评估。如患者能自主站立 5 s 以上，则为 1 级；如患者在站立位，上肢能进行自主活动且保持稳定，则为 2 级；如患者能独立站立且能对抗各方向上施加的推力保持稳定，则为 3 级。

四、日常生活活动能力评估

日常生活活动能力（activity of daily life，ADL）采取改良 Barthel 评分进行评估（表 9-2-6）。

表 9-2-6　改良 Barthel 评分

项目	0	5	10	15
修饰	帮助	独立		
洗澡	帮助	独立		
进食	依赖	部分帮助	独立进食	
穿衣	依赖	部分帮助	独立完成	
控制大便	失控	偶尔失控	可控制	
控制小便	失控 / 导尿	偶尔失控	可控制	
如厕	依赖	部分帮助	独立完成	
上下楼梯	依赖	部分帮助	独立完成	
平地行走	依赖	极大帮助	部分帮助	行走 45 m
床椅转移	依赖	极大帮助	部分帮助	独立完成

当总分＜ 40 分时，重度依赖，全部需要他人照顾；

总分在 41 ~ 60 分时，中度依赖，大部分需他人照顾；

总分在 61 ~ 99 分时，轻度依赖，少部分需他人照顾；

总分 100 分时，无需依赖，无需他人照顾。

五、吞咽功能评估

长期机械通气的患者由于声门开放时间过长，拔管后会产生声门闭合不全等问题，从而影响到患者的吞咽和发声。

1. 体格检查

检查吞咽障碍相关的体征（包括意识、认知状态、配合能力），吞咽障碍发生的部位和时间，诱发因素和已有代偿机制，合并症状（语音改变，清嗓增加，反复吞咽等），有无消瘦、虚弱、发热，吞咽过程中有无咳嗽、咳痰等表现以及当时营养状况等。

2. 实验性吞咽

（1）反复唾液吞咽试验

观察 30 s 内患者吞咽的次数和喉上抬的幅度，完成 3 次即为正常。

（2）洼田饮水试验

患者端坐位，饮水时不进行任何干扰，观察有无呛噎、咳嗽、音质改变。

Ⅰ级（优）：顺利地 1 次咽下；

Ⅱ级（良）：分 2 次不呛地将 30 mL 温水咽下；

Ⅲ级（中）：能 1 次咽下，但有呛咳；

Ⅳ级（可）：分 2 次以上咽下，但有呛咳；

Ⅴ级（差）：频繁呛咳，10 s 内全程咽下困难。

评估分级：

正常：Ⅰ级（5 s 内完成）；

可疑：Ⅱ级（5 s 以上）/ Ⅱ级；

异常：Ⅲ级、Ⅳ级、Ⅴ级。

六、其他评估

1. 谵妄评估

ICU 患者由于睡眠剥夺及各类药物的使用等因素，使得谵妄的发生概率很高，因此需要对有高危因素的患者进行谵妄的筛查。当 RASS 评分 > −3 分时，才能进行谵妄的筛查（图 9-2-1）。

2. 胃肠功能评估

如患者在 1 d 内出现 ≥ 3 种以上的胃肠道症状，则认为存在胃肠功能衰竭 [肠鸣音消失、肠胀、呕吐、胃肠道出血、腹泻、高胃残留量（gastric residual volume，GRV）]。胃肠道是严重感染、创伤及休克等致多器官功能障碍综合征中最早受损的器官之一。

（1）常规胃残余容量测定

停止肠道喂养，关闭鼻胃管 30 min，测定胃残余容量后连接引流瓶（低于胃）并打开胃管 30 min，监测流出胃内容物的容量。

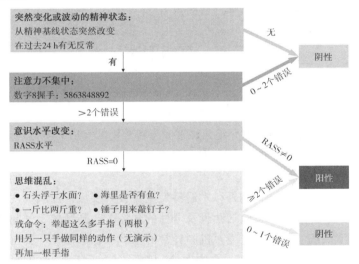

图 9-2-1 谵妄评估

（2）超声胃残余量评估

采取抬高床头 30°，右侧卧位，成人使用凸阵探头，儿童、极度消瘦使用线阵探头，定位点在剑突下，正中线，M 点朝向头侧，测量胃窦的头尾径、前后径或描迹外层胃壁计算胃窦面积（图 9-2-2）。

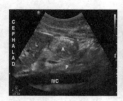
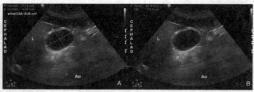

图 9-2-2 超声胃残余量评估

A. 注：L，肝脏，P，胰腺，SMV，肠系膜上静脉，IVC，下腔静脉；B. 超声计算胃窦面积。

计算方法：胃残余量 GV（mL）= 27.0+14.6× 右侧卧胃窦面积（cm^2）–1.28× 年龄（年），可预测最大 500 mL，适用于 BMI ≤ 40 kg/m^2 的成年非妊娠患者。

第三节　气道廓清技术

气道廓清技术（airway clearance therapy，ACT）是指应用物理/机械方式或促发咳嗽等方法促进气管、支气管内的分泌物排出的技术。以下介绍几种重症患者常用的气道廓清方式。

适应证：分泌物过多、黏稠且不易咳出；患者咳嗽能力较弱，不能自主排出分泌物。

相对禁忌证：胸外科术后易发生胃食管反流；皮肤及皮下感染、肺部肿瘤（包括肋骨及脊柱的肿瘤）、肺结核、气胸及胸壁疾病、肺脓肿、凝血机制异常的患者、肺部血栓、肺出血及咯血、急性心肌梗死、心内血栓、房颤、不能耐受震动的患者。

一、操作前评估

1. 评估患者的痰量分级（见第九章第二节）。

2. 监测并记录患者的生命体征。

3. 根据肺部听诊、肺部影像学结果选择治疗部位及合适体位。

二、振肺排痰仪

1. 适应证

外科术后患者；气管切开术后；哮喘；支气管扩张症；慢性阻塞性肺气肿；慢性支气管炎；急性肺炎；职业性肺部疾病；肺囊性纤维性病变等。

2. 禁忌证

接触部位皮肤感染；胸部肿瘤、血管畸形；肺结核、气胸、胸水、胸壁疾病、未局限的肺脓肿；出血性疾病或凝血异常，有出血倾向者；肺部血栓及咯血；不耐受振动者；急性心肌梗死、心内血栓、房颤（图 9-3-1）。

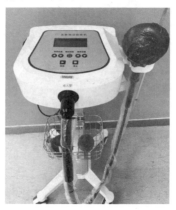

图 9-3-1　振肺排痰仪

3. 操作步骤

患者：一般采用坐位或侧卧位；

治疗师：一手握住叩击头，另一手引导叩击头，轻加压力；

叩击部位：从下向上，从外向内，覆盖整个肺部；

时间：每日治疗 2 ~ 4 次，餐前 2 h 或餐后 2 h 进行，治疗前行 20 min 雾化治疗，治疗后 5 ~ 10 min 吸痰，每次治疗时间 5 ~ 20 min 为宜。

4. 注意事项

基本治疗频率为 20 ~ 35 周 /s，频率不能超过 35 周 /s；使用叩击接合器治疗时，要让叩击接合器上的箭头指向患者的主气道；避免交叉感染，应尽量使用一次性叩击头罩；大部分患者可选用坚固滑面橡皮叩击头，过于敏感的患者可选用聚氨酯海绵组成的叩击头；禁止机器空转；操作时要使传送线保持自然平滑，避免打结、绞成一团或剧烈弯曲。

三、机械吸呼排痰（图 9-3-2）

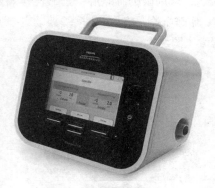

图 9-3-2　机械吸呼排痰

机械吸呼技术即正负压交换引流的工作原理，模拟自然咳嗽生理过程，经气道应用一定正压和流量的限气流，使气流达到患者的肺内深部，从而松动各级支气管的异常分泌物，同时形成足够的胸腔压，这种压差在一定负压气流的作用下，使肺部形成一个高速的气流，将异常的分泌物或痰栓痰块呼出，完成一个模拟咳嗽的生理过程。

1. 适应证

肺部本身疾病，如 COPD、支气管炎、肺炎、哮喘等疾病患者；气管插管患者；无创通气患者；神经肌肉疾病、颈椎脊髓受损患者。

2. 禁忌证

活动性上消化道出血、气胸、肺大疱；严重的气道反应性疾病、呕吐；近期的肺叶切除术、全肺切除术。

3. 操作流程

（1）放置床旁、组装呼吸管路、呼吸过滤器、打开电源；

（2）调制自动模式；

（3）调节吸气流量；

（4）设置压力，包括吸气压、呼气压参数（常规治疗参数吸气压 +40 cmH$_2$O，呼气压 –40 cmH$_2$O）；调整吸气、呼气时间及暂停时间，备用；

（5）患者取 45°~60° 半卧位；在身体上循环 2 个周期后嘱患者嘴巴张大，放松气道，先做吸气动作，随后进行 5 个周期循环后嘱患者休息 30 s~1 min（为了预防通气过度）。在治疗过程中如出现痰液，应立即移开面罩，擦掉口中或面罩中的痰液；

（6）操作结束后，使患者取舒适卧位，整理床单位；

（7）洗手，记录痰液的性状、量及颜色。

4. 注意事项

常规治疗压力对于第一次接受治疗的患者可能不适应，有可能会造成应激性闭嘴或声门关闭，因此应从低压开始试用，让患者逐渐习惯常规治疗的压力；操作中密切观察指脉氧饱和度和患者自主呼吸情况；此项操作可重复循环 4~6 次。

四、体位引流

1. 适应证

痰多不能咳出；咳痰能力弱，咳嗽时消耗过多能量；支气管内长期潴留的分泌物不能完全排清。

2. 禁忌证

明显的呼吸困难，高热；近期的脊柱损伤；严重的心脏病和高血压；近期肋骨骨折及严重的骨质疏松。

3. 重力辅助，每个体位 5 ~ 10 min，从较重部位开始（表 9-3-1、图 9-3-3）。

表 9-3-1　体位引流

肺叶肺段	体位摆放
双肺上叶尖段	屈膝直立坐位，膝盖下垫一个枕头
双肺上叶后段	屈膝前倾坐位，膝盖下垫一个枕头
双肺上叶前段	屈膝仰卧位，膝盖下垫一个枕头
右肺上叶后段	左侧卧位，与床面水平成45°夹角，背后和头部分别垫一个枕头
左肺上叶后段	右侧卧位，与床面水平成45°夹角，用三个枕头将肩部抬高30cm，屈膝仰卧位
右肺中叶	仰卧位将身体向左侧稍稍倾斜，在右侧从肩到髋部垫一个枕头支持，胸部朝下与地面成15°夹角
左肺舌叶	仰卧位将身体向右侧稍稍倾斜，在左侧从肩到髋部垫一个枕头支持，胸部朝下与地面成15°夹角
双肺下叶前基底段	屈膝仰卧位，胸部朝下与地面成20°夹角
右肺下叶外基底段	左侧卧位，胸部朝下与地面成20°夹角
左肺下叶外基底段	右侧卧位，胸部朝下与地面成20°夹角
双肺下叶后基底段	俯卧位在腹下垫一个枕头，胸部朝下与地面成20°夹角
双肺下叶背段	俯卧位在腹下垫一个枕头

注意事项：应提前做好气道的湿化；宜空腹进行；每日两次；每个体位 5 ~ 10 min，从较重部位开始；每次总时长不超过 30 min。

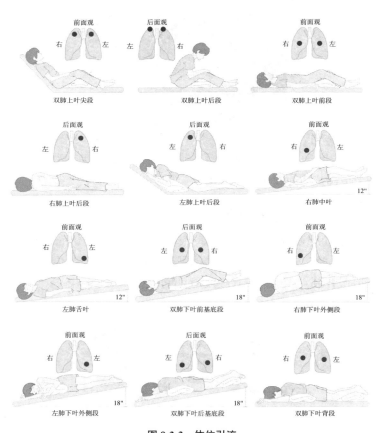

图 9-3-3　体位引流

注："●"为需进行痰液引流的部位，"″"为英寸。

五、传统手法廓清技术

1. 方法

五指并拢，手掌背伸，掌心尽量凹陷形成空掌，利用腕关节力量，使指腹、大小鱼际肌与患者接触，手抬离患者 5 ~ 10 cm，每个部位充分引流后进行 1 min 的叩击震荡，反复 3 ~ 5 次（图 9-3-4）。

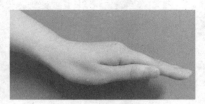

图 9-3-4　扣拍手势

2. 方向

上叶自上而下，下叶由下至上，由两侧到中央，沿气管、支气管方向进行有节律的叩击。

六、主动呼吸循环技术

主动呼吸循环技术（active cycle of breathing techniques，ACBT）是气道净化及呼吸功能锻炼的一种物理治疗方法，包括呼吸控制、胸廓扩张呼吸及用力呼气技术（图 9-3-5）。

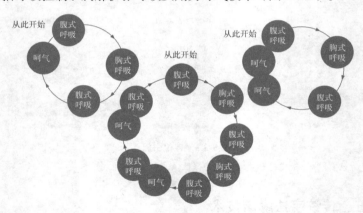

图 9-3-5　ACBT

1. 呼吸控制（breathing control，BC）- 放松

患者按自身呼吸节律和深度进行潮式呼吸，并鼓励其放松上胸部和肩部肌肉，尽可能多地利用下胸部进行呼吸，即膈肌呼吸模式完成呼吸；一般为 5 ~ 10 s，在支气管痉挛或不稳定气道（哮喘、COPD）的患者中，时间可长达 10 ~ 20 s。

2. 胸廓扩张运动（thoracic expansion exercises，TEE）- 松动、移动分泌物

深呼吸运动有助于肺组织重新扩张；胸廓扩张运动与胸部摇动，振动和（或）胸部叩拍等这些胸肺物理治疗技术联合应用有助于进一步清除分泌物；术后或有肺塌陷的患者在吸气末屏气3 s能促进侧支通气，协助肺复张，最多连续进行3~5个。

3. 用力呼气技术（forced expiration technique，FET）- 清除分泌物

（1）呼气要求声门保持开放；包括两个不同水平的呼气，即低容积位呼气、高容积位呵气；

（2）低容积位呵气：清除外周气道的分泌物，中等强度的吸气后呼气，这个呼气较久，较低沉；

（3）高容积位呼气：清除近端大气道的分泌物，这个呼气较短，较响亮。

呼吸控制、胸廓扩张运动和用力呼气技术应该灵活应用，且这些技术应该根据每例患者和每个治疗周期进行调整。

七、辅助咳嗽

1. 患者没有自主咳嗽

以中指指腹推压环状软骨下缘、腹压法（图9-3-6）；

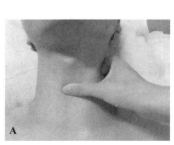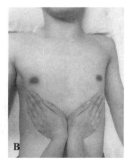

图 9-3-6　辅助咳嗽手法

注：A. 中指指腹推压环状软骨下缘；B. 腹压法。

2. 患者自主咳嗽较弱

需加强腹肌力量训练（图 9-3-7）；

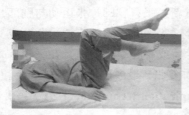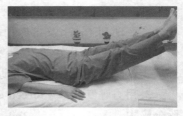

图 9-3-7　腹肌力量训练

3. 患者可以自主咳嗽

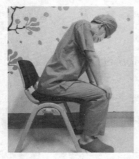

充分体位引流及振肺排痰以后，指导正确有效的咳嗽（一般采取的体位是端坐位，双肩放松，头及上体稍前倾前屈，双臂可支撑在膝上，以放松腹部肌肉，利于其收缩；先深吸气，声门关闭，呼气肌用力收缩，胸腹腔压力急剧上升，声门突然打开，咳嗽）（图 9-3-8）。

图 9-3-8　咳嗽指导

第四节　呼吸功能训练

一、放松技术

1. 肋间肌松动术

重症患者由于呼吸困难或紧张等原因会导致其呼吸频率过快、氧合下降等现象，除给予患者足够的氧供之外，需进行放松训练，以维持和改善胸廓弹性；改善呼吸肌顺应性；减轻疼痛；减轻精神和机体紧张；减少残气量，提高通气效率，降低呼吸运动能耗。

适应证：胸廓过度紧张，扩张受限，胸腹矛盾呼吸严重。

禁忌证：胸腹部术后急性期，活动性出血，胸部有骨折，急性心梗，胸肺部血栓等。

肋间肌松动术即通过手法逐一肋间对肋间肌进行松动，以改善胸廓弹性的技术（图9-4-1）。

（1）保持患者30°仰卧位，治疗师一手沿肋骨向下走行放置，另一手放在相邻肋骨处固定；

（2）像拧毛巾一样，在患者呼气时捻揉，吸气时放松压迫；

（3）方向从上部到下部肋骨，逐一肋间进行伸展，可以增大患者肋椎关节的活动度。

2. 胸廓松动术

胸廓松动术即通过手法对患者的胸廓进行放松，以增大胸廓活动度，改善胸廓顺应性（图9-4-2）。

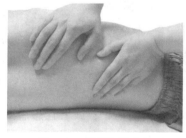 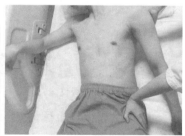

图 9-4-1　肋间肌松动术　　　　图 9-4-2　胸廓松动术

（1）使患者呈30°仰卧位，左手抓住床栏，固定身体防止下滑；

（2）治疗师一手放在患者左肩下，用手腕托住肩关节，另一手放在骨盆处，固定骨盆；

（3）让患者自然放松呼吸，在患者呼气时，使上半身向左侧活动；

（4）完成左侧后，进行相反方向的操作，放松右侧胸廓。

3. 放松体位

前倾体位可以减轻心脏等脏器对肺的压迫，从而使肺更好地充盈，减轻患者的呼吸困难，改善患者的通气。

（1）卧位：使患者侧卧位，保持30°侧卧位，将上半身前倾，注意固定患者的头和下肢，保持患者体位的稳定（图9-4-3）；

（2）坐位：选择有椅背及扶手的坐椅，保护患者的安全，将椅子放在床边，使患者坐在椅子上，在床边／桌上放置与患者胸骨角等高的枕头，使患者上半身前倾，头部侧放在枕头上（图9-4-4）；

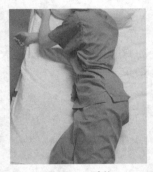 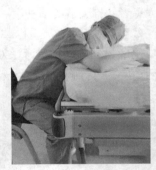

图 9-4-3　卧位　　　　　　　图 9-4-4　坐位

（3）站立位：身体前倾，重心稍向前移；或者让患者双脚离墙适当距离，背靠在墙上，肩部前倾离开墙面，双腿稍屈曲，双上肢自然下垂或放在双膝上（图9-4-5）。

4. 呼吸牵伸操

当患者一般功能状态较好时，可以采取呼吸牵伸操的方式进行胸部放松。

（1）肩上提、下降：鼻子吸气，同时双肩上提，吸气到最大限度时，嘴巴呼气，同时放松双肩力量，使肩胛骨下沉（图9-4-6）；

（2）胸部吸气拉伸：双手放在胸廓上部，先将气呼尽，后吸气同时头向后仰，双手向下拉伸胸廓，肘向后拉，牵引胸廓，吸到最大限度后还原（图9-4-7）；

（3）胸部呼气拉伸：双手交叉放在头后，吸气，边呼气边将双手向上伸直，呼气到最大限度，吸气时双手复原（图9-4-8）；

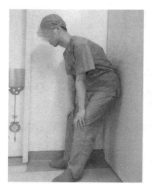

图 9-4-5　站立位

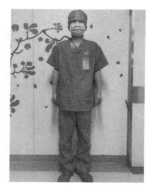

图 9-4-6　肩上提、下降

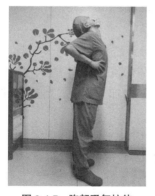

图 9-4-7　胸部吸气拉伸

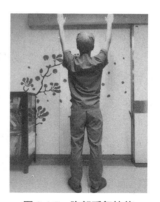

图 9-4-8　胸部呼气拉伸

（4）背肌吸气牵拉：双手交叉放在胸前，将气呼尽，吸气时双臂向前伸，含胸，后背拱起，拉伸背部，呼气时手和躯干返回原位（图9-4-9）；

（5）侧面呼气肌肉拉伸：一只手放在头后，另一只手叉腰，吸气到最大，边呼气边将躯干向对侧屈曲，吸气时还原，平静呼吸，双手交换位置，做对侧（图 9-4-10）；

（6）腹部呼气拉伸：将双手在背后交叉握紧，边呼气边将胸廓和肚子向前挺起双手向后伸，呼气到尽头后还原（图9-4-11）。

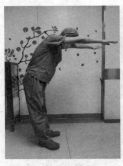 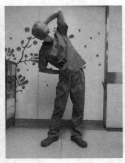 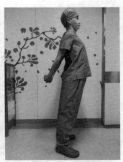

图 9-4-9　背肌吸气牵拉　　图 9-4-10　侧面呼气肌　　图 9-4-11　腹部呼气拉伸
　　　　　　　　　　　　　　　　　　　　肉拉伸

二、呼吸功能训练

RICU 患者常有急性或慢性呼吸系统疾病，绝大多数患者需要机械通气，会导致膈肌功能障碍的发生概率增加，机械通气时间延长，VAP 风险增加，死亡率增加。因此，需进行呼吸康复训练，改善患者的呼吸功能。

适应证：呼吸肌肌力下降，通气和（或）换气功能受限。

禁忌证：活动性出血，术后急性期，不稳定骨折。

1. 调整呼吸机参数进行训练

（1）保持患者 30° 半卧位，记录患者相应生理指标；

（2）设置模式为 PSV，降低 PS，逐渐提高触发灵敏度，保持 PEEP 不变，以 Vt > 5 mL/kg 为目标，观察自主呼吸时患者的相关状态；

（3）锻炼过程中，若出现"锻炼终止标准"中任何 1 项情况，终止锻炼，返回原模式和参数，记录相应指标。

2. 不调整呼吸机参数进行膈肌训练

（1）蝶式呼吸训练

蝶式呼吸训练（图 9-4-12）。

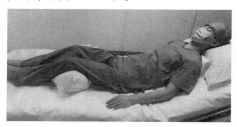

图 9-4-12 蝶式呼吸训练

①调整患者体位至合适位置，并整理患者周围管路、输液装置等；②使患者平卧，将患者肩胛骨上部 1/3 用软枕垫起，同时头颈部下面放置枕头，使头颈稍微后仰；③将患者床头抬高至 30°，观察并记录患者生命体征；④如患者无不适，将患者双腿屈曲，腘窝下垫一软枕使患者腹部放松，将患者双手置于耳侧，自然放松，观察患者下胸部呼吸动度；⑤每 10 分钟休息一到两分钟，总时长为 30 min。

（2）呼吸神经肌肉电刺激

①适应证：膈肌功能康复治疗；慢性呼吸疾病；支气管哮喘；顽固性呃逆；②禁忌证：气胸；心脏起搏器；开放性创伤；控制通气模式；活动性肺结核；③操作前需将贴电极片处的皮肤进行清洁；将膈肌起搏器开机，在相应的位置贴上电极片（上面两个电极片在胸锁乳突肌外缘下 1/3 位置，下面两个电极片在第二肋间与锁骨中线交点处）后将刺激强度归零；此时需根据患者的病情选择适合的参数（治疗时间、起搏次数、脉冲频率、刺激强度等），参数选择好后即可开始治疗；在治疗期间，可随时观察膈肌起搏器上的剩余时间，当剩余时间归零后即结束治疗；关机，将治疗用物擦拭干净后备下次使用；④注意事项：膈肌起搏治疗中需要注意的是，对一般情况极差，尤其是衰竭

状况的患者不适用；对心功能Ⅳ级，有严重肾功能不全者慎用；对于合并肺及呼吸道感染者，应先控制感染后再做起搏治疗；对于营养状态差的患者，改善营养状况后再做起搏治疗；对于伴有高血压、心肾功能较差的患者，先控制血压，改善心肾功能后在密切监护下再行起搏治疗（图9-4-13）。

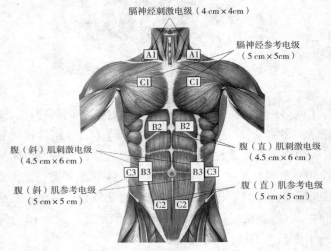

膈神经刺激电级（4cm×4cm）

膈神经参考电级（5cm×5cm）

腹（斜）肌刺激电级（4.5cm×6cm）

腹（直）肌刺激电级（4.5cm×6cm）

腹（斜）肌参考电级（5cm×5cm）

腹（直）肌参考电级（5cm×5cm）

图9-4-13　呼吸神经肌肉电刺激

（3）腹式呼吸训练

1）仰卧位：患者保持放松，双下肢屈曲，其下方可放三角垫，以放松腹肌；右侧上肢置于耳侧，使肋间肌放松，有胸腹矛盾呼吸患者可置于胸部；左手置于上腹部，感受腹部隆起（图9-4-14）。

治疗师：双手放在患者手上，嘱患者用鼻子吸气，同时腹部隆起，屏气3s，用鼻子或嘴呼气，同时治疗师给予向下的压力，注意要匀速缓慢呼气。

2）坐位：患者保持端坐位，身体前倾，双脚放在地面上并与之平行，双手放在上腹部，胸腹部放松，鼻子吸气同时腹部隆起，呼气时腹肌收缩，双手施加压力，保持缓慢匀速的呼气（图 9-4-15）。

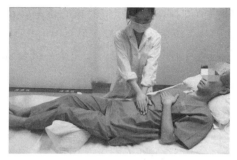

图 9-4-14　仰卧位

治疗师：在一旁指导，也可一手放在患者颈部，触摸患者斜角肌的收缩，另一手放在患者腹部，感受患者膈肌的收缩。

3）站立位：运动初期采取深呼吸的方式，两步一吸，用鼻子吸气，使胸廓和腹部同时扩张，用鼻子呼气，四步一呼，同时用力收缩腹部，使肺内气体全部排出，双手可以放在腹部感受腹部隆起，也可以随步态周期进行摆动，保持身体平衡（图9-4-16）。

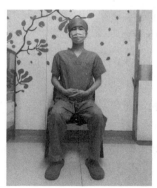

图 9-4-15　坐位

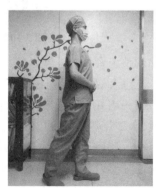

图 9-4-16　站立位

注意：①吸气：呼气 =1 ：2；②需要进行不完全的深呼吸；③治疗师要保证患者的安全；④保证身体的平衡及正确的步态；

⑤在上台阶、坡道时，先吸气，呼气时左腿迈步，此时需要右足伸展锁住膝关节支撑体重，吸气时重心逐渐转移，左下肢支撑体重，再次呼气，同时右腿迈步，重复以上步骤。

注意：①吸气：呼气=1：2；②先从一级台阶开始，逐级增加。

（4）抗阻呼吸训练

抗阻呼吸训练包括吹瓶法、吹蜡烛法、吹气球法、缩唇呼吸，最常用也最简便易行的方法为缩唇呼吸法。

缩唇呼吸法（图 9-4-17）：

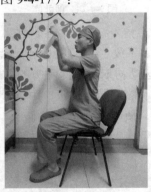

图 9-4-17　缩唇呼吸法

调整患者体位至端坐位，可以坐在椅子上或者床边。

让患者双手放在上腹部，感受自己呼吸时腹部的变化。

嘱患者用鼻子吸气，吸至深吸气量的 1/2 ~ 2/3 时，屏住呼吸 1~2 s，然后将嘴巴缩起，类似吹蜡烛一般，缓慢将气呼出。

吸气：呼气为 1：2，注意提醒患者，呼气时要保持一定的流速呼出；如果患者配合较差，可以在患者面前放一张纸，让患者呼气时将纸吹起。

（5）深呼吸训练

患者保持端坐位，双上肢自然下垂或置于腿上，胸廓放松，双脚与地面接触并平行。

用鼻子深吸气，使腹部和胸部同时向外扩张，达到极限后，匀速呼出气体，同时收缩胸部和腹部，用力收缩辅助呼吸肌，尽量排除肺内气体。

5 个深呼吸为一组，3 ~ 5 组即可，深呼吸可以促进肺内二氧化碳排出，促进胸腹联合呼吸，增大患者的潮气量。

（6）局部呼吸训练（图 9-4-18）

适应证：针对肺部某些区域出现的换气不足，对特定区域进行扩张训练。

方法：治疗师将手放在需要加强呼吸的部位，嘱患者深呼吸，吸气时手在患者局部施加压力，促进局部肺复张。

（7）激励式呼吸训练器（图 9-4-19）

目的：训练吸气量，强化呼吸肌。

方法：用嘴包住咬口，缓慢深吸气，达到设定的目标量时，保持 2 ~ 3 s（视觉反馈）。

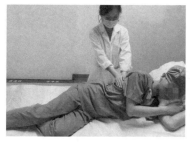 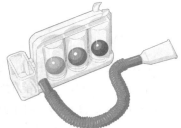

图 9-4-18　局部呼吸训练　　　图 9-4-19　激励式呼吸训练器

（8）腹部负荷法（图 9-4-20）

在仰卧位腹式呼吸吸气时，在腹部隆起过程中加一重物抵抗，以适宜的沙袋为宜，可以连续完成 10 次腹式呼吸即重量合适。

锻炼终止指标：锻炼过程中，如出现以下任何一项情况，终止锻炼。

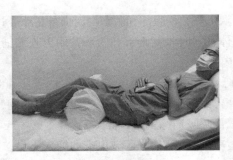

图 9-4-20　腹部负荷法

①主观感觉不适；②$SpO_2 < 90\%$；③$HR > 120$ 次 /min；④$SBP > 140$ mmHg；⑤心率、血压等与基础值相比改变 $> 20\%$；⑥$Vt < 5$ mL/kg；⑦$RR > 30$ 次 /min；⑧胸腹矛盾运动。

第五节　外周肌力训练

一、适应证

失用性肌萎缩（由制动、运动减少或其他原因引起的肌肉失用性改变，导致肌肉功能障碍）；肌源性肌萎缩；神经源性肌萎缩；关节源性肌无力；由于其他原因引起的肌肉功能障碍等；健康人或运动员的肌力训练。

二、禁忌证

各种原因所致关节不稳、骨折未愈合又未作内固定、骨关节肿瘤、全身情况较差、病情不稳定者、严重的心肺功能不全等。

三、被动活动

被动活动适用于肌力 0 ~ 1 级的患者；被动活动的原则是按照从肢体的近端到远端，从上肢到下肢的顺序进行。

1. 肩关节

（1）肩关节的前屈

需要在肩关节外旋 30° 的角度下进行前屈活动，并且前屈的角度不能超过 90°，这是为了避免发生肩关节的半脱位以及肩峰撞击（图 9-5-1）；

（2）肩关节的外展

需要在肩关节外旋 90° 角度下进行，并且外展的角度不能超过 90°，这是为了避免产生肩关节半脱位和肩峰撞击（图 9-5-2）；

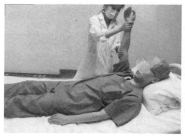
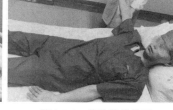

图 9-5-1　肩关节的前屈　　　　　图 9-5-2　肩关节的外展

（3）肩关节的内外旋：需要特别注意患者上肢的摆放，将患者上肢置于床面，肩关节外展 90°，肘关节屈曲 90°，通过摆动患者的前臂进行肩关节的内外旋，向上为外旋，角度为 90°，向下为内旋，角度为 70°（图 9-5-3）。

2. 肘关节

肘关节只需要进行被动的屈伸训练，可以在伸展的时候，尽量将患者的前臂旋前，这样更有利于患者生活自理能力的恢复（图 9-5-4）。

3. 腕关节

腕关节的屈曲、背伸、尺偏以及桡偏前提是要固定患者的前臂进行这些动作，需要注意的是，在进行腕关节的桡偏时，为了避免腕骨与桡骨发生碰撞，可以让患者稍微背伸的情况下进行桡偏的被动活动（图 9-5-5）。

4. 手

治疗师需要特别注意自己手的摆放，一只手拇指抵住患者的拇指，其余四指按住患者的大鱼际肌，另一只手的四指与患者的四指平行，然后进行掌指关节和指间关节的被动屈伸，这样的手势有利于患者手的伸展（图 9-5-6）。

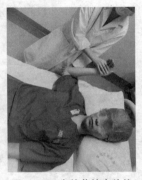

图 9-5-3　肩关节的内外旋

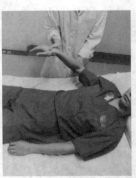

图 9-5-4　肘关节的屈伸

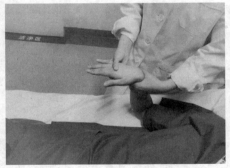

图 9-5-5　腕关节的屈曲、背伸、尺偏以及桡偏

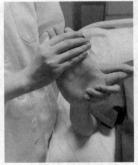

图 9-5-6　手的伸展

5. 髋关节

（1）髋关节的前屈：被动的屈曲，屈曲的角度不能超过70°，避免造成对患者坐骨神经的牵拉（图 9-5-7）；

（2）髋关节的外展：角度不超过45°（图 9-5-8）；

（3）髋关节的内外旋：内外旋的角度不超过45°（图9-5-9）。

6. 膝关节

在膝关节伸展的过程中，治疗师要用手用力托住患者膝关节缓慢地下放，避免由于重力作用造成膝关节的突然下落，损伤膝关节周围的韧带（图9-5-10）。

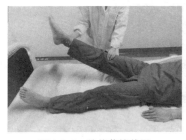

图 9-5-7　髋关节的前屈

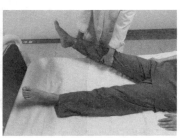

图 9-5-8　髋关节的外展

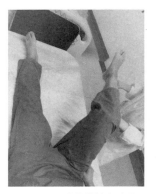

图 9-5-9　髋关节的内外旋

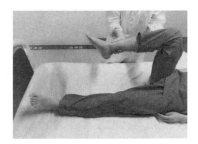

图 9-5-10　膝关节的屈伸

7. 踝关节

（1）进行被动的背屈，注意施加的力度不要过大，以免造成跟腱的牵拉损伤（图9-5-11）；

（2）被动活动：每个关节每个方向的活动至少6次，根据患者的情况选择6~10次不等。

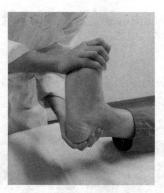

图 9-5-11 踝关节的背屈

四、辅助活动或主动辅助活动

辅助活动或主动辅助活动适用于肌力 2 级的患者。在被动活动的基础上，让患者自行用力，治疗师辅助进行活动。

五、主动活动

主动活动适用于肌力 3 级的患者，可以抗自身重力进行活动，可以给予患者主动活动训练。与被动活动最大的不同在于，活动的主体由治疗师变成了患者，治疗师只需要在床旁指导患者并且保证患者的安全，适时地给予患者言语方面的鼓励，帮助患者恢复自信，提高患者的配合度。

六、抗阻训练

抗阻训练适用于肌力 4～5 级的患者，可以通过治疗师徒手或借助器械施加阻力来进行训练。

1. 徒手抗阻训练

（1）训练前首先评定患者的肌力和关节活动度情况，明确功能受限程度，以确定适宜的抗阻运动形式和运动量。

（2）使患者处于适合训练的舒适体位，以被动运动形式向患者演示所需的运动，告诉患者尽最大努力但在无痛范围内完成训练，训练过程不要憋气，治疗师只起指导、监督作用。

（3）将阻力置于肢体的远端，确定阻力的方向，一般为所需运动的相反方向避免替代运动。

（4）提供的阻力应适合患者现有的肌力水平，初始为次最大阻力，以后逐渐增大阻力；训练中动作宜平稳患者的最佳反应为无痛范围的最大用力。

（5）患者如不能全关节活动范围运动、或训练中有明显疼痛、收缩的肌肉发生震颤、发生替代运动时应改变施阻的方向或降低阻力力量。

（6）训练中应适当提供语言指令，以增加训练效果。

（7）每一运动可重复 8～10 次，并有一定的休息；逐渐增加训练次数。

2. 器械抗阻训练

主要由训练器械施加阻力，以增加患者的肌力和肌肉耐力，恢复肢体运动功能的训练方法，如沙袋、哑铃、弹力带、握力器等。上下肢肌力：力量训练应遵循大负荷、少重复原则，负荷为 60%～80% 最大重复负荷（Repetition Maximum，RM，意为患者只能完成目标动作 1 次的负荷），每组 8～12 次，每次训练 1～3 组，组间休息 2 min，隔天一次（图 9-5-12）。

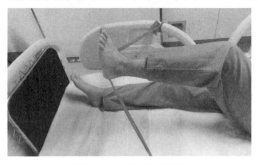

图 9-5-12　器械抗阻训练

第六节 日常生活活动能力训练

为了提高患者的生活质量，需要对患者进行日常生活活动能力训练。其内容包括修饰（包括洗脸、刷牙、梳头等）、洗澡、进食、穿衣、控制大小便、如厕、上下楼梯、平地行走、床椅转移等。

修饰、洗澡、穿衣等训练时，需注意呼吸困难的患者，教会患者放松呼吸及放松体位下进行即可。

一、转移

1. 坐站转移

让患者自行移至床边坐起，治疗师调整患者至端坐位，双脚分开，左脚后退半步，身体前倾，重心前移，双腿支撑站起；站起后，治疗师帮助患者保持腰背挺直，站立 5 ~ 10 s 后坐下；坐下时需要身体前倾，重心后移，缓慢坐下（图 9-6-1）。

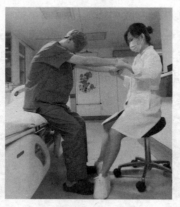

图 9-6-1 坐站转移

2. 床椅转移

让患者在床边端坐，将椅子与床边呈 45° 夹角，使患者靠近椅子一侧的手扶住椅子远端的扶手，身体前倾，重心前移，以同侧下肢为轴转动，旋转至椅子上方坐下。

二、平衡训练

适应证：平衡能力差的患者。

禁忌证：活动性出血，骨折及术后急性期。

1.平衡功能的评定：坐位平衡、站立平衡

（1）一级——静态平衡

（2）二级——自动态平衡

（3）三级——他动态平衡

2.平衡训练的方法

（1）坐位平衡：①1级——端坐位训练；②2级——端坐位同时向不同方向倾斜或够取物体；③3级——患者端坐位，治疗师从患者躯体上部不同方向给予患者一个快速的力，嘱患者保持稳定；

（2）站立平衡：保持患者站立，腰背挺直，双脚分开适当距离，其他训练方法同坐位平衡训练。

第七节　气切患者的发音和吞咽训练

气切后的患者，如果一般状况稳定，可以进行发音训练和吞咽训练。

一、评估

1.适应证

（1）呼吸支持：$FiO_2 \leqslant 40\%$；$PaO_2 > 60\ mmHg$；$PaCO_2 < 55\ mmHg$；

（2）循环：生命体征平稳；未应用血管活性药物；

（3）意识：清醒，能交流；

（4）上气道：无水肿；气切套管尺寸（1/2 ~ 2/3）；少量分泌物；

（5）其他：能忍受放松气囊；愿意说话；脸色无明显变化。

2. 禁忌证

（1）无意识 / 昏睡的患者；

（2）严重行为障碍；

（3）临床情况不稳定（肺功能差，肺顺应性、弹性降低）；

（4）严重的气管狭窄或水肿，气管切口处肉芽增生；

（5）持续有大量黏稠分泌物，且不易咳出者；

（6）全喉切除术或喉气管离断术后。

二、发音训练

1. 佩戴语音阀

正确体位 → 分泌物清除 → 气囊放气 → 用手指试堵管 → 固定气管套管; 顺时针旋转 → 嘱患者发声 → 观察并记录生命体征、最长佩戴时间（图 9-7-1）。

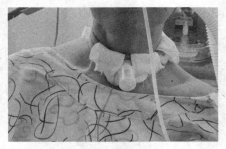

图 9-7-1　语音阀训练

2. 佩戴时长

首次不超过 30 min，后根据患者耐受逐渐增加时间，同时训练患者呼吸模式。

3. 清洁护理

浸于加入少量肥皂的温水中，用清水冲洗，置于空气中风干。每 2 个月更换新的语音阀。

三、注意事项

①使用语音阀时放松气囊；②睡觉时不能使用；③雾化时不能使用；④一旦出现呼吸困难，立即取下语音阀；⑤按时按需清洁；⑥注意湿化和氧疗。

气切后的患者，如果通过吞咽评估后，可以进行吞咽摄食训练。

四、进食

1. 体位指导

患者在进食训练时，需要半卧位或坐位，头部转向一侧，稍屈曲，以避免误吸（图 9-7-2）。

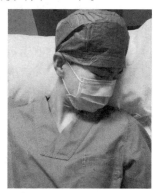

图 9-7-2　进食体位指导

2. 吞咽训练

（1）基础训练：是针对与摄食 – 吞咽活动有关的器官进行训练，适用于从轻到重度的吞咽困难患者。常用的基础训练方法包括头颈控制训练、口唇运动（图 9-7-3）、颊肌运动（图9-7-4）、咀嚼训练、舌体运动训练、软腭训练、喉部运动、口腔感知训练、咳嗽训练、呼吸训练。

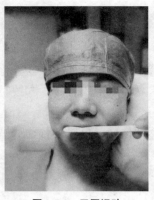 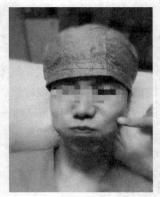

图 9-7-3　口唇运动　　　　　　图 9-7-4　颊肌运动

（2）治疗性进食：①体位：一般采取床头抬高 45°~60° 的半坐卧位，头部稍前屈；②食物的形态：选择比较柔软、性状较一致、黏度适中、不易松散、易通过口腔和咽部、不易粘在黏膜上的食物；③食物的位置及量：将食物放置在口腔内最能感受到食物的部位，最佳位置是健侧舌后部或颊部，利于食物吞咽。一般从少量开始，1~2 mL，后酌情增加。摄食时应注意进食速度，避免两次食物重叠入口；④进食习惯及环境：尽可能培养患者采用直立坐位的进食习惯，保持在安静环境下进食，减少进餐时讲话，以免影响吞咽过程；⑤吞咽方法：根据患者个人情况选择适合的吞咽方法，包括空吞咽与交替吞咽、侧方吞咽、用力吞咽、点头样吞咽。

（3）其他治疗

①物理治疗：可应用肌电图生物反馈疗法、低中频电疗法、重复经颅磁刺激、经颅直流电刺激等；②针灸治疗。

（4）食物选择

流动的物质更容易引起患者呛咳，因此，在进行进食训练时，需要首先选用糊状食物，如芝麻糊；随着患者病情的改善，可以逐步过度到半流食，如米粥；最后是流食，如水、汤等。

第八节　其他治疗

一、心理治疗

当患者出现焦虑、抑郁或谵妄等心理问题时，需要及时对患者行康复治疗。

首先需要定时召开 ICU 家庭会议，医护人员与家属充分沟通，了解患者日常习惯及喜好，设定适合患者的康复计划；与家属沟通，了解家庭期望，确认家庭需要；如果 ICU 制度允许，让患者家属进行短时陪伴。

睡眠：保证患者的睡眠，减少镇静药物的使用。

早期活动：如患者情况稳定，可早期介入康复。早期活动可以改善患者的谵妄状态，功能的恢复也能帮助患者建立自信心。

监护室日记：可以为患者记录在 ICU 的日常感受，记录监护室日记。

二、胃肠功能障碍治疗

在临床治疗中可以使用胃肠动力药物、在 24～48 h 内开始肠内营养的使用及使用新斯的明 / 泻药等方法以外，还有液体管理、血糖控制、调节电解质紊乱情况、控制阿片类药物的使用以及内镜 / 手术治疗等方法解决相关问题；在康复方面需要进行体位管理，还可以使用胃肠道促进技术等手法增强胃肠蠕动，改善胃潴留情况；理疗方面可以进行干扰电治疗改善胃肠功能障碍（图 9-8-1）。

除药物及理疗因子的应用外，还可以借助手法帮助患者进行胃肠功能的改善，通过胃肠道促进技术，治疗师的手置于患者左上腹部，通过顺时针、逆时针方向的揉动促进胃肠道的蠕动，改善胃肠道的功能（图 9-8-2）。

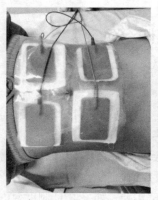

图 9-8-1　干扰电疗法

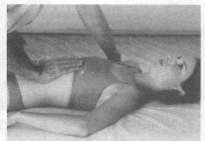

图 9-8-2　胃肠道促进技术

第三篇
护理治疗篇

第十章

呼吸重症护理常规

第一节 呼吸重症患者常规监护要点

1. 观察患者的意识状态、精神及神经症状；

2. 密切观察患者的生命体征变化括包括体温、脉搏、呼吸（呼吸频率、节律和深度及呼吸困难的程度）、血压及脉氧饱和度；

3. 观察患者有无咳嗽，咳嗽的频率、持续时间、剧烈程度，痰液的颜色、量、性质；

4. 观察患者是否咯血，咯血的量、颜色；

5. 观察患者是否出现缺氧及二氧化碳潴留，有无发绀、球结膜水肿等；

6. 监测动脉血气分析和生化检验结果，了解电解质和酸碱平衡情况；

7. 常规氧疗患者记录氧流量；HFNC患者记录设置参数；机械通气患者记录呼吸机模式及参数设置，密切监测压力参数变化及呼吸机报警情况；

8. 准确记录出入量，观察尿液的颜色、性质和量；

9. 卧床期间注意观察皮肤情况，有无压力性损伤的发生；

10. 记录所有管路的置入时间、内置或外露刻度。

第二节　呼吸重症患者常规护理要点

一、常规用药护理要点

按医嘱及时准确用药，并观察疗效及不良反应。使用输液管理系统精确控制液体速度，合理安排液体输注顺序，必要时根据血流动力学监测情况指导液体管理。

1. 抗菌药物

（1）应用抗菌药物前需注意呼吸道标本的采集，及时准确合理安排抗生素输注顺序，用药前询问患者有无过敏史，用药期间注意有无过敏反应的发生，观察抗菌药物疗效及不良反应。

（2）三唑类、万古霉素等药物时注意及时监测血药浓度。

（3）氨基糖苷类抗菌药物具有耳毒性和肾毒性，注意观察患者听力及肾功能变化。

（4）时间依赖性抗菌药物（如青霉素类、头孢菌素类、碳青霉烯类等）严格遵照医嘱增加给药频次，延长静脉滴注时间，有条件者采取静脉泵入给药。

（5）浓度依赖性抗菌药物（如氨基糖苷类药物、氟喹诺酮类等）遵医嘱给药。

（6）两性霉素 B 脂质体正确配置：用灭菌注射用水复溶后用葡萄糖溶液稀释，输液前后用葡萄糖溶液冲管，首次使用注意观察有无发热、发冷、低血压、恶心或心动过速等不良反应的发生，必要时输液前遵医嘱给予激素或抗组胺类药物。常见不良反应为低钾、低镁血症，注意监测血钾，遵医嘱补钾治疗。

（7）泊沙康唑口服混悬液使用前需充分摇匀，用量匙精准给药，必须在进餐期间或者进餐后 20 min 服用，以增加吸收效果；对于无法正常进餐患者，宜采用泊沙康唑肠溶片代替泊沙康唑口服混悬液。

（8）复方磺胺甲噁唑片有肾脏损害、恶心、呕吐等不良反应，可发生结晶尿、血尿等，故服用期间应多饮水；服药疗程长，剂量大时，宜同服碳酸氢钠，以防止不良反应。

2. 糖皮质激素

（1）用药前向患者讲解糖皮质激素药物的相关知识，如用药后可能会出现多毛症、牙龈增生、痤疮、满月脸等情况；不能自行停药，避免"停药反应"；

（2）不同给药途径注意事项：①饭后服药；②雾化吸入时注意漱口，避免口腔真菌感染，不能漱口者严格做好口腔护理，及时观察患者口腔黏膜情况，必要时予 1∶10000 制霉菌素溶液（制霉菌素片 500 WU 加入 500 mL 灭菌注射用水制成）漱口或口腔护理；③静脉给药前宜先用保胃类药物；

（3）用药期间注意观察药物不良反应：消化道出血、低钙血症、高血糖、精神症状、感染加重等。

3. 血管活性药物

使用深静脉置管静脉泵入，根据血压及时遵医嘱调整药物泵入速度，观察药物不良反应，如心律失常、脏器损伤、静脉炎、皮肤坏死等。

4. 镇痛药

认真履行医院毒麻药相关管理规定，需凭主治医师以上人员开具的红处方领取药品，做好使用记录。

5. 镇静剂或肌松剂

密切观察患者生命体征、呼吸频率及节律的改变，实行每日唤醒计划。

6. 呼吸兴奋剂

使用呼吸兴奋剂时，注意观察呼吸频率、节律、神志以及动脉血气的变化，及时调整剂量。

7. 免疫抑制药物

（1）重视个体化、规范化治疗。合理精确给药，不能自行增减药量或停药。

（2）免疫抑制药与其他药物分开，间隔 15 ~ 30 min；倘若漏服免疫抑制药，补救办法是马上补服同等剂量药物，下次服用时间推迟，时间间隔绝对不少于 8 h。

（3）定时监测血药浓度（抗排异药物谷浓度需在清晨口服免疫抑制药物前 30 min 之内抽取血标本）、血常规、肝肾功能等。

（4）注意食物及其他药物对免疫抑制剂影响：油脂类食物会影响他克莫司的吸收，要求服药前 2 h、服药后 1 h 禁食；葡萄汁、西柚汁可升高他克莫司、环孢素和西罗莫司等药物浓度；黄连素（小檗碱）、藿香正气相关制剂、五酯胶囊、唑类抗真菌药会升高他克莫司药物浓度。

8. 支气管扩张剂

应用时观察呼吸困难症状是否改善，并评估患者的吸入方法、服药依从性。

二、常规氧疗护理要点

1. 入院时常规监测动脉血气分析，评估呼吸功能并积极氧疗，给予鼻导管或面罩吸氧维持血氧饱和度 94% ~ 98%。

2. 给氧途径包括鼻导管、储氧面罩、文丘里面罩等。

3. 吸氧过程中密切观察患者意识状态、心率、呼吸（节律、频率、深度）、发绀改善程度及氧疗并发症，监测血氧饱和度或动脉血气分析结果。依据观察监测结果及时遵医嘱调节氧流量和给氧方式，以满足基本氧合又不引起 CO_2 潴留为目标。

4. 观察患者意识、呼吸状态、面色、肢端循环情况。

5. 观察评估患者对氧疗装置的耐受性和舒适度。

6. 注意头面部皮肤的保护，预防吸氧装置造成的器械相关性压力性损伤的发生。

三、经鼻高流量氧疗护理要点

1.使用前对患者进行心理护理和健康教育,以减轻患者焦虑与紧张,争取配合,提高依从性。教育的内容包括下以几个方面。

（1）治疗的作用和目的；

（2）治疗过程中可能会出现的不适感,如感到呼出气流受限、头带过紧、出现无法耐受的异常高温等；

（3）告知患者应该闭口呼吸,从而获得更好的治疗效果。

2.注意观察患者生命体征和精神症状。

3.监测氧浓度和氧流量：检查各个接口有无漏气,给氧导管有无受压、扭曲,遵医嘱监测及调控氧浓度,避免长期供给高浓度氧气。

4.监测气道湿化情况：及时观察加温湿化装置运行情况,保持加温湿化的连续性,及时添加湿化液体；根据痰液黏稠度及呼吸回路冷凝水的量调整湿化温度,避免过度湿化或湿化不足。

5.加强气道护理,保持呼吸道通畅：指导患者有效咳嗽排痰,鼓励痰液黏稠不易咳出者适当饮水,并遵医嘱使用祛痰剂,使痰液易于咳出。咳嗽无力的患者可使用叩背排痰、振肺排痰仪或排痰机,必要时予吸痰。

6.加强皮肤护理,避免医疗器械相关压力性损伤的发生：选择大小合适的鼻塞或面罩,鼻塞导管有一定弧度,与人体结构相似,佩戴时应顺着弧度佩戴,如佩戴过紧,则会对鼻翼、脸颊造成损伤。因此,应注意观察鼻面部皮肤情况,必要时用水胶体或泡沫敷料减压保护受压部位。

四、无创机械通气护理要点

1.上机前宣教可以消除恐惧,取得配合,提高依从性,是无创通气能否成功非常重要的一步。教育内容有以下几个方面。

（1）讲述治疗的目的、无创通气的原理及作用，消除患者对无创呼吸机的陌生和恐惧感；

（2）告知治疗过程中有面罩的不适感，如局部压迫感、闷气等，但憋气、呼吸困难症状会得到改善；

（3）嘱患者闭口呼吸，减少腹胀；

（4）指导咳嗽、咳痰方法；

（5）教会患者鼻/面罩的紧急拆除的方法，有利于消除恐惧，保证在紧急情况下医务人员未到达时患者能够自行拆除连接，应对咳嗽、咳痰、呕吐等情况，提高安全性。

2. 应急准备

经NIV治疗后无改善，符合气管插管指征时，应及时进行气管插管；准备用物包括气管插管用物、急救药、有创呼吸机等。

3. 上机流程

（1）准备呼吸机：选择合适的面罩，连接管路，调节好模式、参数，待机；

（2）鼻/面罩的佩戴：在佩戴鼻/面罩过程中不能中断氧气的供给，同时要避免在通气情况下佩戴鼻/面罩，以免增加患者的不适，降低无创呼吸机使用的依从性；

（3）呼吸机启动：按启动键或患者吸气触发呼吸机开始送气。

4. 密切监测

（1）初次上机后的1~2 h应密切观察患者呼吸状态及人机同步性，给予患者针对性指导，保证治疗效果；

（2）监测内容包括生命体征、呼吸频率、呼吸节律、氧饱和度、潮气量、吸气压力、呼气压力和漏气量以及动脉血气。

5. 并发症预防

（1）恐惧（幽闭症）

①上机前给予合适的教育和解释减轻患者的恐惧心理，增

强依从性；

②NIV治疗戴上面罩会影响语言交流，因此，需建立有效的非语言沟通，患者可用手势、摇头、点头等肢体语言与护士进行交流，还可以提供笔和画板，让患者表达需求，以增加患者的安全感，减轻焦虑。

（2）口咽干燥

避免漏气和间歇喝水通常能够缓解症状。采用改良饮水方法，灭菌注射用水用输液器加头皮针（去针头）排气后自口角滴入，避免反复拆卸面罩，可以增加患者的舒适度和依从性，需注意的是根据出入量和医嘱控制患者的饮水量。

（3）胃胀气

①避免吸气压力过高（< 25 cmH$_2$O）；

②嘱患者闭口呼吸，建立有效的非语言沟通方式，避免吸入气体进入胃肠道引起腹胀；

③明显胃胀气者，予留置胃管持续胃肠减压，必要时进行腹压监测。

（4）误吸

①尽量避免反流、误吸可能性高的患者使用NIV；

②上机前及时清理口咽分泌物，上机时采取半坐卧位，保持呼吸道通畅；

③间断应用无创通气患者避免在饱餐后进行，必要时应用促进胃动力的药物。

（5）皮肤压力性损伤

①选用合适形状和大小的面罩，摆好位置，调整好固定带的松紧度；

②轮换使用不同类型的面罩，如鼻罩、口鼻面罩、全脸罩等；

③病情稳定的患者可将NIV与氧疗交替使用；

④持续无创通气患者在面罩压迫部位给予贴减压敷料。

五、有创机械通气护理要点

1. 气囊的管理

（1）使用气囊压力表为气囊进行充气；

（2）不需要定时放气囊，每 4~6 h 应用气囊测压表监测气囊压力，使气囊压力维持在 25~30 cmH$_2$O；

（3）气囊测压管内有积水时，气囊内实际压力较监测压力小，应注意观察并及时清理测压管内积水。

2. 气道湿化

（1）应对气体进行加温加湿，有条件时尽量选用伺服控制型的湿化器精确控制吸入气体温度（包括湿化器出口处和接近患者气道处的温度）。

（2）湿化罐加水一定要加至最低水位线以上，避免超过最高水位线；加水时注意保持无菌操作。

（3）主动湿化器的加水方法与湿化效果密切相关，目前常用的方法有密闭输液器持续加水法、将呼吸机管路与湿化器分开直接将水倒入湿化器、用注射器间断加水方法，而持续加水法能减少相关并发症。因此，推荐选用密闭自动加水系统或密闭输液器持续加水。

（4）及时清理呼吸机冷凝水，防止返流误吸。

3. 气道分泌物吸引

实施按需吸痰，不建议吸痰前常规注入生理盐水。建议选择封闭式吸痰装置，吸痰前后应常规给予纯氧吸入 30~60 s，以避免吸痰过程中氧合降低。对于插管时间超过 48~72 h 的患者，宜使用带有声门下吸引的气管导管，每 1~2 h 进行声门下吸引。

4. 导管的固定

（1）妥善固定气管导管，保持管道通畅，防止管道扭曲、受压；

（2）每班测量和记录气管导管外露的长度，防止意外脱管、管道移位。

六、ECMO 护理要点

1. 管路机器方面

（1）管路的固定

①颈内静脉置管 / 股静脉置管的固定：医师在置管时用0号慕斯线缝合两个部位（穿刺点处、管路连接处），采用透明敷料覆盖，应用寸带在管路上打结后绕头 / 绕腿固定（图10-2-1），在远端应用管钳牢固固定于床单上（图10-2-2）；

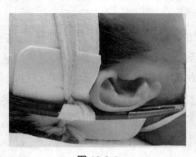
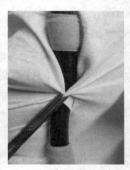

图 10-2-1   图 10-2-2

②保持管路简洁可视化，更换体位时需多人配合，必要时给予患者适度镇静和保护性约束，有条件者监测管路的压力，膜肺低于患者，避免管路进入空气；

③清醒 ECMO 治疗患者可一定范围内进行活动，会增加导管扭曲、受压、移动的概率，极大地增加了护理难度。管路的安全管理尤为重要，护理过程中加强健康宣教，强调管路重要性，专人床旁看护，患者行自主活动、康复运动、俯卧位等操作时，由专人负责 ECMO 导管管理，操作后再次进行导管位置检查，加强心理护理。

（2）血泵转速及流量的观察

①转速与流量呈正相关。当机器报警流量下降时，考虑管路是否打折、血容量不足以及血栓的形成；

②在医师调节 ECMO 转速的同时要观察患者生理指标，包括动脉血压、平均动脉压、动静脉血氧饱和度和指脉氧饱和度，如有波动及时记录。

（3）氧合器功能的观察

观察氧合器前后的血液颜色（氧合器前的血液呈暗红色，氧合器后的血液呈鲜红色）和血气变化。

（4）CO_2 的清除效果观察

持续 ECMO 治疗过程中需要每 2 ~ 4 h 测动脉血气，观察患者的 pH、$PaCO_2$、碳酸氢根等数值。

（5）抗凝效果的观察

①在 ECMO 置管前要遵医嘱抽取动脉血标本、静脉血标本（常规、生化、凝血以及血栓弹力图）、部分凝血活酶时间（APTT）、全血活化凝血时间（ACT）等，通常情况下，建议维持 APTT 50 ~ 70 s、ACT 160 ~ 180 s；

②最开始每隔 2 h 监测凝血结果，平稳后每 4 h 进行 APTT 或 ACT 监测，同时减少不必要的穿刺，以防穿刺处出血和感染。

（6）血栓的观察及常见报警处理

①检查管路中是否有空气或者血栓的形成（主要观察泵头和膜肺），警惕泵头进入空气、膜肺血栓形成。强光手电检查膜肺内有无血栓形成（颜色深暗提示有血栓可能），如果发现血栓要及时报告，每班交接血栓的大小；

②主机的报警一般是流量和电源的报警，流量报警及时更换耦合剂，电源报警及时排查原因，恢复供电，必要时启动手摇泵。水箱的报警一般是水箱内循环的水位低于下限，需断开水箱管路加入灭菌注射用水。

2. 生命体征的监测

（1）严密监测患者生命体征及意识的变化，每小时观察瞳孔；

（2）患者的体温受 ECMO 水箱温度的影响，应根据患者具体病情维持合适的温度。

3. 出血的观察与护理要点

（1）穿刺点：观察各类导管穿刺处有无渗血、出血，如有渗血要及时处理（更换透明敷料、加压包扎等）。置管前留置动脉导管便于采血标本，尽量减少有创操作；

（2）瞳孔的观察：每小时观察患者瞳孔直径及对光反射灵敏程度；

（3）鼻、口腔：观察鼻、口腔黏膜的完整性，有无充血及出血点；

（4）气道：吸痰时遵循按需吸痰，患者行全身抗凝治疗，吸痰等刺激性操作增加了 ECMO 患者气道黏膜出血的风险，负压吸引的压力要控制在 200 mmHg 以下；尽量采取浅吸引，防止气道出血，观察痰液的性状及量，有异常及时汇报医生；

（5）消化道：每 4 h 抽胃液观察性状、颜色及量，观察大便颜色性状及量。

4. 呼吸机相关性肺炎的预防

（1）患者保持半卧位，口腔护理每日 3 次，加强气道管理；

（2）维持气囊压力在 25 ～ 30 cmH_2O，及时清除声门下分泌物；

（3）应用封闭式吸痰装置吸痰；

（4）每周更换呼吸机管路，如有明显分泌物污染则及时更换；

（5）每天用洗必泰溶液全身擦浴；

（6）严格无菌技术操作规程，严格执行手卫生。

5. ECMO 护理记录单

ECMO 护理记录单如下表（表 10-2-1）。

表10-2-1 解放军总医院ECMO护理记录单

姓名：　　性别：　　年龄：　　床位：　　门诊号：　　住院号：　　　　　年　月　日

	时间												
生命体征	意识/瞳孔（左/右）灵/迟												
	实测体温/水箱（℃）												
	心率（次/min）												
	呼吸（次/min）												
	血压（mmHg）												
	S_PO_2												
	CVP												
	PAP												
ECMO	泵速/流量												
	气流量/FiO_2												
	SvO_2/Hct/SaO_2												
	MODE												
	出血（注明部位）												
	氧合器渗出、血栓												
	管路血栓、渗血												

第十章　呼吸重症护理常规

呼吸重症监护工作手册

姓名：　　性别：　　年龄：　　床位：　　门诊号：　　住院号：

ECMO	抖管（原因及处理）									
	管路位置调整									
	连接/撤离 CRRT									
呼吸机参数	模式									
	氧浓度									
	呼吸频率									
	PEEP									
	潮气量									
	控制压									
	支持压									
	气道峰压/平台压									
应用药物	多巴胺/多巴酚丁胺									
	盐酸肾上腺素/重酒石酸去甲肾上腺素									
	米力农/左西孟旦									
	胺碘酮									
	利尿剂									

姓名：　　性别：　　年龄：　　床位：　　门诊号：　　住院号：

镇静肌松药	丙泊酚								
	咪达唑仑								
	右美托咪定								
	罗库溴铵								
	芬太尼								
床旁持续血滤	MODE								
	抗凝方式								
	脱水量								
	血流量								
血气分析	时间/部位								
	PH								
	PO_2								
	PCO_2								
	BE								
	HCO_3^-								
	Lac								

第十章　呼吸重症护理常规

续表

姓名：　　性别：　　年龄：　　床位：　　门诊号：　　住院号：

血气分析	K$^+$							
	Hb							
	Na$^+$							
	Ca^{2+}							
	Glu							
	PO$_2$/FiO$_2$							
抗凝指标	肝素							
	ACT							
	APTT							

ECMO Check List

时间							
置管位置							
伤口渗血							
下肢缺血							
下肢肿胀							
远端灌注管通畅							

第十章　呼吸重症护理常规

姓名：	性别：	年龄：	床位：	门诊号：	住院号：
管路皮肤固定					
管路床单固定					
泵头，膜肺固定					
水箱水质					
水箱运转，设定温度					
膜肺前后压力					
流量报警设定					
电源情况					
手摇把					
管钳					
强光手电					

24h 出入量	液体	白蛋白	血浆	红细胞	血小板	饮水	鼻饲	尿量/超滤	合计

特殊交班：

七、俯卧位通气护理要点

1. 操作前准备

（1）评估

①血流动力学：生命体征相对平稳，可耐受俯卧位通气。对于血流动力学不稳定者，做好相应准备，如血管活性药物、输液或抗心律失常药物等；

②镇静状态：机械通气患者俯卧位通气时建议深镇静，RASS 评分 $-4 \sim -5$ 分；

③人工气道：确认气管插管或气管切开管位置，清理气道及口鼻腔分泌物；

④胃肠道：俯卧位通气前 2 h 暂停肠内营养的供给，操作前回抽胃内容物，避免过多胃残余量致反流误吸；重度 ARDS 患者早期置入鼻空肠管；

⑤其他：检查各导管在位通畅，并确认可否暂时夹闭；检查局部敷料是否需要更换；检查易受压部位皮肤状况；

⑥清醒患者评估配合度，做好宣教工作。

（2）物品准备

护理垫、枕头、水枕。

（3）患者准备

①确定俯卧位通气翻转方向：根据仪器设备连接及患者体位翻转的方便性，决定俯卧位的操作是由患者左向右或右向左进行翻转；

②将电极片移至肩部和双上肢外侧，整理监护仪各连接导线，并留出足够长度便于翻转；

③夹闭非紧急管路，妥善固定各导管，整理各管路方向与身体纵轴方向一致，并留出足够长度便于翻转，避免非计划性拔管；

④在患者面部颧骨处、双肩部、胸前区、髂骨、膝部、小

腿部及其他骨隆突俯卧位易受压处贴上泡沫型减压敷料。

2. 操作中护理

（1）具体操作步骤见第八章第一节；

（2）在翻身及俯卧位通气过程中应持续进行动脉血压、心电及氧饱和度的监测；

（3）翻身过程中，如出现危及生命的血流动力学紊乱，立即进行有针对性处理，并终止俯卧位通气；

（4）ECMO治疗患者行俯卧位通气治疗时，各种导管、仪器的固定及预防压力性损伤尤为重要，可使用椭圆形泡沫减压敷料以便于固定，减轻局部受压；专人负责管理ECMO导管。

3. 操作后护理

（1）保持人工气道及血管通路的通畅，避免胸腹部受压；

（2）定时调整体位，预防压力性损伤：

①2 h调整一次：活动并微调受压部位。

②重点减压部位（眼部、额部、脸颊、手部、髋部、膝盖、足部、脚趾、肩部、肘部、胸前区会阴部）使用泡沫型减压敷料。

③调整手臂位置，双上肢定时交替上下摆放为舒适位，避免同一姿势时间过长导致神经麻痹。

④头部垫减压垫或头枕，留出足够高度；肩部外展小于90°，上臂避免极度屈肘外旋；定时更换头颈部方向；注意患者眼部保护，每2小时更换头部方向1次。

（3）加强胃肠营养耐受性的评估，必要时减缓鼻饲速度及总量；

（4）清醒患者评估耐受性，做好心理护理。

4. 结束俯卧位通气护理

（1）具体操作见第八章第一节；

（2）清理呼吸道及口鼻腔分泌物；

（3）撤除不必要泡沫型减压敷料；

（4）生命体征平稳后将电极片移至胸前；

（5）整理各管路，重新妥当固定；

（6）检查患者受压皮肤，若出现压力性损伤应增加营养、积极纠正水肿，给予高蛋白、高维生素、高热量饮食，同时涂抹促表皮生长因子、可吸收型美皮康敷料保护，促进创面愈合。

八、肾脏替代治疗患者护理要点

1. 生命体征的监测

（1）治疗中应严密监测患者神志、血压、心率、呼吸等情况；

（2）血压超过 100/60 mmHg 时可以进行超滤，血流动力学不稳定时停止超滤，遵医嘱及时给予处理，保证循环稳定。

2. 出入量与电解质的管理

（1）准确记录每小时出入量；

（2）密切观察患者尿量情况并精确记录；

（3）密切监测乳酸及电解质的变化。

3. 体温的管理

（1）治疗过程中根据患者需要及时调节置换液及加热器温度；

（2）避免患者体温过低，观察四肢血液循环情况。

4. 管路护理

（1）在治疗过程中，注意实时观察患者各种管路、标识明确、妥善固定、避免管路脱出；

（2）注意避免导管出现贴壁、打折、脱落、渗血、管道阻塞等情况。

5. 抗凝剂使用管理

（1）密切观察跨膜压和滤器颜色的变化，每 2 ~ 4 小时监测凝血指标；

（2）凝血指标出现异常，应及时通知医生，遵医嘱调整抗凝剂用量；

（3）密切观察患者皮肤黏膜、鼻腔或口腔有无出血及大便颜色、性状，如有异常及时告知医生。

九、发热护理要点

1. 及时降温

患者体温升高但未超过 38.0℃时应予以冰袋物理降温，体温超过 38.0℃应及时予冰毯机物理降温，遵医嘱留取血培养标本，必要时遵医嘱予药物降温，密切监测体温。

2. 口腔护理

发热患者唾液分泌减少，口腔黏膜干燥，口腔食物残渣利于细菌繁殖，应协助做好口腔护理，预防感染促进食欲。

3. 皮肤护理

出汗较多时及时更换衣物，保持皮肤干燥、清洁，同时注意观察皮肤变化，预防皮肤损伤。

4. 注意保暖

寒战及物理降温后注意保暖，避免受凉加重病情。

5. 维持水电解质平衡

出汗较多者，报告医生及时补充水和电解质。

6. 营养及饮食护理

保证患者充足的睡眠，饮食少量多餐，食用高维生素、易消化、高蛋白、营养丰富、刺激性较小的食物，以易消化、营养丰富为宜；必要时可使用肠内营养液结合鼻饲补充营养。

第三节 常见呼吸重症疾病的特殊护理要点

一、急性呼吸窘迫综合征护理要点

ARDS 患者实施早期分阶段肺康复护理

第 1 阶段：对于呼吸循环不稳定者，以气道护理为主：促进排痰和有效吸痰；体位多采取俯卧位或半坐卧位；康复锻炼采取被动肢体活动和按摩肌肉。

第 2 阶段：对于循环相对比较稳定或仍需用小剂量血管活性药稳定、且清醒、上肢肌力＞3 级者，体位护理更改为以高坐位、高侧位为主。康复锻炼：指导患者在床上进行，包含四肢抬高训练肌力、拉橡皮绳等。

第 3 阶段：待患者循环稳定且四肢肌力＞4 级时，以康复锻炼为主：引导患者下床，可进行在床边坐着、站着或慢走等训练，在脱机阶段时指导患者进行正确的深呼吸、吹气球等训练，注意观察患者的心率和血压变化。

二、慢性阻塞性肺疾病急性加重期护理要点

1. 氧疗护理

氧疗是 AECOPD 的基础治疗，无严重并发症的 AECOPD 患者氧疗后易达到满意的氧合水平，即 SpO_2：88%～92%。但 FiO_2 不宜过高，以防 CO_2 潴留及呼吸性酸中毒。

2. 营养支持护理

AECOPD 患者常合并营养不良，应提供高热量、高蛋白、富含维生素且易消化食物，少食多餐，避免进食辛辣刺激及产气食物。对于不能经口进食者，需经胃肠营养管补充要素饮食或予肠外营养。

3. 健康教育

（1）鼓励患者出院后适当进行体育锻炼，增强体质，预防感冒。

（2）鼓励患者戒烟，雾霾天气减少外出；呼吸道传染病流行期间佩戴口罩，注意手卫生，保持一定的社交距离；气候变化及时增减衣物，防止呼吸道感染。

（3）指导患者吸入装置的使用方法及注意事项。

（4）尽早进行康复治疗，包括缩唇呼吸、腹式呼吸锻炼，全身性运动和呼吸肌锻炼等。

（5）进行心理护理。

（6）出院后随访，评估患者对家庭日常生活环境的适应能力，考查患者体力活动和日常活动能力，可采用改良版英国医学研究委员会呼吸困难量表（modified Medical Research Council，mMRC）进行评估，了解患者并发症的情况（表10-3-1）。

表10-3-1 改良版英国医学研究委员会呼吸困难量表（mMRC）

呼吸困难评价等级	呼吸困难严重程度
0级	只有在剧烈活动时感到呼吸困难
1级	在平地快步行走或步行爬小坡时出现气短
2级	由于气短，平地行走时比同龄人慢或者需要停下来休息
3级	在平地行走约100 m或数分钟后需要停下来喘气
4级	因为严重呼吸困难而不能离开家，或在穿脱衣服时出现呼吸困难

注：mMRC只反映呼吸困难，0~1级视为症状少，≥2级为多症状，4级表示患者在最轻微的活动时即出现呼吸困难。

三、脓毒症护理要点

1.监护要点

（1）监测中心静脉压及平均动脉压变化，根据监测结果指导液体管理；

（2）观察有无出血征象，监测凝血指标，做好输血准备；

（3）密切观察患者尿量，有无无尿、少尿及四肢皮肤潮湿冰冷，肌酐、尿素氮指标升高等情况。

2.液体管理

（1）采用有创血流动力学监测观察血压变化，及时发现休克，并根据监测结果进行液体管理；

（2）脓毒症休克患者遵医嘱应尽早开始液体复苏，严密监测尿量、乳酸、中心静脉压及平均动脉压变化，根据监测结果及时通知医生，调整复苏方案；

（3）应使用输液管理系统精确控制液体速度，每小时计算出入量；

（4）根据脓毒症复苏及补液原则合理安排液体输注顺序。

3. 规范留取血培养

（1）对于疑似脓毒症患者，尽可能在使用抗菌药物治疗前采集血培养标本；

（2）采血部位通常为肘静脉，切忌在静脉滴注抗菌药物的静脉处采血，怀疑有导管相关的血流感染，应在留置静脉或动脉导管取血；

（3）采血次数、血培养瓶选择：同时在两个部位采集血标本，每个部位需氧和厌氧培养各一瓶；

（4）采血量：成人每次每培养瓶应采血 5 ~ 10 mL 注入血培养瓶；

（5）穿刺前对皮肤和培养瓶口进行消毒并充分干燥；

（6）避免采血管内空气注入厌氧血培养瓶。

4. 容量反应性监测

（1）观察静态测量指标：生命体征、皮肤黏膜的肿胀或干燥程度、中心静脉压等；

（2）观察动态测量指标：脉压变异率、每搏心输出量变异度以及被动抬腿试验。动态测量指标受多种因素的影响，包括患者心律失常、正压通气以及肺顺应性降低等。

四、重症肺炎护理要点

重症肺炎患者感染重，容易出现感染性休克，除常规监护外，需要注意以下几个方面。

1. 严密观察患者生命体征及意识变化，皮肤黏膜有无发绀、肢端湿冷、尿量变化。

2. 采取中凹卧位，高流量吸氧，建立静脉通路及时补充血容量。

五、免疫抑制患者的肺部感染护理要点

1. 监护要点

（1）观察患者口腔黏膜有无真菌感染、皮肤有无皮疹、破损等；

（2）应用免疫抑制剂患者需定期监测免疫抑制剂血药浓度。

2. 消毒隔离制度

（1）病房要求：尽量安排在层流单间病房，实施保护性隔离；

（2）人员要求：进入病房工作的医务人员要戴帽子、口罩、穿无菌隔离衣；

（3）操作要求：严格执行无菌操作，各项操作尽量集中进行，尽量单人完成，接触患者前后严格执行手卫生，减少无关人员进出病房；

（4）排班要求：实施弹性护理排班，安排相对固定的护理人员护理患者；

（5）探视要求：严格限制探视人员，凡患呼吸道疾病者或咽部带菌者，包括工作人员均应避免接触患者，减少和防止交叉感染的发生；

（6）感控要求：每日用消毒湿巾擦拭床单位及物品表面两次，使用 0.05% 有效氯溶液擦拭地面 2 次，使用移动空气消毒机或紫外线消毒空气 2 次；患者使用的医疗器具及物品专人专用，轮椅、平车、心电图机等不能专人使用的医疗器械，每次使用前后用 0.05% 有效氯溶液擦拭。定期对病室物表、医护人员的手卫生进行监测培养；预防和控制多重耐药菌的传播，落实感染防控措施。

3. 健康教育

（1）注意保暖，预防感冒，必要时可遵医嘱注射肺炎链球菌疫苗，器官移植术后患者尽量避免接种活病毒疫苗；

（2）适当体育锻炼，加强营养，增强体质，尽量避免前往人群密集的公共场所活动，外出佩戴口罩；

（3）定期复诊，按医嘱服药，不能自行增减药量和停药；

（4）注意饮食卫生及口腔卫生，进食高热量优质动物蛋白如鸡蛋、牛奶，避免植物蛋白（产氨），给予低碳水化合物、富含多种维生素及微量元素，忌食产气、生冷、刺激性食物。

六、重症哮喘护理要点

1. 监护要点

（1）观察有无哮喘发作的先兆症状（如打喷嚏、流涕、咳嗽、胸闷等），提前备好急救药物（如氨茶碱、甲泼尼龙琥珀酸钠、布地奈德混悬液等）和抢救设备；

（2）监测患者有无自发性气胸、脱水、酸中毒、电解质紊乱、肺不张等并发症。

2. 心理护理

哮喘患者病程长，发作时患者易产生类似窒息感而感到恐惧，护理人员要多与患者讲解相关疾病知识，缓解其心中的焦虑恐惧感；巡视病房时给予更多的陪伴和关爱，避免患者的心理受到刺激；要耐心倾听患者心里的疑惑和不解，让其用积极乐观的心态面对生活，加快其疾病康复；与家属多沟通，引导其鼓励和安慰患者，让患者能够获得更多的社会支持，增加对抗疾病的信心。需根据患者喜好、性别、家庭情况、年龄、职业等一般资料制订个性化心理护理模式。

3. 用药护理

（1）给药剂量的个体化

重视个体化、规范化治疗；

（2）药物吸入能力的评估

按照标准化流程评估药物吸入的能力，选择合适的吸入装置；

（3）支气管舒张剂的应用

采用舒适的坐位或半卧位经口深吸气、经鼻呼气的方式进行深呼吸，密切关注药物疗效和不良反应；

（4）指导正确使用气雾剂

指导患者掌握操作要点，呼气后双唇紧紧含住吸嘴，吸气开始时立即按压喷雾 1 次，屏气 10 s，让药物充分进入呼吸性细支气管。

4. 健康教育

（1）自我管理

健康教育过程中，应以提高依从性、掌握正确的吸入装置使用方法及提高自我管理水平为目的，通过客观的方法，如开发具有漏吸提醒功能的吸入装置，推广应用交互式语音应答系统和移动互联网医疗平台，采用互联网加的形式提高依从性。

（2）生活指导

避免冷饮、易致敏食物的摄入，哮喘发作时饮食宜清淡；劳逸适当，根据身体情况，作适当的体育锻炼，如太极拳、八段锦、慢跑等，逐步增强体质，提高抗病能力；感冒有诱发哮喘发作可能，注意防寒保暖。

（3）环境控制方面建议

避免接触过敏原，减少或避免接触空气中有害刺激因子；保持患者居住环境的清洁和良好的通风等，定期对患者房间进行消毒，清除霉菌等微生物；患者的衣服、被褥用纯棉制品，勤换洗并晾晒；对于动物皮毛过敏者，避免养狗、猫、鸟类等宠物。

七、肺血栓栓塞症护理要点

1. 监测要点

（1）严密观察患者病情变化，若发生胸痛剧烈、呼吸困难加剧、烦躁、大咯血、面色苍白、血压下降等，立即通知医生，做好随时抢救的准备；

（2）下肢深静脉血栓者要注意观察患者的皮肤颜色、温度、肿胀程度，比较双下肢周长。嘱患者不可移动或挤压下肢，并抬高患肢，保持制动；

（3）观察有无胸痛症状，必要时应用镇静镇痛治疗，缓解患者焦虑恐惧的情况；

（4）肺栓塞急性期嘱患者绝对卧床休息，保持环境安静。

2. 抗凝的护理

（1）应用抗凝药物前留置静脉通路，应用抗凝药物后尽量减少有创操作；

（2）遵医嘱按时按剂量应用抗凝药物，观察抗凝药物疗效及不良反应；

（3）密切观察患者神志、生命体征的变化，瞳孔大小及对光反射，皮肤黏膜是否有出血点、瘀斑、口腔黏膜和牙龈、穿刺部位有无出血，有无呕血、黑便、血尿等，动态监测凝血功能；

（4）指导患者应用软毛刷刷牙，穿着宽松的衣服，不要用力抠鼻、揉眼睛、挖耳朵，避免进食坚硬、刺激性食物，避免跌倒、碰撞、外伤及使用锋利工具。

3. 溶栓的护理

溶栓治疗可迅速溶解部分或全部血栓，恢复肺组织再灌注，减小肺动脉阻力，降低肺动脉压，改善右心室功能，减少严重VTE患者病死率和复发率，而精准及时的护理在其中起到重要作用。

（1）溶栓前：①评估患者意识状态、生命体征，必要时开启绿色通道；②充分评估出血风险，必要时应配血，做好输血准备；③留置外周静脉套管针，避免反复穿刺血管；④备好急救药物及抢救设备。

（2）溶栓中：①密切观察患者生命体征的变化；②取舒适卧位，减少床上活动，保护好穿刺血管。

（3）溶栓后：①密切监测生命体征、意识等，突发剧烈头痛、恶心呕吐、血压下降等立即通知医生，并做好抢救准备；②密切观察口鼻腔、皮肤黏膜、呼吸道、消化道出血情况；③尽可能减少有创操作，对穿刺部位进行穿刺点消毒后用无菌纱布叠加加压后弹力绷带包扎，防止溶栓后穿刺点出血；④密切观察包扎侧足背动脉强弱及肢体颜色、皮温，防止出血、血肿等并发症；⑤指导患者绝对卧床休息，减少搬动，保持大便通畅。

4. 心理护理

（1）突发的严重呼吸困难和胸痛，常使患者产生恐惧、甚至濒死感，对于焦虑和有惊恐症状的患者应予以心理安慰，可适当应用镇静剂；

（2）向患者讲明疾病的发生以及治疗经过，排除患者紧张情绪，促使患者信赖治疗和护理；

（3）提供安全、舒适的环境，轻松和谐的氛围，保持良好的心情。

八、吸入性肺损伤护理要点

1. 急救管理

床旁备好气管切开包、气管插管包、呼吸机、简易呼吸器、急救车、吸痰装置、床旁气管镜、ECMO 相关用物等。

2. 气道管理

（1）轻 – 中度患者合理氧疗：必要时行经鼻高流量氧疗治疗，不建议行无创正压通气治疗；中 – 重度吸入性肺损伤患者高浓度吸氧或高流量呼吸湿化治疗不能改善低氧血症或呼吸做功明显增加时，建议尽快行有创机械通气。

（2）气道黏膜脱落的观察与管理：呼吸道烧伤后，对分泌物的排出能力明显下降，坏死的黏膜组织脱落后，如排出不及时，不仅影响气道损伤的修复，还会阻塞支气管、细小支气管，引起窒息、肺不张等并发症。应全程密切观察患者呼吸和血氧饱和度等变化、痰液中是否有黏膜组织。患者一旦突然出现呼吸困难、血氧饱和度骤降等情况，应立即报告医生，并紧急给予患者吸痰处置，保持气道通畅。保持有效吸引，按需吸痰，选用大号吸痰管，加强湿化。

（3）配合电子气管镜及肺泡灌洗检查：做好术前、术后护理。术前应给予高流量氧气吸入（8 L/min），呼吸机辅助呼吸应将氧浓度调至100%；术中经电子支气管镜进入气道后发现脱落坏死的气道黏膜，先吸引后灌洗。

3. 感染预防控制

加强晨晚间生活护理，做好环境的清洁与消毒，保证口腔护理，观察口腔部黏膜有无乳白色斑点及斑块状伪膜，轻中度患者餐前及睡前用生理盐水漱口，予以外用重组人表皮生长因子喷洒口咽部黏膜损伤处，以促进口咽、喉部黏膜损伤愈合。重度患者必要时给予2.5%碳酸氢钠溶液冲洗口腔。

4. 心理护理

（1）吸入性肺损伤患者常因呼吸道梗阻、呼吸费力、头面部烧伤等多种因素出现焦虑、恐惧心理，应及时给予心理疏导；

（2）对于语言沟通障碍的患者，可用文字、手势等交流，必要时请心理科会诊；

（3）创造安全、舒适的环境，营造轻松良好的氛围。

九、肺移植护理要点

1. 术前护理

（1）术前访视：向患者及家属介绍肺移植相关知识，简要说明手术方式及麻醉方式、围术期的患者配合事项以及整个过程中可能存在的风险等，并让患者或授权家属签署知情同意书。

（2）术前评估

①一般评估：身高、体重、民族、文化、婚姻状况、既往史、过敏史、意识、活动、全身皮肤状况；

②全身状况评估：营养状况、身体功能、实验室检查、各脏器功能、有无伴发感染性疾病等；

③患者风险评估：自理能力、疼痛评估、跌倒风险、血栓风险评估、改良的早期预警评分评估、改良英国医学研究学会呼吸困难指数评估；

④综合评估：心理状态、精神状况、经济、社会支持等。

（3）指导并劝告吸烟患者停止吸烟，并戒烟2周以上。

（4）呼吸功能锻炼及体能锻炼：呼吸功能锻炼包括深呼吸练习、腹式呼吸、缩唇呼吸、通过呼吸锻炼工具强化吸气肌力量；体能锻炼包括高强度间歇训练、有氧训练、上肢及下肢阻抗训练。

（5）痰液较多的患者可进行体位引流，黏稠不易咳出者可进行雾化，必要时进行电子支气管镜吸痰，注意观察痰液的颜色、性质及量，改善呼吸状况。

（6）心理护理：终末期肺病患者由于长期遭受疾病的折磨，多有焦虑心理。术前加强与患者的交流，向患者讲解肺移植手术的相关知识，介绍成功的手术病例，增强信心。耐心回答患者提出的各种问题，帮助其解除心中的疑虑。

2. 术后护理

（1）术后评估：①全身状况评估：意识、生命体征、出入量、心功能分级、营养状况、检验检查指标、水肿情况、全身皮肤状况、肌力分级、身体功能及活动、自理能力；②患者风险评估：镇静评估、改良的早期预警评分评估、疼痛评估、跌倒评估、压力性损伤风险、血栓风险评估、改良英国医学研究学会呼吸困难指数评估；③综合评估：心理状态、精神状况、遵医行为、经济、社会支持等。

（2）体位管理：①肺移植术后患者病情允许时，取半卧位，有利于血液循环，胸腔引流，并增加肺潮气量，减少患者的疼痛及伤口缝线张力。②根据肺移植术式采取正确与安全体位：对于双肺移植患者，卧位无特殊禁忌；对于单肺移植患者，自体肺在下方、移植肺在上方卧位或 45° 半侧卧位；对于自体肺严重感染患者，禁忌术侧在下方，防止患侧感染性痰液通过体位变换使移植肺发生新的感染。③肺动脉高压患者应保持上半身抬高 ≥ 30°，尽量减少不必要的翻动。

（3）容量的管理：通过肺动脉压、血管外肺水、中心静脉压、血乳酸、血压、尿量等指标监测容量；肺移植术后早期（1 周内）易发生再灌注肺水肿致移植物丧失功能，因此需精细化液体管理，精确控制及稳定补液速度及排除液体的速度；通过药物利尿或连续性肾脏替代治疗维持负平衡，同时观察肌酐与尿素氮、血钾等的变化。

（4）管路的安全管理：确保管路通畅、妥善固定，同时密切观察引流液的量、颜色、性状，尤其术后早期，当引流液颜色鲜红并伴有血凝块 > 100 mL/h 时，怀疑出血，立即通知医生，及时止血，必要时开胸探查。

（5）体温的管理：由于肺移植手术时间长、创伤大，术中可能输入未加温的血制品或液体、手术创面用大量液体冲洗、低温供体植入等因素以及早期 ECMO 的应用，术后 24～48 h 内易发生低体温情况，严密监测体温，维持体温 37℃左右，体温过低可使用升温毯。术后 2 d 应预防感染，实时监测体温，及时发现感染征象，采取降温及抗感染措施。

（6）感染预防控制：患者术后入层流单向病房监护，单间隔离，控制入室人员；实施保护性隔离，入室人员洗手、戴口罩、帽子、穿隔离衣；严格手卫生及无菌技术操作规程；做好环境及物体表面的清洁与消毒；做好人工气道、导管相关血流感染的预防与控制。

（7）伤口护理：检查敷料是否干燥，有无渗血情况，发现异常及时通知医生。

（8）药物管理：遵医嘱按时定量准确给药，观察有无排斥反应和免疫抑制剂中毒症状，遵医嘱定时监测药物血药浓度。

（9）心理护理：术后患者在 ICU 易出现重度焦虑、谵妄等心理问题，及时给予心理疏导，必要时请心理科会诊，遵医嘱给药。

（10）早期活动和康复训练

①营养康复：每周对患者进行全面营养评估，根据患者营养情况制订合适的营养途径、营养种类及营养方案；

②早期肺康复训练：其可改善肺移植患者的呼吸功能、躯体功能和生活质量。在患者病情稳定的情况下，根据意识及四肢肌力等情况实施早期康复方案。活动中密切观察患者耐受情况，活动后妥善安置，记录患者反应，评估实施效果，明确早期活动启动与终止指标，确保患者安全；

③呼吸功能锻炼：指导患者进行阶梯式呼吸功能锻炼，如深呼吸、缩唇呼吸锻炼、腹式呼吸训练、应用呼吸训练器等，每天 3 次，每次 5～10 min；

④体能训练：运动训练是肺康复的基础，一般在呼吸功能训练的基础上循序渐进地进行，以促进血液循环和心肺功能恢复，提高活动耐力，主要包括术后早期渐进式离床活动、强化上肢力量锻炼和北欧式健走。

（11）健康宣教

①饮食管理：饮食遵循 5 个基本原则，分别为限制钠的摄入、控制脂肪和胆固醇、减少甜点和糖果、保持理想体重、限制饮酒；餐具专人专用，注意饮食卫生，避免引起腹泻；忌食生冷辛辣食物、生鲜食物。

②服药管理：油脂类食物会影响他克莫司的吸收，要求服药前 2 h、服药后 1 h 禁食；柚子类食物会成倍升高他克莫司药物浓度，不得食用；部分药物如黄连素、藿香正气相关制剂、五酯胶囊、唑类抗真菌药会升高他克莫司药物浓度，应遵医嘱服用；抗排异药谷浓度需在口服晨免疫抑制药前 30 min 之内抽取血标本；术后长期服用糖皮质激素，饮食中注意摄取含钙高的食物，忌食碳酸饮料，注意控制饮食量，避免体重增长过快而影响药物浓度；服药按正确的时间、正确的数量服药，服药定闹钟；不要漏服或者自行调整药物剂量，漏服或错服药物需告知医生。

③居家监测：日常监测肺功能、体重、血压、心率、血氧饱和度、体温、6 min 步行距离、检验检查结果。外出时戴好口罩，注意个人防护，避免接触流感人群。

④运动锻炼：肺移植术后坚持运动锻炼，能改善患者运动能力，保持最佳体重，降低器官移植后骨质疏松、肌肉功能障碍、代谢性疾病以及心血管疾病的发生率；指导患者进行呼吸与体能的训练，遵循循序渐进和不过度疲劳的原则。

⑤禁止吸烟，避免接触吸烟环境。

⑥移植术后如恢复良好，鼓励从事力所能及的工作。

⑦避免接触有毒物质、粉尘和油烟、感染高危环境以及感染或感染高危人群。

⑧生育与性生活：男性患者移植后第一或二年内，推迟生育计划；女性患者不建议怀孕。通常术后 6 周，伤口愈合后可恢复性生活；避免伤口受压、预防性传播疾病，使用避孕套安全性生活。

⑨免疫接种：肺移植患者按计划进行免疫接种疫苗，但移植术后应避免接种活病毒疫苗。

⑩规范随访：常规术后 1 年内每 3 个月复查 1 次，2 年内半年复查 1 次，2 年以上者每年或每半年复查 1 次。

第十一章

常见并发症的护理策略

第一节 呼吸机相关性肺炎

一、危险因素

1. 自身因素

高龄，误吸，基础疾病（慢性肺部疾病、糖尿病、恶性肿瘤、心功能不全等），免疫功能受损，意识障碍、精神状态失常，颅脑等严重创伤，电解质紊乱、贫血、营养不良或低蛋白血症，长期卧床、肥胖、吸烟、酗酒等。

2. 外界因素

（1）环境

ICU 危重症患者集中，空间狭小，人员流动频繁，环境中菌落数随之增加，给空气、环境消毒带来一定的难度，增加了院内 VAP 发生的概率。ICU 发生 VAP 的概率较病房高 5～10 倍。

（2）交叉感染

ICU 患者病情危重，病原微生物可通过空气、手传播，如果医务人员未按标准进行手卫生，无菌意识差，会增加交叉感染的风险。

（3）气管插管及切开

气管插管、气管切开属于有创操作，会对气道自然防御功能造成损害，黏液纤毛清除系统的细菌清除能力明显降低，同时会抑制吞咽活动，减弱患者的咳嗽反射与咽反射，大量病原菌定植于口咽部，增加 VAP 发生风险。

（4）留置胃管

胃管的置入可一定程度地减弱贲门括约肌的收缩功能，增加食道、胃反流发生，口腔内细菌明显增加。对于接受机械通气治疗患者，细菌随着气管导管可进入下呼吸道，进而诱发VAP。

（5）机械通气时间

VAP 的发生与机械通气时间呈正相关。由于长时间的气管插管使咽喉部黏膜长期受压，出现缺血性损伤，加之反复吸痰而诱发肺部感染。通气时间每增加 1 d，发生 VAP 的危险性增加 1%～3%。

（6）抗菌药物的使用

抗菌药物会影响机体免疫功能，长期过度使用可能会将敏感非致病菌杀灭，造成机体菌群失调，多重耐药菌感染和致病菌数量会进一步增加，病原菌可下行达到呼吸道，诱发 VAP。

二、护理策略

1. 口腔护理

双人操作，每日行 3～4 次口腔护理，首选冲洗结合刷洗法，可选择生理盐水、0.12% 氯己定含漱液等进行口腔护理。

2. 体位护理

保持半卧位，床头抬高 30°～45°。

3. ICU 空气与环境消毒

由于 ICU 环境的特殊性，医疗区域应定时开窗通风，采取对人体无害、持续、不间断的消毒方法，可安装具有空气净化消毒装置的集中空调通风系统，每日定时紫外线照射消毒。ICU 病房内应保持物体表面清洁，每日清洁消毒 1～2 次，被污染时随时清洁并消毒，地面每天清洁消毒 1～2 次，空气净化系统出、回风口每周清洁消毒 1～2 次。呼吸机外壳及面板每天清洁消毒 1～2 次，呼吸机管路每周更换 1 次，呼吸机内部回路按照说明书进行消毒。床单位定期更换，有污染时随时更换。

4. 预防交叉感染

医务人员严格执行无菌技术操作规程及手卫生。

5. 气道分泌物吸引

按需吸痰，至少每 2 小时通过肺部听诊等方式评估吸痰指征。可根据患者病情选择开放式或密闭式吸痰管，吸痰管外径应不超过人工气道内径的 50%。吸痰时严格无菌操作，及时吸净口腔、鼻腔内的分泌物，可使用持续或间断声门下吸引。吸痰过程中观察患者的面色、呼吸、脉氧饱和度、心率/律和血压。

6. 管道护理

定时监测气囊压力，压力保持在 $25 \sim 30 \text{ cmH}_2\text{O}$；呼吸机管路每周更换；呼吸机冷凝水及时倾倒，在冷凝水积水杯 1/2 ~ 2/3 满时倾倒；积水杯处于管路最低位，避免冷凝水倒流。

7. 呼吸机管理

专人管理呼吸机，定期维护，每日擦拭呼吸机表面，每周清洗呼吸机过滤网。患者出院、死亡后及时对呼吸机进行终末消毒处理。

8. 营养支持

确保足够的营养支持，选择合适的喂养途径、喂养剂量、喂养速度；积极调节肠道菌群，合理使用抑酸剂；出现明显腹胀时建议监测腹内压；胃残余量 > 500 mL 时需暂停肠内营养。

第二节 导管相关血流感染

一、危险因素

1. 患者基础情况

年龄、合并症、营养状况、机体免疫力、肠外营养、伴发其他部位感染等；

2. 导管因素

导管材质、类型、管腔数量、与导管连接的辅助装置等；

3. 临床操作因素

置管技术、手卫生设施、无菌条件、置管部位、置管时间、封管方法、置管与导管维护等。

二、护理策略

1. 置管前

（1）严格掌握置管指征，减少不必要的置管。

（2）选择能够满足病情和诊疗需要的管腔最少，管径最小的导管。

（3）操作者严格执行手卫生。根据置管类型选择易于置管和护理、无皮肤疾患及破损的穿刺部位，中心静脉置管成人建议首选锁骨下静脉，其次选颈内静脉，不建议选择股静脉；连续肾脏替代治疗时建议首选颈内静脉。

（4）置管使用的医疗器械、器具、各种敷料等医疗用品应当符合医疗器械管理相关规定的要求，必须无菌。

（5）医务人员如患疖肿、湿疹等皮肤病或呼吸道疾病（如感冒、流感等），未治愈前不得进行置管操作。

2. 置管中

（1）严格无菌操作，置管部位铺大垫巾、无菌治疗巾，建立最大限度的无菌屏障；操作者佩戴手术帽、医用外科口罩、穿手术衣，戴无菌手套；置管过程中手套污染或破损应及时更换。

（2）采用含洗必泰醇浓度＞0.5%的消毒液对穿刺部位及周围皮肤进行消毒，以穿刺点为中心，由内而外达到直径＞20 cm消毒范围，皮肤消毒待干期间禁止再次接触消毒部位皮肤，完全待干后再进行置管。

（3）置管后记录置管日期、时间、部位、置管长度、导管名称和类型、尖端位置等，并签名。

3. 置管后

（1）尽量选择无菌透明、透气性较好的无菌敷料覆盖穿刺部位。

（2）透明或半透明聚氨酯敷料应至少 7 d 更换一次，无菌纱布至少 2 d 更换一次。如果患者多汗或者穿刺点出血或渗出时使用无菌纱布敷料，当敷料潮湿、松动、有脏物或检查穿刺部位时及时更换。

（3）医务人员进行更换敷料、导管维护、更换输液接头、静脉输液等操作时应严格手卫生，严格进行穿刺点、接头处的消毒。

（4）严格查对并检查输注液体的质量，保证无菌。

（5）输注特殊液体及生物制剂前后需用生理盐水常规冲洗输液器及导管，预防血栓的形成。输液器、三通及泵管 24 h 更换；输血时，应在完成每个单位输血或每隔 4 h 更换给药装置和过滤器；单独输注静脉内脂肪剂（IVFE）时，应每隔 12 h 更换输液装置。压力传感器每 4 d 更换一次。

（6）紧急状态置管，如不能保证无菌，应在 48 h 内尽快拔除导管，更换穿刺部位后重新留置。

（7）不将更换中心静脉导管作为预防导管相关性血流感染的一个常规方法，导管相关血流感染患者不可使用导丝辅助更换导管。

（8）每日对导管进行评估，不需要继续留置时或怀疑患者出现 CRBSI、静脉炎、导管损坏时应尽早拔除，并建议进行导管尖端培养、经导管取血培养及经对侧静脉穿刺取血培养。

（9）尽量减少三通等附加装置的使用。保持导管连接口处的清洁，每次连接及注射药物前，对连接口处周边进行全方位机械擦拭 15 s，充分待干。

4. 其他

（1）对于高龄、免疫功能低下的患者，应加强感染监测，遵医嘱预防性合理使用抗菌药物，及时采取措施，增强患者免疫功能。

（2）加强导管留置期间护理管理，避免交叉感染或操作不当导致的导管损坏、血栓形成及静脉炎。

（3）对于意识障碍的患者需加强看护，避免意外拔管或导管脱出，必要时征得家属的同意使用约束具。

第三节　导尿管相关泌尿系统感染

一、危险因素

1. 生理因素

随着年龄的增长，免疫系统功能下降；留置导尿管会破坏患者皮肤、黏膜正常防御功能；女性尿道较男性短，且尿道口临近阴道口与肛门，易被细菌污染，容易出现逆行感染。

2. 操作因素

置管及尿管维护过程中手卫生不规范、会阴部皮肤消毒不彻底、操作过程中无菌观念不强，导尿用物被污染可使细菌沿导尿管和尿道间隙上行并定植膀胱造成尿路感染。导尿管在插入过程中损伤尿道黏膜，导致刺激性炎症反应，增加感染率。

3. 导尿管留置时间

导尿管留置时间越长，细菌定植及增长的概率越高。

4. 与尿道口消毒护理的程度有关

尿道口消毒不彻底，外生殖器周围的病原菌逆行进入泌尿系统引起感染。

5. 抗生素不合理使用

长期预防性使用抗生素能够增加真菌性尿路感染发生率。抗生素不合理使用是医院感染的主要原因，常导致尿液中大量耐药菌株的产生。

6. 基础疾病

心脑血管疾病、慢性呼吸系统疾病、合并肾病等疾病会降低自身免疫力。

二、护理策略

1. 置管前

（1）告知患者留置导尿管的目的，配合要点和置管后的注意事项。

（2）严格掌握留置尿管的适应证。

（3）仔细检查无菌导尿包，如导尿包过期、外包装破损、潮湿，不得使用。

（4）根据患者年龄、性别、尿道等情况选择大小合适、材质适宜的尿管，最大限度降低尿道损伤和尿路感染。

（5）保持无菌、连续封闭的排尿系统。

（6）不宜常规使用抗菌或包裹银导尿管。

2. 置管时

（1）严格执行无菌操作原则和手卫生制度，实施导尿术时操作者应先洗手、戴无菌手套。

（2）正确铺无菌巾，避免污染尿道口，保持最大限度的无菌屏障。

（3）充分消毒尿道口，防止污染；消毒剂棉球消毒尿道口及其周围皮肤黏膜。

（4）导尿管插入深度适宜，插入后，向水囊注入 10 ~ 15 mL 灭菌注射水，轻拉尿管以确认尿管固定稳妥，不易脱出。

（5）置管过程中，指导患者放松，协调配合，避免污染，如尿管被污染应当重新更换尿管。

（6）插管时严格无菌操作，动作轻柔，避免损伤尿道黏膜。

3. 置管后

（1）妥善固定尿管，避免打折、弯曲，保证集尿装置高度低于膀胱水平，避免接触地面，防止逆行感染。

（2）保持尿液引流装置密闭、通畅和完整，活动或搬运患者时夹闭引流管，防止尿液逆流。

（3）应当使用个人专用的收集容器及时清空集尿袋中尿液；清空集尿袋中尿液时要遵循无菌操作原则，避免污染集尿袋排放口。

（4）留取尿标本进行微生物病原学检测时，应当消毒导尿管后，使用无菌注射器抽取标本送检；留取其他尿标本时，应从集尿袋开口采集。

（5）不常规进行膀胱冲洗。

（6）保持尿道口清洁，大便失禁的患者清洁后进行消毒；留置导尿管期间，每日清洁或冲洗尿道口。

（7）患者沐浴或擦身时注意对导管的保护，禁止将导管浸入水中。

（8）长期留置导尿管患者宜定期更换，普通尿管 7～10 d 更换，特殊类型导尿管按说明书更换。若导尿管阻塞或不慎脱出时以及留置导尿装置的无菌性和密闭性被破坏时，应立即更换导尿管。

（9）患者出现尿路感染时，应及时更换导尿管，同时应更换集尿袋，并留取尿液进行微生物病原学检测。

（10）每日评估留置导尿管的必要性，尽早拔除导尿管。

第四节　误　吸

一、概述

误吸（aspiration）是指在吞咽过程中有数量不等的液体或固体的食物、分泌物、血液等进入声门以下的呼吸道和肺组织的过程，分为显性误吸和隐性误吸。显性误吸是指误吸后患者即刻出现刺激性呛咳、气促甚至发绀、窒息等表现；而不伴咳嗽的误吸则称隐性误吸。

二、危险因素

1. 主要因素

既往误吸史、神志（镇静、颅压增高）、神经肌肉疾病和消化道结构异常、气管插管、呕吐、持续的高胃残余量、需要长时间仰卧位；

2. 次要因素

留置胃管、非连续或间歇喂养、腹部／胸手术或创伤、胃排空延迟（糖尿病、电解质异常、药物）、口腔护理不完善、年龄、护理人员不足、鼻饲管直径大／移位、患者转运。

三、临床表现

临床症状可有高热、呼吸困难、呼吸道分泌物增多、SpO_2下降、吸痰时或气管镜下发现胃内容物或肠内营养物。

四、护理策略

1. 误吸的预防

（1）人工气道管理：①在建立人工气道时，采用带圆锥形气囊的气管导管来预防微误吸。②气管导管的囊内压维持25～30 cmH$_2$O（1 cmH$_2$O ≈ 0.098 kPa）。可采用自动充气泵维持气囊压，无该装置时每隔6～8 h重新手动测量气囊压，每次测量时充气压力宜高于理想值2 cmH$_2$O，并及时清理测压管内的积水。③当患者的气道压较低或自主呼吸较弱以及吸痰时，宜适当增加气囊压；当患者体位改变后，宜重新测量气囊压。④气管插管患者常规执行声门下分泌物引流技术，以预防误吸，进而降低 VAP 的发生率。

（2）体位管理：ICU 机械通气患者和（或）肠内营养支持

患者采取半卧位（床头抬高 30°~45°）。

（3）肠内营养支持护理：①临床误吸高风险患者，建议采用幽门后 / 小肠喂养。②机械通气患者，推荐根据患者的胃肠耐受性动态调整肠内营养的量及速率来避免胃扩张，进而减少误吸的风险。③误吸高风险患者，推荐每 4 小时监测 1 次胃残余量，有条件的情况下，可采用床边胃超声监测评估。

（4）药物干预：误吸高风险患者建议使用促胃肠动力药，如甲氧氯普胺、红霉素、枸橼酸莫沙必利片等。

（5）镇静与镇痛：推荐在病情允许的情况下尽可能降低患者的镇静 / 镇痛水平。

2. 误吸的急救措施

（1）神志清醒患者取站立身体前倾位，一手按压上腹部，另一手拍背，昏迷状态患者取仰卧位，头偏向一侧，同时用负压吸引器进行吸引。

（2）密切观察生命体征，若误吸物未排除，出现发绀、呼吸心率加快等缺氧表现，无人工气道患者配合医生做好气管插管的准备。

（3）人工气道患者先保证足够的气囊压力，再清理气道及口腔内容物，条件允许时行气管镜检查；无人工气道患者采取侧卧位，轻叩背部，进行胃肠减压，利用吸引器清除异物及呕吐物，必要时行气管镜检查。

（4）向家属交待病情，对清醒患者做好解释及心理疏导工作，减少焦虑。

第五节　深静脉血栓形成

一、概述

深静脉血栓形成（deep venous thrombosis，DVT）是血液在

深静脉内不正常凝结引起的静脉回流障碍性疾病，常发生于下肢。血栓脱落可引起肺动脉栓塞（pulmonary embolism，PE），DVT 与 PE 统称为静脉血栓栓塞症（venous thromboembolism，VTE），是同种疾病在不同阶段的表现形式。DVT 的主要不良后果是 PE 和血栓形成后综合征（post thrombotic syndrome，PTS）。

二、危险因素

DVT 的主要原因是静脉壁损伤、血流缓慢和血液高凝状态。

1. 原发性危险因素

抗凝血酶缺乏、蛋白 C 缺乏、先天性异常纤维蛋白原血症、V 因子 Leiden 突变（活化蛋白 C 抵抗）、高同型半胱氨酸血症、纤溶酶原缺乏、抗心磷脂抗体阳性、异常纤溶酶原血症、纤溶酶原激活物抑制剂过多、蛋白 S 缺乏等。

2. 继发性危险因素

髂静脉压迫综合征、损伤 / 骨折、脑卒中、瘫痪或长期卧床、高龄、中心静脉留置导管、下肢静脉功能不全、吸烟、血小板异常、手术与制动、长期使用雌激素、恶性肿瘤、化疗患者、肥胖、心肺功能衰竭、长时间乘坐交通工具等。DVT 多见于大手术或严重创伤后、长期卧床、肢体制动、肿瘤患者等。

三、临床表现

根据发病时间，DVT 分为急性期、亚急性期和慢性期。急性期是指发病 14 d 以内；亚急性期是指发病 15～30 d；发病 30 d 以后进入慢性期。早期 DVT 包括急性期和亚急性期。

1. 急性下肢 DVT 主要表现为患肢的突然肿胀、疼痛等，体检患肢呈凹陷性水肿、软组织张力增高、皮肤温度增高，在小腿后侧和（或）大腿内侧、股三角区及患侧腘窝有压痛。发病 1～2 w 后，患肢可出现浅静脉显露或扩张。

2.慢性期可发展为 PTS，一般是指急性下肢 DVT 6 个月后，出现慢性下肢静脉功能不全的临床表现，包括患肢的沉重、胀痛、静脉曲张、皮肤瘙痒、色素沉着、湿疹等，严重者出现下肢的高度肿胀、脂性硬皮病、经久不愈的溃疡。

3.严重的下肢 DVT 患者可出现股青肿，临床表现为下肢极度肿胀、剧痛、皮肤发亮呈青紫色、皮温低伴有水疱，足背动脉搏动消失，全身反应强烈，体温升高，如不及时处理，可发生休克和静脉性坏疽。

4.静脉血栓一旦脱落，可随血流漂移、堵塞肺动脉主干或分支，根据肺循环障碍的不同程度引起相应 PE 的临床表现。

四、护理策略

1. DVT 预防措施

对于卧床患者，需要常规进行 DVT 预防，根据 DVT 风险评估结果选择预防措施。参照 Caprini 血栓风险评估表（见附表 3-7）的结果，建议低危患者采取基本预防；中危患者采取基本预防和物理预防，并根据病情需要采取药物预防；高危和极高危患者在病情允许的情况下，三种预防方法联合使用。

（1）基本预防

①宣教预防知识：在病情允许的情况下，鼓励患者多饮水，避免血液浓缩；建议患者改善生活方式，如戒烟、戒酒、控制血糖及血脂等；②正确指导和协助患者床上活动，如踝泵运动、股四头肌功能锻炼等；③不宜在下肢行静脉穿刺；④避免在膝下垫硬枕和过度屈髋，病情允许时可抬高患肢，促进静脉回流；⑤定时评估患者双下肢情况，发现肿胀、疼痛、皮肤温度和色泽变化及感觉异常等，及时通知医生并处理。

（2）物理预防

物理预防是预防 DVT 发生的重要措施之一，主要包括使用梯度压力袜（又名"弹力袜"，graduated compression stocking，GCS）、间歇充气加压装置（intermittent pneumatic compression，IPC）、静脉足底泵（venous foot pump，VFP）。应用物理预防前应常规筛查禁忌证，如患者存在下列情况，禁用或慎用物理预防措施，即充血性心力衰竭、肺水肿或下肢严重水肿，下肢 DVT 形成、肺栓塞发生或血栓（性）静脉炎，下肢局部异常（如皮炎、坏疽、近期接受皮肤移植手术），下肢血管严重动脉硬化或狭窄、其他缺血性血管病及下肢严重畸形等。

①使用梯度压力袜：使用前根据产品说明书测量患者下肢尺寸，选择合适型号的 GCS；使用期间，定时检查 GCS 穿着是否正确以及下肢皮肤情况，发现异常及时与医生沟通并处理；在患者耐受的情况下，建议日夜均穿着，可间歇脱下。

②使用间歇充气加压装置或静脉足底泵：使用时注意调节腿套 / 足套至合适松紧度，同时加强巡视，注意观察患者下肢皮肤情况，了解患者感受，若有任何不适，及时通知医生。

（3）药物预防

预防药物包括普通肝素、低分子肝素、Xa 因子抑制剂、维生素 K 拮抗剂等。

①观察患者是否出现用药不良反应，出现伤口渗血、皮下血肿、脏器或黏膜出血、月经量增多等情况时，立即通知医师进行处理。

②观察实验室检查结果，重点关注国际标准化比值（INR）、凝血酶原时间（PT）、活化部分凝血酶时间（APTT）、血小板计数（PLT）等指标，如出现异常值，立即通知医师进行处理。

③患者健康教育：若出现皮肤瘀斑、牙龈出血、鼻出血、尿血、血便或黑便、月经量增多等症状，应及时告知医护人员；使用软毛牙刷刷牙，勿用力抠鼻，避免磕碰，避免触碰锋利或尖锐物品，避免剧烈运动。

④使用口服抗凝药时告知常用口服抗凝药的用法用量和注

意事项，勿自行调节药量或服用处方外药物；未按时服药时，应咨询医师后按要求补服。

⑤皮下注射抗凝药时，应注意：注射部位宜首选腹壁，注射点避开脐周 2 cm 以内，还可选择双侧大腿前外侧上 1/3 处、双侧臀部外上侧、上臂外侧中 1/3 的位置；规律轮换注射部位，避免同一部位重复注射，两次注射点间距 2 cm 以上；注射时应避开皮肤破损、瘀斑、瘢痕、硬结、色素沉着、炎症、水肿、溃疡和感染的部位；腹壁注射时，宜取屈膝仰卧位；上臂外侧注射时，宜取平卧位或坐位；预灌式注射剂型注射前无需排气，针尖朝下，将针筒内空气轻弹至药液上方；注射时左手拇指、示指相距 5~6 cm，提捏皮肤成一皱褶，右手持注射器以执笔姿势，于皱褶最高点垂直穿刺进针。推注药物前不进行回抽，操作全程应提捏皮肤；持续匀速注射 10 s，注射后停留 10 s，再快速拔针，拔针后无需按压，如有穿刺处出血或渗液的情况，应以穿刺点为中心，垂直向下按压 3~5 min；注射后，注射部位忌热敷、理疗或用力按揉；注射后若皮肤出现皮下青紫、瘀斑等，应记录范围、大小及转归情况。

⑥静脉给予抗凝药时，应注意：药物应现配现用；若置管侧肢体、肩部、颈部及胸部出现皮下出血点，应立即通知医师进行处理；遵医嘱严格控制静脉给药速度，并告知患者勿自行调节。

2. 急性期护理策略

（1）绝对卧床休息，患肢绝对制动并保持抬高 > 30°；

（2）禁止按摩、热敷患侧肢体；

（3）严密监测患侧肢体末梢搏动、皮温、皮肤颜色的改变；

（4）持续监测脉氧饱和度、心电波形，严密观察患者有无胸闷、胸痛、咯血、气促、心慌等症状，如有异常及时通知医生。

定期监测下肢周径：护理交接班时，应注意在同一测量部位交接下肢周径：大腿选择髌骨上缘 15 cm；小腿选择髌骨下缘 10 cm；下肢有固定装置时选择外露肢体周径最大处。

第六节　压力性损伤

一、概述

压力性损伤（pressure injury，PI）是指由压力或压力结合剪切力导致的皮肤和（或）下层组织造成的局部损伤坏死，通常位于骨隆突处，但也可能与医疗设备或其他物体的接触有关。压力性损伤如果发生在骨隆突处，根据压疮的严重程度，一般可以将压疮分为 1～4 期以及深部组织损伤期和不可分期。医疗器械处的压力性损伤，分为医疗器械相关压力性损伤和黏膜压力性损伤。医疗器械相关性压力性损伤（medical device related pressure injury，MDRPI）是指医疗器械对皮肤施加压力造成的损伤，损伤部位形状与医疗器械形状一致，损伤可以根据分期系统进行分期。黏膜压力性损伤（mucosal membrane pressure injury，MDR-MMulcer）是由于使用医疗器械导致相应部位黏膜出现的压力性损伤，由于这些黏膜组织解剖特点，这一类损伤无法进行分期。

二、危险因素

1. 力学因素：垂直压力、摩擦力、剪切力

（1）垂直压力

①垂直压力与压力性损伤：持续性的垂直压力直接作用于皮肤，是引发压力性损伤的最主要原因。正常毛细血管压为 16～32 mmHg，当压力超过正常毛细血管压时，会阻断毛细血管血液对组织的灌注，导致组织缺血、缺氧，继而发生溃烂或坏死。

②垂直压力的来源：大部分来源于患者自身的体重，医疗器械使用不当、手术体位不舒适等会增加垂直压力的危害。

（2）摩擦力

①摩擦力：摩擦力作用于皮肤后易损害角质层，使皮肤的表层脱落，增加对压力性损伤的敏感性，一旦受到潮湿等刺激，受损的皮肤更易发生压力性损伤。

②摩擦力来源：主要来源于皮肤与衣物及床单的摩擦。

（3）剪切力

①受重力影响，两层组织间因牵张而产生的剪切力，易破坏毛细血管，切断较大区域的血供，引起血液循环障碍，导致深层组织坏死。受剪切力影响最大的部位为臀部。

②剪切力来源：剪切力的产生与体位导致的压力和摩擦力有密切关系。如半坐卧位时，由于重力作用身体向下滑行，而表层皮肤组织因为摩擦力仍停留在原位，两层组织间产生牵张而形成剪切力。

2. 潮湿或者排泄物刺激

大小便失禁、大量出汗或分泌物外溢使皮肤持续受到潮湿环境刺激，削弱皮肤角质层的屏障作用，易导致细菌的入侵及繁殖。

3. 医疗或者其他器械使用不当

呼吸装置、石膏和矫正装置、袖带、管道、脉氧饱和度检测仪、颈托等均可引起皮肤损伤。MDR-PI 的发生与医疗器具的具体种类、使用时间长短有关。

4. 全身性因素

高龄、水肿、低蛋白血症、贫血、脓毒血症、心力衰竭、肾衰竭、糖尿病等。

三、压力性损伤的分期及处理（附图 5-4）

1. 1 期：指压不变白的红斑，皮肤完整（附图 5-5、附图 5-6）

特点：指压变白红斑或者感觉、皮温、硬度的改变先于指压不变白红斑的皮肤改变。

处理：解除压力，减小局部摩擦力；局部皮肤可给予透明薄膜或薄的水胶体敷料或液体敷料喷涂；观察局部发红皮肤颜色消退状况。

2. 2 期：部分皮层缺失伴真皮层暴露（附图 5-7）

特点：伤口床有活性、呈粉色或红色、湿润，也可表现为完整的或破损的浆液性水泡；脂肪及深部组织未暴露；无肉芽组织、腐肉、焦痂。

处理：保护皮肤，避免感染；对未破的小水泡应减少摩擦，防感染；直径＜ 2 cm 的水泡，局部粘贴透明薄膜保护皮肤，待其自行吸收；直径＞ 2 cm 的水泡，可在水泡最下端用小号无菌注射器抽出水泡内液体后覆盖水胶体敷料（溃疡贴／透明贴）；浅层溃疡可根据伤口渗透液的量选择合适的敷料。

3. 3 期：全层皮肤缺失（附图 5-8）

特点：可见脂肪、肉芽组织和边缘内卷、腐肉和（或）焦痂。不同解剖位置的组织损伤的深度存在差异，脂肪丰富的区域会发展成深部伤口，可能会出现潜行或窦道，无筋膜、肌肉、肌腱、韧带、软骨和（或）骨暴露。如果腐肉或焦痂掩盖组织缺损的深度，则为不可分期压力性损伤。

4. 4 期：全层皮肤和组织缺失（附图 5-9）

特点：可见或可直接触及到筋膜、肌肉、肌腱、韧带、软骨或骨骼、腐肉和（或）焦痂、边缘内卷、窦道和（或）潜行；不同解剖位置的组织损伤的深度存在差异；如果腐肉或焦痂掩盖组织缺损的深度，则为不可分期压力性损伤。

3-4 期的处理：有效减压、清除坏死组织、处理伤口的渗液、潜行和窦道、保护骨骼和肌腱。

（1）干痂（黑痂和黄痂）：清创胶联合水胶体敷料。

（2）黑色坏死组织，黄色腐肉的处理：渗液少时水凝胶（清创胶）联合泡沫敷料。渗液多时水凝胶、藻酸盐填充条联合泡沫敷料。

（3）感染伤口：银离子泡沫敷料、藻酸盐银离子敷料。

（4）窦道（潜行）：藻酸盐填充条联合泡沫敷料。

5. 不可分期：全层皮肤和组织缺失，损伤程度被掩盖（附图 5-10）

特点：由于被腐肉和（或）焦痂掩盖，不能确认组织缺失的程度。只有去除足够的腐肉和（或）焦痂，才能判断损伤是 3 期还是 4 期。

处理：清除伤口内焦痂和坏死组织，确定分期。伤口处理与 3、4 期处理方法相同。缺血肢端或足跟的稳定型焦痂（表现为干燥，紧密黏附，完整无红斑和波动感）不应去除。

6. 深部组织损伤：持续的指压不变白，颜色为深红色、栗色或紫色（附图 5-11）

特点：持续性呈现指压不变白深红色、栗色或紫色，或表皮分离呈现黑色的伤口床或充血水疱；疼痛和温度变化通常先于皮肤颜色改变。

处理：解除局部压力和剪切力；观察局部皮肤的颜色变化，有无水泡、焦痂形成；根据具体情况采取相应的处理方法；局部皮肤完整，可使用水胶体敷料或局部涂抹赛肤润并轻柔 1 min，但避免大力按摩；出现水泡或血泡，按 2 期水泡处理；出现坏死组织，进一步清创，按 3、4 期方法处理。

四、压力性损伤的预防

入院 2 h 内进行压力性损伤危险因素评估，有发生压力性损伤风险的患者，应对其制订并执行以风险为基础的预防计划。

若发生病情变化，则再次进行评估。

1. 体位改变

（1）鼓励患者自主活动，协助不能自主活动患者定时变换体位。

（2）2 h 翻身一次，避免使用加大压力的体位，如 90º 单侧卧位或半坐卧位。

（3）骶尾部或坐骨存在压力性损伤时每天处于坐位次数少于 3 次，每次少于 60 min。

（4）患者病情较重或医疗禁忌翻身时，适当使用"微翻身"，如仰卧位时，可用手短时间轻托起枕部或骶尾部，以缓解局部压力。

（5）使用移位辅助工具减少摩擦力和剪切力，可使用滑动铺单，任何时候抬动患者需 2～4 人，避免拖拽。

（6）避免指压不变白红斑的骨隆突出处受压。

（7）定期检查足跟皮肤，使用足跟托起装置抬高足跟，确保足跟不与床面接触。

2. 皮肤护理

（1）入院时尽早检查患者全身皮肤情况。

（2）每天定时检查全身皮肤情况，重点部位为压力性损伤好发的骨隆突部位，如骶尾部、尾骨、臀部、足跟、坐骨、股骨、肘部以及医疗器械下的皮肤。

（3）做好生活护理，失禁患者排便后及时清洁皮肤，受刺激物浸润区域使用皮肤保护剂。

3. 敷料使用

（1）高危风险患者可选用敷料预防压力性损伤，使用敷料的同时仍需对皮肤进行定期检查。

（2）经常受到摩擦力与剪切力影响的骨隆突处使用减压敷料预防压力性损伤。

五、医疗器械相关性压力性损伤的预防

1. 及时、全面、持续动态的评估与记录

评估器械大小是否合适、固定设备松紧是否适宜、器械使用时间、器械类型、器械数量、接触身体的部位及对皮肤产生的压力等，并在护理记录中详细记录使用器械的种类、器械使用及移除时间、器械周围皮肤情况及采取的预防措施等。

2. 正确选择与使用医疗器械

（1）设备的选择应以达到治疗效果为前提，感觉舒适为标准。

（2）选择器械时应根据器械的功能，选择柔软、韧性较好、安全的医疗器械，尽可能避免压力所致的损伤。

（3）选择适合型号的器材，避免过度受压或固定不稳。

（4）摆放患者体位时，确保管路或监测设备位置合理。

（5）每天至少要检查器械下皮肤两次，观察有无潮湿、发红或破损，避免在水肿、潮湿或已破损部位接触使用。

（6）评估使用医疗器械的必要性，尽早移除，临床情况允许时，可定时更换器械位置，避免同一部位长期受压。

3. 及时发现患者危险因素，采取预防措施

压力性损伤高危患者在医疗器械压迫部位使用预防性敷料，使用面罩、鼻导管等产生压力相对较小的器械时用水胶体敷料进行预防；使用产生压力较大的器械如石膏、牵引、固定装置等，可用泡沫敷料进行局部减压。

4. 营养支持

进行营养评估，有营养不良风险且存在压力性损伤的患者提供足够热量。

第七节　ICU 后综合征

一、概述

危重症疾病患者入住 ICU 后，在认知、心理和生理方面新出现或加重的一系列功能障碍被称为 ICU 后综合征（post-intensive care syndrome，PICS），其中生理功能障碍表现为 ICU 获得性衰弱、废用性萎缩、日常生活能力受损等；认知功能障碍表现为记忆力、注意力障碍，执行能力下降，思维处理速度降低，视觉空间能力受损等；心理功能障碍表现为焦虑、抑郁和创伤后应激障碍（post-traumatic stress disorder，PTSD）。

二、危险因素

机械通气、脓毒症、入住 ICU 超过 1 周、严重感染、急性呼吸窘迫综合征、制动、谵妄、糖皮质激素的使用、低氧血症和（或）疾病期间的低血压、老年、女性等。

三、临床表现

1. 躯体功能障碍

以 ICU 获得性衰弱（ICU acquired weakness，ICU-AW）为主要表现，其特点是全身性的、对称性的，累及肢体（近端多于远端）和呼吸肌，而面肌和眼肌不受累，肌肉张力下降，深部腱反射可减弱或正常。ICU-AW 与患者日常生活活动能力（activities of daily life，ADL）密切相关，仅 6.2% 的 ARDS 幸存者在出院 3 个月后 ADL 能够恢复到住院前水平，老年、慢性疾病负担重、机械通气时间长是 ADL 下降的危险因素。

2. 认知和精神功能障碍

认知功能障碍包括长期记忆、注意力、语言、决策和执行功能受损。精神障碍包括情绪障碍、广泛性焦虑障碍和PTSD，也可以表现为不典型的心理障碍，如谵妄、失眠、记忆受损、幻觉、反复的噩梦和内疚感等，更严重者则可以诊断为痴呆。

3. 其他未被重视的表现

严重且持久的疲劳、脆性骨折风险增加、吞咽功能障碍、内分泌和代谢障碍（包括新发糖尿病和暂时性皮质醇和垂体前叶激素的变化）、睡眠障碍等。

四、护理策略

1. 对于新入院的清醒患者，在不影响治疗的前提下应及时做好沟通，耐心介绍 ICU 环境，安慰鼓励患者，建立护患信任，树立战胜疾病的信心。

2. 对镇静患者实施每日唤醒，采用床旁呼唤、肢体接触、音乐放松等方式唤醒患者。

3. 进行所有操作（无菌操作、生活护理、更换液体、翻身等）前后均应解释并告知患者取得患者的配合，避免患者长时间处于紧张状态。

4. 保持病房安静，仪器发生报警时沉着冷静，按流程及时解除报警，避免给患者带来恐慌。

5. 保证患者的昼夜节律，夜间减少光照、操作、开门等活动，营造良好的睡眠环境。

6. 对于躁动患者应加强解释、安慰工作，同时加强床旁看护，防坠床、自杀，密切观察患者生命体征，如出现血压升高、心率加快等情况及时报告医生；征得家属的同意后使用约束具约束肢体，每小时检查约束部位的皮肤情况，预防器械相关性损伤的发生；采取适当镇静的方式减轻躁动症状，必要时请心理科会诊，进行心理干预。

7.安排患者家属床旁探视，鼓励、安慰患者，减轻患者孤独、不安感。

8.护理交班时应重点交接有自杀自残倾向的患者，及时做好应急预案。

第十二章

呼吸重症专科护理技术

第一节　气道分泌物清除

气道分泌物清除是指患者因咳嗽能力降低而不能有效排除气道内的痰液、血液、误吸的胃内容物及其他异物，需外界吸引协助排除，以保持气道通畅。根据患者气道是否开放分为开放式吸痰（Open system suction，OSS）和封闭式吸痰（Closed system suction，CSS）。

开放式吸痰（OSS）

1. 目的

将气道内的痰液及误吸呕吐物吸出，维持呼吸道的通畅。

2. 评估

（1）肺部听诊可闻及粗湿啰音；

（2）与气道分泌物相关的指脉氧饱和度下降；

（3）呼吸机监测面板上流量和（或）压力波形呈锯齿样改变（图 12-1-1）；

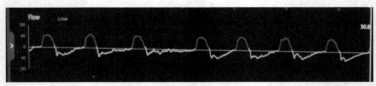

图 12-1-1

（4）机械通气时与气道分泌物增多表现为潮气量减小或容量控制通气模式时气道峰压增大；

（5）留取痰标本。

3. 用物（图 12-1-2、表 12-1-1）

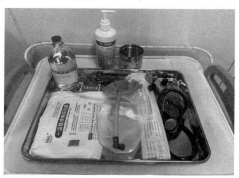

图 12-1-2

表 12-1-1

物品名称	数量	物品名称	数量
1. 托盘	1 个	6. 压力表	1 个
2. 吸痰管	数根	7. 痰液收集袋	1 个
3. 听诊器	1 个	8. 吸引器连接管	2 根
4. 灭菌注射用水	1 瓶	9. 手消液	1 瓶
5. 开瓶器	1 个	10. 污物罐	1 个

4. 开放式吸痰操作步骤

询问患者姓名，查对住院号或 ID 号，扫描腕带，向患者解释操作目的，取得患者的配合：

（1）开启灭菌注射用水瓶瓶盖，将其放置于床旁物品架里（用于吸引管的冲洗）；

（2）关闭压力表，将压力表插入墙壁中心吸引器接口内；

（3）连接压力表、痰液收集袋及吸引器连接管，痰液收集袋放置于床旁物品架内；

（4）打开负压，反折吸引管，检测负压的功能是否良好；

（5）将吸引器连接管管头放入灭菌注射用水瓶内液面以上备用；

（6）开启呼吸机智能吸痰功能，如没有此功能可按预氧键或手动予纯氧2分钟；

（7）选择合适的吸痰管型号（不超过人工气道内径的50%），将吸痰管内的避污纸分离至顶端，外包装撕小口，右手取出避污纸（图12-1-3）；

（8）左手捏住避污纸外面，双手打开避污纸；

（9）左手拿住避污纸的一角，右手戴手套，左手将避污纸放在患者嘴角下方（图12-1-4）；

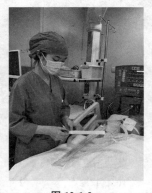
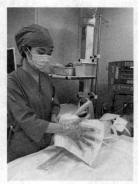

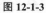
图 12-1-3　　　　　　　　　　　图 12-1-4

（10）右手取出吸痰管，缠绕于手中，避免污染，左手取吸引管与吸痰管相连接，左手打开负压，检查吸引压力（图12-1-5），打开呼吸机延长管吸痰口；

（11）在无负压状态下，当患者深吸气时，右手将吸痰管自气管导管插入 20-25 cm 或气切套管插入 7-10 cm；

（12）左手拇指盖住吸痰管侧孔，右手将吸痰管慢慢旋转上提退出，每次吸引不超过 15 秒。吸引过程中注意观察患者生命体征（图12-1-6）；

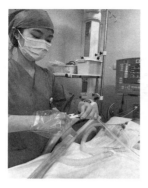 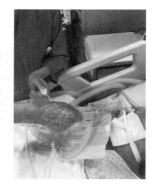

图 12-1-5　　　　　　　　　　　图 12-1-6

（13）吸痰完毕，右手将用过的吸痰管缠绕于手中，将吸痰管与一次性吸引管分离（图 12-1-7）；

（14）将吸引管放入灭菌注射用水瓶内，进行冲洗；

（15）关闭负压，将吸引管放置于灭菌注射用水瓶内液面上方；

（16）右手手套翻转脱去，将吸痰管包裹在手套里（图 12-1-8）；

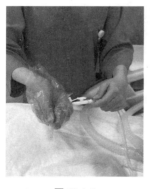 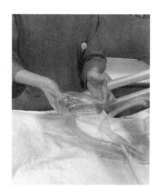

图 12-1-7　　　　　　　　　　　图 12-1-8

（17）将污染吸痰管包裹在其中，丢于医疗垃圾桶；（图 12-1-9）

（18）整理床单位，协助患者取舒适体位；

（19）手消，记录痰液的颜色、性质及量。

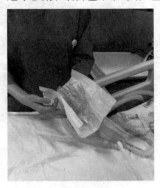

图 12-1-9

封闭式吸痰（CSS）

5. 用物（图 12-1-10、表 12-1-2）

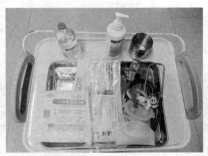

图 12-1-10

表 12-1-2

物品名称	数量	物品名称	数量
1. 托盘	1 个	6. 压力表	1 个
2. 密闭式吸痰管	1 根	7. 痰液收集袋	1 个
3. 听诊器	1 个	8. 吸引器连接管	2 根
4. 250ml 生理盐水	1 袋	9. 手消液	1 瓶
5. 一次性输液器	1 个		

6. 密闭式吸痰操作步骤

（1）1-6 步同开放式吸痰；

（2）打开密闭式吸痰管，将密闭式吸痰管头端连接在呼吸机管路前接头上（图 12-1-11），尾端连接负压装置（图 12-1-12）；

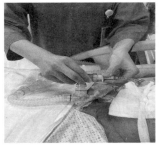 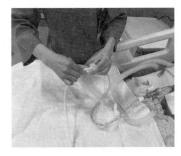

图 12-1-11　　　　　　　　　　　图 12-1-12

（3）左手扶住气管插管，在无负压的状态下，右手将吸痰管轻轻送入气道（图 12-1-13），按下吸引阀，连续 15 秒负压吸痰，边吸引边旋转撤出吸痰管（图 12-1-14）；

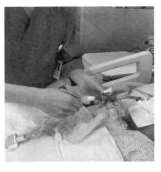 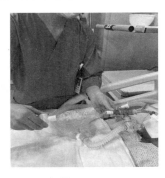

图 12-1-13　　　　　　　　　　　图 12-1-14

（4）吸痰完毕，将吸痰管回抽至关闭安全阀以外按下吸引阀，以生理盐水冲洗密闭式吸痰管。冲洗完毕，关闭输液器调节阀，松开吸引阀；（图 12-1-15）

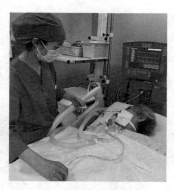

图 12-1-15

（5）观察患者生命体征，取舒适体位，整理床单位；

（6）操作者手卫生，记录痰液的颜色、性状及量。

7. 注意事项

（1）按需实施气道内吸引，至少每 2 h 通过肺部听诊等方式评估一次气道内吸引指征；

（2）进行气道温湿化，Y 型管处气体温度应在 34℃ ~ 41℃之间、相对湿度 100%；

（3）每隔 6 ~ 8 h 测量一次气囊压，并使其维持在 25 ~ 30 cmH_2O；

（4）严格无菌操作原则，气管插管、鼻腔、口腔每吸一个部位应更换一根吸痰管。先进行口咽部和（或）鼻咽部吸引，再进行气道吸引；

（5）对于密闭式吸痰，要正确连接管道，确保管路绝对密闭，明确标识密闭式吸痰系统、冲洗液以及使用的时间，根据说明书要求更换，定期检查薄膜护套，如有破损立即更换。吸痰后务必将吸痰管退出气管导管，以免阻塞气道；

（6）选择合适型号的吸痰管，吸痰管的直径不超过气管套管的 1/2；

（7）预充氧：FiO_2 高于基线 20% 即可；

（8）吸痰时严密观察患者生命体征，吸痰潜在并发症主要表现为心率、平均动脉压、颅内压增加、心律失常和血氧饱和度降低等，充分镇静、预充氧和仅在有指征时吸痰可降低这些并发症的发生率和严重程度；

（9）吸痰动作要轻柔、快速，一次吸痰不超过 15 s，如痰液较多，需再次吸引，应间隔 3 ~ 5min，调节合适的负压，成人吸痰时负压控制在 200 mmHg 以下，建议尽可能在有效清除分泌物的前提下设置较低的负压水平；

（10）建议常规使用浅吸痰技术以避免潜在的气道损伤；深吸痰通常仅在浅吸痰无效时使用；

（11）吸痰可引起患者气道黏膜机械性损伤、肺容积降低，尽量避免不必要的吸引，实施按需吸痰；

（12）每次吸引结束后应及时、充分冲洗管路。密闭式气道内吸引应使用灭菌注射用水或无菌生理盐水。对于插管时间超过 48 ~ 72 h 的患者，宜使用带有声门下吸引的气管导管，每 1 ~ 2 h 进行声门下吸引。

第二节　动脉采血

动脉血气分析是指通过对动脉血液中的 pH 值、氧分压（PaO_2）和二氧化碳分压（$PaCO_2$）等指标进行测量，从而对通气、氧合功能和酸碱平衡作出评估的一种方法，能客观地反应呼吸功能和代谢功能，对指导氧疗和机械通气具有重要意义。

1. 评估

（1）评估患者意识、体温、体位等；

（2）评估氧疗方式、呼吸机参数、吸氧浓度等，机械通气患者应在调节呼吸机参数和进行负压吸引后 20 ~ 30 分钟再进行采血；

（3）评估穿刺部位有无创伤、感染、硬结、皮疹、破溃等；

（4）评估患者凝血功能。

2. 用物（图 12-2-1、表 12-2-1）

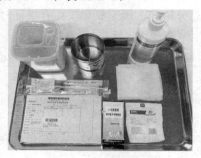

图 12-2-1

表 12-2-1

物品名称	数量	物品名称	数量
1. 托盘	1 个	5. 一次性垫巾	1 个
2. 动脉采血针	1 支	6. 手消液	1 瓶
3. 复合碘消毒棉签	1 包	7. 污物罐	1 个
4. 无菌棉球	1 包	8. 锐器桶	1 个

3. 动脉穿刺采血操作步骤

（1）患者身份识别，向患者解释操作目的，以取得配合。

（2）选择动脉穿刺部位，常用穿刺部位为桡动脉、股动脉，也可以在肱动脉或足背动脉进行穿刺。桡动脉为动脉采血首选部位，股动脉为最后选择。桡动脉穿刺前应进行改良 Allen 试验（术者用双手同时按压桡动脉和尺动脉；嘱患者反复用力握拳和张开手指 5 ~ 7 次至手掌变白；松开对尺动脉的压迫，继续保持压迫桡动脉，观察手掌颜色变化）检查，手掌颜色在5 ~ 15秒之内恢复方可进行穿刺。若无法执行改良 Allen 试验检查，也可通过超声评估。

（3）以桡动脉为例，协助患者采取适当体位，患者手心向上，手腕伸直。

（4）选择穿刺部位，桡动脉距腕横纹一横指（约 1 ~ 2 cm）距手臂外侧 0.5 ~ 1 cm 处，以桡动脉搏动最强处为穿刺点（图 12-2-2）。

（5）在穿刺部位肢体下放置垫巾。

（6）备好采血针。（建议成人患者选择 20 ~ 22 G 的动脉采血针穿刺）

（7）消毒穿刺部位，消毒范围≥ 8cm，消毒两次。首选 2% 葡萄糖酸氯己定乙醇溶液作为皮肤消毒剂。如果对氯己定乙醇有使用禁忌，可使用碘酊、碘伏或 75% 酒精。

（8）备无菌棉球。

（9）消毒操作者左手示指及中指，范围为 1、2 指节掌面及双侧面（图 12-2-3）。

（10）左手示指及中指扪及动脉搏动并固定（图 12-2-4）。

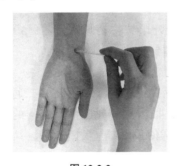

图 12-2-2

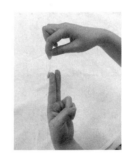

图 12-2-3

（11）右手持采血针，与皮肤呈持 30° ~ 45° 缓慢穿刺，见回血后停止进针（图 12-2-4）。

（12）取得足够血量后，迅速拔出采血针，同时棉球按压穿刺点位置，并立即将标本隔绝空气。

（13）使血液与动脉采血器内的抗凝剂充分混合，轻柔地将采血器颠倒混匀 5 次，掌心搓动 5 秒。

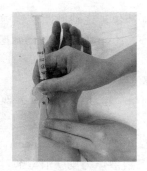

图 12-2-4

（14）按压穿刺部位 5 ～ 10 分钟。

（15）在采血针上粘贴患者抽血标签，立即送检。

（16）整理床单位及用物。

4. 动脉留置导管取血操作步骤

（1）协助患者平卧，充分暴露采血部位。

（2）观察动脉监测波形，确认动脉导管通畅。

（3）采血器准备：铺无菌治疗巾，将动脉采血器、5 mL 注射器置于无菌巾，将动脉采血器针栓调整到预设位置（一般为 0.8 ～ 1.6 mL）。

（4）稀释血液移除：戴无菌手套，消毒采血处的三通，联通 5 mL 注射器与患者动脉端，抽出导管死腔体积 3 倍的混合血液（约 2 ～ 3 mL），旋转三通使采血口呈关闭状态。

（5）样本采集：移除注射器，将动脉采血器与三通连接，打开三通，待血液自动充盈至预设位置，关闭三通，将动脉采血器与导管分离。

（6）排气：若血标本中有气泡，翻转采血器，将纱布置于动脉采血器上端，轻推针栓，缓慢排出气泡。

（7）标本处理：立即封闭动脉采血器，轻柔地将采血器颠倒混匀 5 次，掌心搓动 5 秒，使血液与动脉采血器内的抗凝剂充分混匀。

（8）标记样本：在采血针上粘贴患者抽血标签，立即送检。

（9）动脉导管处理：冲洗动脉导管至压力套管内无残存血液，转动采血处的三通，将三通内的血液冲洗干净，关闭三通。观察动脉监测波形，确认导管通畅，重新校零。

5. 注意事项

（1）严格无菌操作，采血部位必须严格消毒。消毒剂需要与皮肤保持接触至少30秒，待自然干燥后方可穿刺。采血时，要严密隔绝空气，一旦气泡进入血液标本内，应立即排除；采血后动脉血与采血针内肝素充分混匀。混匀不当导致的血标本凝固及微小凝块影响检测结果准确性，同时可造成血气仪障碍。

（2）采血后立即送检，运送过程中避免剧烈震荡，如不能立即检验，应放置于 0 ~ 4℃冰箱内保存，最长不得超过 30 分钟。如进行乳酸检测，需在 15 分钟内完成检测。

（3）在采集动脉血标本后，应在检验申请单上注明采集时间、体温、吸氧浓度。

（4）凝血功能异常患者采血后应延长压迫穿刺部位时间，以防出血。

第三节　机械通气

机械通气是在应用呼吸机的基础上，为患者构建人工气道，代替、控制或者改变患者自主呼吸，以维持气道通畅，为使机体有可能度过基础疾病所致的呼吸功能衰竭，为治疗基础疾病创造条件，是抢救危重患者的重要手段之一。

一、有创机械通气

1. 目的

保持患者气道通畅，改善患者通气和换气功能，有助于清除呼吸道分泌物。

2. 用物（图 12-3-1、表 12-3-1）

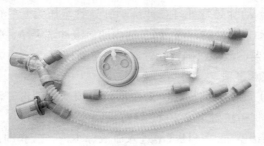

图 12-3-1

表 12-3-1

物品名称	物品名称
1. 有创呼吸机	4. 呼吸机前接头
2. 呼吸机管路（含 2 个积水杯）	5. 灭菌注射用水
3. 呼吸机湿化罐	

3. 上机操作步骤

（1）将呼吸机气源接口、氧气接口与中心供氧系统对应接口连接；

（2）连接呼吸机主机及湿化器电源；

（3）将湿化罐固定于加温装置上，确认呼吸机的送气（吸气）端和排气（呼气）端，取短管与湿化罐进气口和呼吸机送气（吸气）端相连，取一条已连接积水罐的长管，与湿化罐出气口相连，此为吸气管路，另一条连接积水罐的长管与呼吸机排气（呼气）端相连，此为呼气管路（图 12-3-2）；

（4）吸气管路和呼气管路通过 Y 型管和呼吸机前接头相连，后

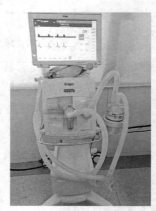

图 12-3-2

接膜肺；

（5）将连接好的呼吸管路固定在呼吸机支架上；

（6）湿化罐通过输液器连接灭菌注射用水，加水至水位线；

（7）打开主机开关和湿化器电源开关；

（8）按照屏幕提示完成自检，设置模式及参数后待机（图 12-3-2）。

4. 治疗期间监测

（1）通气效果的观察：监测患者的血压、心率、呼吸频率、脉氧饱和度、潮气量、以及动脉血气结果；

（2）加强人工气道管理：保持呼吸道通畅、做好气囊管理（维持气囊压力 25 ~ 30 cmH$_2$O）、做好气道湿化，防止人工气道意外脱出；及时倾倒冷凝水；

（3）呼吸机管路每周更换一次；

（4）做好参数记录，及时处理呼吸机报警；

（5）多重耐药菌感染、呼吸道传染性疾病及雾化治疗患者排气（呼气）端连接一次性呼吸过滤器，并每日更换；

（6）治疗结束后，呼吸机管路及时送消毒供应室消毒，呼吸机表面用 0.05% 含氯消毒液擦拭，送气（吸气）端和排气（呼气）端用纱布避污存放；

（7）呼吸机定期维护及检修。

二、无创机械通气

1. 目的

呼吸衰竭的早期干预，避免发展为危及生命的呼吸衰竭；也可以用于辅助早期撤机。

2. 用物（表 12-3-2）

表 12-3-2

物品名称	物品名称
1. 无创呼吸机	4. 无创面罩
2. 呼吸机管路（含 1 个积水杯）	5. 灭菌注射用水
3. 呼吸机湿化罐	

3. 上机操作步骤

（1）将呼吸机氧源接口与中心供氧系统氧源接口处连接；

（2）连接呼吸机主机及湿化器电源；

（3）取短管将呼吸机送气（吸气）端与湿化罐进气口相连，取一条已连接积水罐的长管将湿化罐出气口与呼吸机排气（呼气）端相连；

（4）湿化灌内加入灭菌注射用水；

（5）设置呼吸机模式及参数，进入待机模式；

（6）患者取半卧位；将氧气管路连接至面罩侧孔处，然后将口鼻罩放在鼻面部，护士用手固定，指导用鼻呼吸及有规律地放松呼吸（图 12-3-3）；

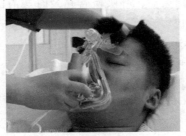

图 12-3-3

（7）待患者适应后再用头带固定面罩。为预防压力性损伤的发生，在佩戴面罩之前在鼻根部及两颊受压迫部位垫减压敷料保护。固定时首先由一人固定鼻面罩，另一人辅助用双手同时均匀用力对称拉紧额部固定带，再用相同方法固定面部带。以头带下可插入 1 或 2 根手指为宜，使之佩戴舒适（图 12-3-

呼吸重症监护工作手册

4、图 12-3-5、图 12-3-6）；

（8）连接呼吸机管路与面罩，连接测压管，按启动键或患者吸气触发呼吸机开始送气（图 12-3-7）。

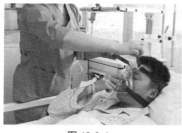

图 12-3-4

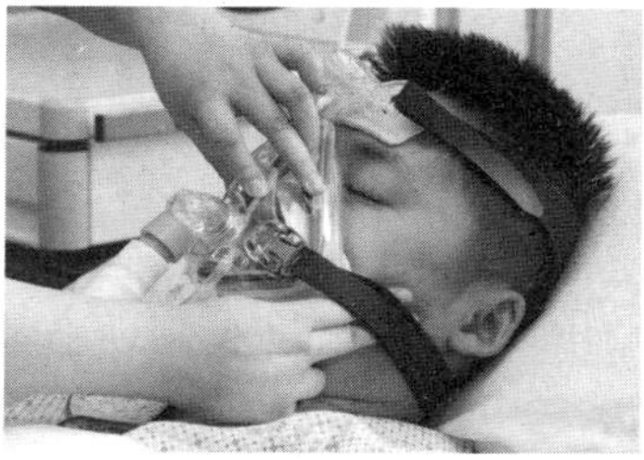

图 12-3-5

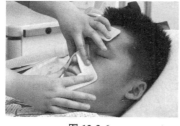

图 12-3-6

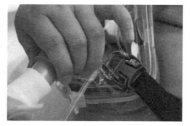

图 12-3-7

4. 治疗期间监测

（1）通气效果的观察：监测患者的血压、心率、呼吸频率、脉氧饱和度、潮气量、以及动脉血气结果；

（2）监测呼吸机漏气量，保持漏气量 < 60 L/min；

（3）初次上机后的 1-2 小时应床旁看护，观察患者有无不适，指导患者有规律的放松呼吸，这样不仅可以消除患者的紧张恐惧心理，同时能够观察人机同步性，给予患者有针对性的指导，以提高患者耐受性，保证治疗的效果；

（4）保持呼吸道通畅、做好气道湿化；及时倾倒冷凝水；

（5）呼吸机管路每周更换一次；口鼻面罩每日酒精擦拭消毒；

（6）做好参数记录，及时处理呼吸机报警；

（7）治疗结束后，呼吸机管路及时送消毒供应室消毒，呼吸机表面用 0.05% 含氯消毒液擦拭，送气（吸气）端用纱布避污存放；

（8）呼吸机定期维护及检修。

5. 注意事项

（1）上机前做好宣教，内容包括：①治疗的作用和目的(缓解症状、帮助康复)；连接和拆除的方法；②治疗过程中可能会出现的各种感觉，帮助患者正确区分和客观评价所出现的症状；③可能出现的问题及相应措施，如鼻/面罩可能使面部有不适感，使用鼻罩时要闭口呼吸，注意咳痰和减少漏气等；④指导患者有规律地放松呼吸，以便与呼吸机协调；⑤鼓励主动排痰并指导吐痰的方法；⑥出现不适及时通知医务人员等；

（2）连接呼吸机管路及湿化罐时需要无菌操作；

（3）呼吸机管路、湿化罐及积水罐连接要紧密无漏气，积水罐要保持在低垂位，防止冷凝水倒流入气道或呼吸机内部；

（4）保证有效湿化，避免痰痂形成阻塞气道。若鼻面罩内出现积水，及时擦拭。测压管出现积水及时更换或氧气吹干。

第四节　危重患者腹内压监测

腹内压是腹腔密闭腔隙内稳定状态的压力，主要由腹腔内脏器的静水压产生。健康成年人腹内压范围为 0-5 mmHg（1 mmHg = 1.3605 cmH$_2$O）。腹内压持续增高 > 12 mmHg 时称为腹内高压。腹内高压可引起器官组织低灌注，甚至发展至腹腔间隔室综合征 (Abdominal Compartment Syndrome，ACS)，导致出现 MODS。

测量方法有经膀胱测压、经胃测压、经直肠测压、经下腔静脉测压等。测量膀胱内压可以客观反应腹内压，简单易行、费用低廉，推荐为标准的腹内压测量方法。

1. 目的

及时发现腹内高压，预防 ACS 的发生与发展。

2. 评估

（1）评估患者意识状态、心理状况及配合程度。

（2）评估有无测量禁忌症。

3. 用物（图 12-4-1、表 12-4-1）

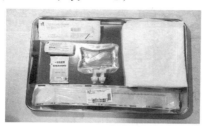

图 12-4-1

表 12-4-1

物品名称	数量	物品名称	数量
1. 托盘	1 个	5. 50 ml 注射器	1 个
2. 测压管	1 个	6. 三通	1 个
3. 碘伏消毒棉签	1 包	7. 尿垫	1 个
4. 250 mL 0.9% 氯化钠注射液	1 袋		

4. 操作步骤

（1）协助患者取仰卧位，排空膀胱，暴露尿管，将尿垫垫于会阴部，消毒尿管冲洗腔接头。

（2）50 mL 注射器抽取 25 mL 生理盐水，连接三通与测压管（图 12-4-2）。

（3）注射器、测压管、尿管冲洗腔接头用三通相接，将监测零点置于腋中线水平，测压管垂直于腋中线平面。

（4）夹闭尿管集尿器，向膀胱内缓慢注入生理盐水（≤ 25 mL）。

（5）30 s ~ 60 s 后，将三通调节至膀胱与测压管相通，患者呼气末读数。

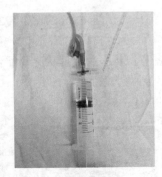

图 12-4-2

（6）将测压装置与尿管冲洗腔断开，打开尿管。

（7）整理床单位及用物。

（8）洗手，记录数值。

5. 注意事项

（1）严格无菌操作，防止交叉感染。

（2）患者呼吸困难、咳嗽、烦躁可引起腹腔内压力增高，影响测量值，测量时尽量保持患者安静。

（3）推注液体速度不宜过快，以免引起膀胱收缩，影响测量值。

（4）应用机械通气的患者，需考虑呼气末正压（PEEP）对腹腔压力的影响；

（5）腹内高压严重程度分为 4 级：Ⅰ级腹内压 12 ~ 15 mmHg；Ⅱ级腹内压 16 ~ 20 mmHg；Ⅲ级腹内压 21 ~ 25 mmHg；Ⅳ级腹内压 > 25 mmHg。

第五节　血栓预防

ICU 患者是发生深静脉血栓形成 (Deep vein thrombosis, DVT) 的高危人群。物理预防可有效降低 DVT 的发病率。物理预防措施主要包括抗血栓梯度压力袜（抗血栓袜）、间歇充气加压泵和足底静脉泵等。

一、抗血栓袜的使用

抗血栓袜是通过在足踝部位建立最高支撑压力，促进下肢静脉血液回流，使腿部至心脏方向的压力逐渐递减，从而起到减少血液淤滞作用的一种医用弹力袜。按长度分为膝长型、腿长型及连腰型。

1. 目的

（1）促进下肢静脉回流；

（2）减轻下肢肿胀；

（3）预防大手术及长期卧床患者的下肢深静脉血栓形成。

2. 准备（图 12-5-1、表 12-5-1）

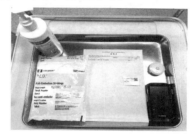

图 12-5-1

表 12-5-1

物品名称	数量	物品名称	数量
1. 抗血栓袜	1 双	4. 托盘	1 个
2. 软尺	1 卷	5. 手消液	1 瓶
3. PDA	1 台		

3. 操作步骤

（1）协助患者取平卧或半卧位，测量腿围及腿长度。

①取软尺测量 5 个部位尺寸，即足踝最小周长（cB）（图 12-5-2）、小腿最大周长（cC）（图 12-5-3）、大腿最长周长（cG）

（图 12-5-4），足底至膝下垂直的长度（ID）、足底至臀下垂
直的长度（IG）。

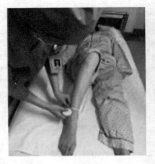

图 12-5-2　　　　　　图 12-5-3

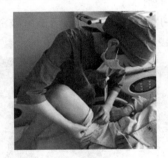

图 12-5-4

②选择型号。

③根据测量尺寸选择合适的抗血栓袜（表 12-5-2），抗血
栓袜的压力范围宜 15 ~ 21 mmHg。

表 12-5-2

测量位置 (cm)	小号 (S)	中号 (M)	大号 (L)	特大号 (XL)
cB	19 ~ 22	22 ~ 24	24 ~ 26	26 ~ 29
cC	30 ~ 35	34 ~ 38	37 ~ 41	40 ~ 45
cG	44 ~ 49	49 ~ 54	53 ~ 58	57 ~ 64
ID	36 ~ 46	40 ~ 50		
IG	65 ~ 75	73 ~ 83		

④此操作以腿长型一级抗血栓梯度压力袜为例。

（2）检查抗血栓袜的日期及型号，取出袜子并检查有无破损。

（3）操作者协助患者穿戴抗血栓袜。

①将袜子外翻至脚后跟部，两手拇指撑开袜子，穿至脚后跟部位并做调整；向上翻转袜筒，拇指在内、四指朝外撑开袜筒，逐步以"Z"字型向上提拉（图 12-5-5、图 12-5-6）。

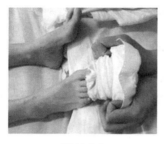 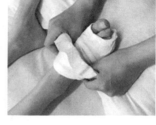

图 12-5-5　　　　　　　　　图 12-5-6

②将整个袜筒向上拉伸至大腿根部，三角缓冲带应保持于大腿内侧（图 12-5-7）。

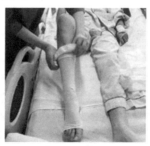

图 12-5-7

（4）穿好后，检查是否穿戴平整（足跟及大腿内侧位置正确）。另一只袜子以同样的方式穿戴。

（5）协助取舒适卧位。

（6）整理用物，洗手。

4. 注意事项

（1）佩戴抗血栓袜的最佳时间是在早上起床未下地之前，在佩戴压力袜前，患者取平卧位，抬高腿部30°（高于心脏水平）5～10分钟，以减轻下肢血液淤滞；

（2）宜白天、夜间均穿戴，直到活动量恢复到疾病前水平；

（3）应每天脱下抗血栓袜，进行皮肤、肢体的评估，出现皮肤过敏、损伤等症状，应立即脱去抗血栓袜，并对症处理；

（4）若出现下肢肿胀、疼痛、皮温凉、足背动脉搏动减弱或消失等情况，应立即脱去抗血栓袜，评估下肢血液循环情况，测量腿围，并告知医师；

（5）抗血栓袜在踝部、膝部和大腿根部等部位有褶皱时，应及时抚平；

（6）抗血栓袜磨损或破损时，应及时更换；

（7）使用膝长型抗血栓袜时不应过度上拉至膝盖以上。

二、间歇充气加压泵的使用

间歇充气加压泵是一种利用加压泵对气囊进行循环充气和放气，对肢体间断施加压力，促使加压肢体被动收缩，促进静脉血液回流，起到预防静脉血栓栓塞的装置。

1. 准备（图 12-5-8、表 12-5-3）

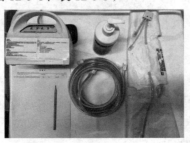

图 12-5-8

表 12-5-3

物品名称	数量	物品名称	数量
1. 主机	1 台	3. 连接管	1 套
2. 腿套（腿长型、膝长型）	1 套	4. 手消液	1 瓶

2. 操作步骤

（1）将主机固定在床尾，连接电源。

（2）测量腿围，腿长型腿套需要测量大腿最宽位置的周长（膝长型测量小腿的最宽位置）（图 12-5-9）。

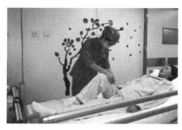

图 12-5-9

（3）根据测量结果选择正确的腿套型号：腿长型＜ 21 英寸（53.3 cm）为中号，21 ~ 26 英寸（66.0 cm）为大号；膝长型＜ 22 英寸（55.9 cm）为小号，22 ~ 28 英寸（71.1 cm）为中号。

（4）将腿套自肢体远心端开始向近心端包裹好，再粘贴好进行固定，保持平整。

（5）调整确定患者腿和腿套之间留出 2 指的空间（图 12-5-10）。

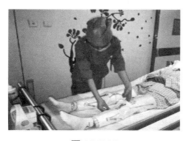

图 12-5-10

（6）将腿套上的连接管与主机连接。

（7）按下开机按钮，开始运转工作。

3. 注意事项

（1）使用过程中要注意腿套上充气管保持在腿套外表面；

（2）应观察病情变化，如出现肢体疼痛、皮肤颜色变化、皮温凉、足背动脉搏动减弱或消失，以及气促、呼吸困难、胸闷、晕厥等症状时，应立即停用，并报告医师进行相应处理；

（3）宽度和松紧度适宜，松紧度以能放进一个手指伸入缠绕的圈内为宜；

（4）包扎时应从肢体远端开始，逐渐向上缠绕。

（5）应对患者做好下列健康教育：

①不可自行移除腿套或随意调节装置；

②不宜过度翻身和活动，翻身时注意保护连接管，避免扭曲、折叠或受压；

③若出现腿部疼痛、麻木、气促、呼吸困难等症状，应立即告知医护人员。

4. 禁忌证

腿部大面积水肿、畸形、严重动脉硬化、缺血、炎症或严重的静脉炎、局部皮肤溃疡、近期皮肤移植者禁用。

第十三章

人文关怀

人文关怀指与重要的他人建立联系并为其提供的关心、帮助和照顾等。人人都需要关怀，患者需要关怀，作为患者的照护者，医护也同样需要人文关怀。享受人文关怀的护士传递给患者的人文关怀是有温度的、有温情的。人文关怀是患者基本且重要的需求，是优质护理服务的重要内涵。人文关怀的缺失会直接影响到患者精神和心理健康，甚至引发医患纠纷与事故，降低医疗服务质量与患者满意度。实施人文关怀护理服务有助于改善 ICU 患者及家属体验，促进医患关系和谐。

第一节　护理人员的人文关怀

一、概述

重症监护病房（intensive care unit，ICU）作为各医院的高风险科室，具有危重患者密集、病死率高、医疗仪器集中、环境嘈杂、工作劳动强等特点。护士经常需要处理突发危急情况，超负荷的工作强度及高风险性使护士很容易产生职业倦怠。护理人员的人文关怀体现在关爱护士、尊重护士。人文关怀能充分调动护士的工作积极性，有效提高护理人员的工作效率，增强护理人员的职业认同感，提高护士留职意愿，降低护士离职率，也对患者的护理质量有着重要影响。

二、ICU护理人员关怀的措施

1. 制订医院护理人文关怀发展规划与年度计划包括目标、措施、考核与保障机制

定期对护理人文关怀工作进行总结、分析、持续改进。制订护理人文关怀专项管理制度，在各项护理管理制度、规范、流程中充分体现人文关怀，对不合时宜的制度及时进行修订。

2. 合理配备护理人员资源，配备机动护士，减少护士工作强度，同时加强职业精神教育，提升其职业认同感

3. 加强沟通，建立护士沟通本

利用业务学习时间定期征求护士对科室管理、工作环境等方面的建议及意见，将其记录在护士沟通本上，及时向上级反映并根据科室具体情况整改。引导护士做正确的职业生涯规划，拓宽知识方向，增加工作愉悦感。通过不定期开展护士座谈会，肯定高年资护士对科室工作的贡献，商讨科室工作改进的方法。引导中青年护士在专业方面有定向发展。对低年资护士提供必要的帮助，主要是关心其生活和学习情况。

4. 建立人性化排班模式

ICU护士在工作中面临不断更新的先进设备及治疗手段，患者病情的不可预知性等都会对护士造成很大的心理负担。因此在条件允许的情况下，按照老中青的年资搭配，考虑护士的个人意愿，形成固定人员，固定管床的排班方式。建立护士排班意愿记录本，护理人员提前将自己的排班意愿写在记录本上，护士长在保证安全值班的前提下兼顾护士个人需求，使其感受到集体的关怀、认可和尊重。建立注重护士体验的排班制度，增加对值夜班护士的人文关怀，落实人文关怀理念，提高护士对夜班的满意度。

5. 规范人文关怀环境，创建支持性工作环境

和谐、安全的工作氛围可使护士在工作中更加合理地表达情绪，有效提升自我情绪的管理能力，降低职业倦怠感。加强护理文化建设，定期开展不同形式的团队建设活动，营造和谐氛围，增强团队凝聚力。通过建立领导、同事支持系统，增进同事间的互相帮助、分享和支持，使护士感受到工作中的温情。

6. 护理人文关怀质量督导

护理管理者可通过现场查看、询问患者、询问护士、查看记录等方式了解人文关怀措施落实情况，每年进行护士职业满意度调查，通过座谈会了解护士关怀感知。

第二节 ICU 患者人文关怀

一、概述

重症监护病房（ICU）由于其管理的封闭性及患者疾病的严重性，患者普遍存在恐惧和焦虑。实施人文关怀护理服务有助于改善 ICU 患者及家属体验，促进医患关系和谐，让患者更好地渡过疾病危险期，为以后的康复奠定良好的基础。

二、入住 ICU 前人文关怀

1. 真诚接待，主动介绍

向患者及其家属介绍 ICU 环境及探视制度，对于无法进行语言沟通的患者，可以采用非语言交流方式，同时告知患者家属需准备的生活物品及 ICU 的各项护理工作等。

2. 有效沟通，了解需求

倾听患者及家属对于入住 ICU 的需求与担忧，了解患者的生活习惯与个人喜好，鼓励患者及家属提出想法，并在职业允许的范围内尊重患者个性化需求。

三、ICU 住院期间人文关怀

1. 提供人性化环境

（1）病区干净整洁，病房光线柔和；维持 ICU 室温 22～24℃，保持湿度 50%～60%。

（2）墙壁上可张贴温馨宁静的壁画或令人安心、鼓励等标语。

（3）及时关闭或移走患者床边未用的仪器，减少听觉、视觉对患者的不良刺激。

2. 主动沟通，了解需求，与患者建立关怀性关系

（1）主动问候清醒患者，礼貌称呼，向患者介绍自己的身份与职责。

（2）昏迷患者，每日轻声呼唤患者姓名；对于深度镇静患者宜实施每日唤醒，轻声呼唤患者姓名，轻拍患者肩部。

（3）协助满足患者生活需求，及时满足合理需求。

3. 尊重患者尊严与隐私

（1）不在患者面前谈论影响自尊的话题，不与无关人员谈论患者的病情，不在床旁汇报患者病情的不利变化。

（2）神志清醒的患者要尊重其知情权，执行各项操作前介绍方法、目的，取得配合。

（3）保护患者隐私，在进行需要身体暴露的操作时，用隔帘或屏风遮挡，减少身体暴露时间和范围，避免无关人员在场。

4. 舒适护理

减轻患者口渴、疼痛不适，保持舒适体位，促进休息与睡眠。

5. 人文探视

固定探视时间，护士长有计划地与家属进行沟通交流，征求对护理工作的意见。责任护士在家属探视期间全程陪同，主动详细介绍患者基本情况（如生命体征、睡眠、饮食、血糖、出入量、基础护理落实情况等），主动疏导家属和患者，耐心询问患者的感受，现场解答家属的疑问，并指导家属和患者的有效沟通。对于气管插管或气管切开的患者，指导双方通过图片、文字等非语言方式交流。对于昏迷的患者，鼓励家属利用电话与患者进行交流。

6. 评估患者心理社会状态，提供心理社会支持系统

7. 评估人文关怀有效性，保持人文关怀的连续性

四、离开 ICU 患者人文关怀

1. 做好转出前准备

转出前征集患者对 ICU 护理工作的满意度及建议，进一步改进工作；耐心解答患者和家属对于疾病治疗护理和生活照护的相关问题，向患者及家属讲解患者即将转往科室的情况。

2. 患者转运

由医护陪同护送患者至转科病房。告知病房护士患者的病情、身心状况、情绪反应等。

3. 转出后回访

进行电话或现场等形式的回访，给予关心并提供相应的健康指导与帮助。

4. 患者离世后

对离世患者及时进行尸体料理，维护其尊严，对家属进行安抚。

参考文献

［1］中华医学会心电生理和起搏分会，中国医师协会心律学专业委员会. 2020 室性心律失常中国专家共识（2016 共识升级版）[J]. 中华心律失常学杂志, 2020, 24 (3): 188-258.

［2］中华医学会心电生理和起搏分会，中国医师协会心律学专业委员会. 室上性心动过速诊断及治疗中国专家共识 (2021)[J]. 中华心律失常学杂志, 2022, 26(3): 202-262.

［3］中华医学会心电生理和起搏分会，中国医师协会心律学专业委员会. 心动过缓和传导异常患者的评估与管理中国专家共识 2020[J]. 中华心律失常学杂志, 2021, 25(3):185-211.

［4］北京医师协会呼吸内科专科医师分会咯血诊治专家共识编写组. 咯血诊治专家共识 [J]. 中国呼吸与危重监护杂志, 2020, 19(1):1-11.

［5］Van den Berghe G, Wilmer A, Hermans G, et al. Intensive insulin therapy in the medical ICU[J]. N Engl J Med, 2006, 354(5):449-461.

［6］中国医师协会内分泌代谢科医师分会，中国住院患者血糖管理专家组. 中国住院患者血糖管理专家共识 [J]. 中华内分泌代谢杂志, 2017, 33(1):1-10.

［7］Wu Z, Liu J, Zhang D, et al. Expert consensus on the glycemic management of critically ill patients[J]. J Intensive Med, 2022, 2(3):131-145.

［8］Matthay MA, Arabi Y, Arroliga AC. A New Global Definition of Acute Respiratory Distress Syndrome[J]. Am J Respir Crit

Care Med, 2024, 209(1):37-47.

［9］Grasselli G, Calfee CS, Camporota L. European Society of Intensive Care Medicine Taskforce on ARDS. ESICM guidelines on acute respiratory distress syndrome: definition, phenotyping and respiratory support strategies[J]. Intensive Care Med, 2023, 49(7):727-759.

［10］慢性阻塞性肺疾病急性加重诊治专家组 . 慢性阻塞性肺疾病急性加重诊治中国专家共识 (2023 年修订版)[J]. 国际呼吸杂志 , 2023, 43(2):132-149.

［11］中华医学会呼吸病学分会哮喘学组 . 支气管哮喘防治指南 (2020 年版)[J]. 中华结核和呼吸杂志 , 2020, 43(12):1023-1048.

［12］中华医学会重症医学分会 . 中国成人 ICU 镇痛和镇静治疗指南 [J]. 中华危重病急救医学 , 2018, 30(6): 497-514.

［13］Devlin JW, Skrobik Y, Gélinas C, et al. Clinical Practice Guidelines for the Prevention and Management of Pain, Agitation/Sedation, Delirium, Immobility, and Sleep Disruption in Adult Patients in the ICU[J]. Crit Care Med, 2018, 46(9):e825-e873.

［14］中华医学会呼吸病学分会感染学组 . 中国成人医院获得性肺炎与呼吸机相关性肺炎诊断和治疗指南 (2018 年版) [J]. 中华结核和呼吸杂志 , 2018, 41(4) : 255-280.

［15］中华医学会呼吸病学分会呼吸危重症医学学组 , 中国医师协会呼吸医师分会危重症医学工作委员会 . 成人经鼻高流量湿化氧疗临床规范应用专家共识 [J]. 中华结核和呼吸杂志 , 2019, 42(2):83-91.

［16］急诊氧气治疗专家共识组 . 急诊氧气治疗专家共识 [J]. 中华急诊医学杂志 , 2018, 27(4):355-360.

［17］Singh G, Cao M. Noninvasive ventilator devices and modes

[J]. Sleep Med Clin, 2020, 15(4):545-555.

[18] Masip J. Non-invasive ventilation [J]. Heart Fail Rev, 2007, 12(2):119-124.

[19] McCurdy BR. Noninvasive positive pressure ventilation for acute respiratory failure patients with chronic obstructive pulmonary disease (COPD): an evidence-based analysis [J]. Ont health technol assess ser, 2012, 12(8):1-102.

[20] 杨庆云 , 吴佳梦 , 胡兴硕 , 等 . 呼吸危重症患者机械通气模式及参数选择 [J] . 中华结核和呼吸杂志 , 2023, 46(9): 941-945.

[21] Al-Hegelan M, MacIntyre NR. Novel modes of mechanical ventilation [J]. Semin Respir Crit Care Med, 2013, 34(4):499-507.

[22] Walter JM, Corbridge TC, Singer BD. Invasive mechanical ventilation [J]. South Med J, 2018, 111(12):746-753.

[23] Henderson WR, Chen L, Amato MBP, et al. Fifty years of research in ARDS. Respiratory Mechanics in Acute Respiratory Distress Syndrome [J]. Am J Respir Crit Care Med, 2017, 196(7):822-833.

[24] 中华医学会重症医学分会重症呼吸学组 . 急性呼吸窘迫综合征患者俯卧位通气治疗规范化流程 [J]. 中华内科杂志 , 2020, 59(10):781-787.

[25] 中华护理学会内科专业委员会 . 成人急性呼吸窘迫综合征患者清醒俯卧位护理专家共识 [J]. 中华护理杂志 , 2023, 58(15):1797-1801.

[26] 孙秀梅 , 周建新 . 食道压和跨肺压监测 [J]. 中华危重病急救医学 , 2018, 30(3):280-283.

[27] Yoshida T, Brochard L. Ten tips to facilitate understanding and clinical use of esophageal pressure manometry [J].

呼吸重症监护工作手册

Intensive Care Med, 2018, 44(2):220-222.

［28］急诊呼气末二氧化碳监测专家共识组 . 急诊呼气末二氧化碳监测专家共识 [J] . 中华急诊医学杂志 , 2017, 26 (5): 507-511.

［29］张丽利 , 于学忠 , 徐军 , 等 . 呼气末二氧化碳监测技术在无效腔分析中的应用 : 从基础到临床 [J]. 中国呼吸与危重监护杂志 , 2021, 20(8):602-608.

［30］Ward KR, Yeally DM. End-tidal carbon dioxide monitoring in emergency medicine, Part 2: Clinical applications [J]. Acad Emerg Med, 1998, 5(6):637-646.

［31］Dres M, Dubé B-P , Goligher E, et al. Useful-ness of parasternal intercostal muscle ultrasound during weaning from mechanical ventilation [J]. Anesthesiology, 2020, 132(5):1114-1125.

［32］Sarwal A, Parry SM, Berry MJ, et al. Inter-observer reliability of quantitative muscle sonographic analysis in the critically Ill population [J]. J Ultrasound Med, 2015, 34(7):1191-200.

［33］Nakanishi N, Oto J, Ueno Y, et al. Change in diaphragm and intercostal muscle thickness in mechanically ventilated patients: a prospective observational ultrasonography study [J]. J Intensive Care, 2019, 7:56.

［34］杨庆云 , 胡兴硕 , 解立新 .ICU 可视化动态评估心肺功能新技术 : 电阻抗断层成像 [J]. 国际呼吸杂志 , 2023, 43(1): 15-20.

［35］王禹娴 , 钟鸣 . 电阻抗断层成像技术监测肺血流的临床应用 [J] . 中华医学杂志 , 2022, 102(36): 2828-2833.

［36］何怀武 , 隆云 , 池熠 , 等 . 床旁高渗盐水造影肺灌注电阻抗断层成像的技术规范与临床应用 [J] . 中华医学杂志 ,

参考文献

2021, 101(15): 1097-1101.

[37] Katarzyna K, Irene van D, Shawniqua W, et al. The future of intensive care: delirium should no longer be an issue[J]. Crit Care Med, 2022, 26(1):200.

[38] Jakob SM, Ruokonen E, Grounds RM, et al. Dexmedetomidine vs midazolam or propofol for sedation during prolonged mechanical ventilation: two randomized controlled trials[J]. Jama, 2012, 307(11): 1151-1160.

[39] Patel SB, Poston JT, Pohlman A, et al. Rapidly reversible, sedation-related delirium versus persistent delirium in the intensive care unit[J]. Am J Respir Crit Care Med, 2014, 189(6): 658-665.

[40] Balas MC, Burke WJ, Gannon D, et al. Implementing the awakening and breathing coordination, delirium monitoring/management, and early exercise/mobility bundle into everyday care: opportunities, challenges, and lessons learned for implementing the ICU Pain, Agitation, and Delirium Guidelines[J]. Crit Care Med, 2013, 41: S116-127.

[41] Morandi A, Brummel NE, Ely EW. Sedation, delirium and mechanical ventilation: the 'ABCDE' approach[J]. Curr Opin Crit Care, 2011, 17(1): 43-49.

[42] Morandi A, Piva S, Ely EW, et al. Worldwide Survey of the "Assessing Pain, Both Spontaneous Awakening and Breathing Trials, Choice of Drugs, Delirium Monitoring/Management, Early Exercise/Mobility, and Family Empowerment" (ABCDEF)Bundle[J]. Crit Care Med, 2017, 45(11): e1111-e1122.

[43] Vasilevskis EE, Ely EW, Speroff T, et al. Reducing iatrogenic risks: ICU acquired delirium and weakness-Crossing the

quality chasm[J]. Chest, 2010, 138(5): 1224-1233.

［44］ Schweickert WD, Pohlman MC, Pohlman AS, et al. Early physical and occupational therapy in mechanically ventilated, critically ill patients: a randomized controlled trial[J]. Lancet, 2009, 373(9678): 1874-1782.

［45］ 陈利芬, 卫建宁, 屈盈莹, 等. 经外周静脉穿刺中心静脉置管操作技术专家共识 [J]. 现代临床护理, 2023, 22(2):1-9.

［46］ 中国腹腔重症协作组. 重症患者腹内高压监测与管理专家共识 (2020 版)[J]. 中华消化外科杂志, 2020, 19(10):1030-1037.

［47］ Gigengack RK, Cleffken BI, Loer SA. Advances in airway management and mechanical ventilation in inhalation injury[J].Curr Opin Anaesthesiol, 2020, 33(6):774-780.

［48］ 汪晖, 曾铁英, 吴欣娟, 等. 重型危重型新型冠状病毒肺炎患者整体护理专家共识 [J]. 中华护理杂志, 2020, 55(03):337-342.

［49］ Sean Boyd, Kai Sheng Loh, Jessie Lynch, et al. Elevated Rates of Ventilator-Associated Pneumonia and COVID-19 Associated Pulmonary Aspergillosis in Critically Ill Patients with SARS-CoV2 Infection in the Second Wave: A Retrospective Chart Review[J].Antibiotics (Basel), 2022, 11(5):632.

［50］ Victoria Team, Angela Jones, Helena Teede, et al. Pressure Injury Surveillance and Prevention in Australia: Monash Partners Capacity Building Framework[J].Front Public Health, 2021, 9:634-669.

［51］ 孟鑫, 孙龙凤, 张晓春, 等. 中华护理学会《老年人误吸的预防》团体标准解读 [J]. 中国护理管理, 2023,

参考文献

23(11):1642-1646.

［52］植艳茹，李海燕，陆清声.住院患者静脉血栓栓塞症预防护理与管理专家共识 [J]. 解放军护理杂志，2021，38(6):17-21.

［53］顾梦倩，赵燕燕，陈圣枝，等.2019 年版国际《压力性损伤的预防与治疗：临床实践指南》解读 [J]. 河北医科大学学报，2021，42(5):497-500.

［54］汤铂，陈文劲，蒋丽丹，等.重症后管理专家共识 [J]. 中华内科杂志，2023，62(5):480-493.

［55］中国生命关怀协会人文护理专业委员会.医院护理人文关怀实践规范专家共识 [J]. 中华医院管理杂志，2021，37(10):843-847.

［56］许娟，莫蓓蓉，胡玉娜，等.重症监护病房成人患者护理人文关怀专家共识 [J]. 护理学杂志，2022，37(18):1-4.

附　录

附录 1　RICU 常用评分系统

附表 1-1　急性生理和慢性健康 Ⅱ 评分（APACHE Ⅱ）评分

A. 年龄	≤44 □0;	45~54 □2;	55~64 □3;	65~74 □5;	≥5	A 计分
B. 有严重器官系统功能不全或免疫损害	非手术或择期手术术后 □2;　不能手术或急诊手术术后 □5;　无上述情况 □0					B 计分

GCS 评分	6	5	4	3	2	1
1. 睁眼反应			□自动睁眼	□呼唤睁眼	□刺痛睁眼	□不能睁眼
2. 语言反应		□回答切题	□回答不切题	□答非所问	□只能发音	□不能言语
3. 运动反应	□按吩咐动作	□刺痛能定位	□刺痛能躲避	□刺痛肢体屈曲	□刺痛肢体伸展	□不能活动

GCS 积分 = 1+2+3

C. 积分 = 15-GCS

D. 生理指标	+4	+3	+2	+1	0 (分值)	+1	+2	+3	+4	D 计分
1. 体温（腋下℃）	≥41	39~40.9		38.5~38.9	36~38.4	34~35.9	32~33.9	30~31.9	≤29.9	
2. 平均血压（mmHg）	≥160	130~159	110~129		70~109		50~69		≤49	
3. 心率（次/min）	≥180	140~179	110~139		70~109		55~69	40~54	≤39	
4. 呼吸频率（次/min）	≥50	35~49		25~34	12~24	10~11	6~9		≤5	
5. PaO_2（mmHg）$FiO_2<50\%$　$A\text{-}aDO_2$（$FiO_2>50\%$）	≥500	350~499	200~349		>70　<200	61~70		55~60	<55	
6. 动脉血 PH	≥7.7	7.6~7.69		7.5~7.59	7.33~7.49		7.25~7.32	7.15~7.24	<7.15	
血清 HCO_3（mmol/L）（无血气时用）	≥52	41~51.9	32~40.9		23~31.9		.18~21.9	15~17.9	<15	
7. 血清 Na（mmol/L）	≥180	160~179	155~159	150~154	130~149		120~129	111~119	≤110	
8. 血清 K（mmol/L）	≥7	6~6.9		5.5~5.9	3.5~5.4	3~3.4	2.5~2.9		<2.5	

A. 年龄	≤44 □ 0;	45~54 □ 2;	55~64 □ 3;	65~74 □ 5;			A计分	
B. 有严重器官系统功能不全或免疫损害	非手术或择期手术后 □ 2; 不能手术或急诊手术后 □ 5; 无上述情况 □ 0						B计分	
9. 血清肌酐（mg/dL）	≥3.5	2~3.4	1.5~1.9	0.6~1.4	<0.6			
10. 血球压积（%）	≥60	50~59.9	46~49.9	30~45.9	20~29.9	<20		
11. WBC（×10⁹）	≥40	20~39.9	15~19.9	3~14.9	1~2.9	<1		
D. 积分								
APACHE II 总积分 =A+B+C+D								

注：1. 数据采集应为患者入 ICU 或抢救开始后 24 h 内最差值。

2. B 项中"不能手术"应理解为由于患者病情危重而不接受手术治疗者。

3. 严重器官功能不全应包括以下方面。①心：心功能Ⅳ级；②肺：慢性缺氧，阻塞性或限制性通气障碍，运动耐力差；③肾：慢性透析者；④肝：肝硬化，门脉高压，有上消化道出血史，肝昏迷，肝功能衰竭史。

4. 免疫损害者：如接受放疗、化疗，长期或大量激素治疗，有白血病、淋巴瘤、艾滋病等。

5. D 项中的血压值应为平均动脉压 =（收缩压 +2× 舒张压）/3，若有直接动脉压监测则记直接动脉压。

6. 呼吸频率应记录患者的自主呼吸频率。

7. 如果患者是急性肾功能衰竭，则血清肌酐一项分值应在原基础上加倍（×2）。

8. 血清肌酐的单位是 μmol/L 时，与 mg/dL 的对应值如下：

mg/dL	3.5	2~3.4	1.5~1.9	0.6~1.4	0.6
μmol/L	305	172~304	128~171	53~127	53

附录

479

附表 1-2　SOFA（序贯器官功能衰竭评分）评分

系统	检测项目	0	1	2	3	4	得分
呼吸	PaO_2/FiO_2（mmHg）	≥400	<400	<300	<200	<100	
	呼吸支持（是/否）				是	是	
凝血	血小板（10^9/L）	>150	101~150	51~100	21~50	<21	
肝	胆红素（μmol/L）	<20	20~32	33~101	102~204	>204	
循环	平均动脉压（mmHg）	≥70	<70				
	多巴胺剂量［μg/（kg·min）］			≤5 或	5.1~15 或	>15 或	
	肾上腺素剂量［μg/（kg·min）］				≤0.1 或	>0.1 或	
	去甲肾上腺素剂量［μg/（kg·min）］				≤0.1	>0.1	
	多巴酚丁胺（是/否）			是			
神经	GCS 评分	15	13~14	10~12	6~9	<6	
肾脏	肌酐（μmol/L）	<110	110~170	171~299	300~440	>440	
	24 小时尿量（mL/24 h）				201~500	<200	

备注：1. 每日评估时应采取每日最差值；2. 分数越高，预后越差。

附表 1-3　危重症营养状态（NUTRIC）评分

指标	参考范围	评分值
年龄（岁）	< 50	0
	50 ~ 74	1
	≥ 75	2
APACHEII 评分（分）	< 15	0
	15 ~ 19	1
	20 ~ 27	2
	≥ 28	3
SOFA 评分（分）	< 6	0
	6 ~ 9	1
	≥ 10	2
引发器官功能不全（个）	0 ~ 1	0
	≥ 2	1
入住 ICU 前住院时间（d）	< 1	0
	≥ 1	1
IL-6（改良版不含）（ng/L）	< 400	0
	≥ 400	1

计算总分：NUTRIC 评分 ≥ 6 分 / 改良版 NUTRIC 评分（不含 IL-6）≥ 5 分
定义为高营养风险

注：APACHEII 为急性生理与慢性健康评分；SOFA 为序贯器官功能障碍评分；IL-6 为白细胞介素 -6

附录

附表 1-4 格拉斯哥昏迷（GCS）评分

睁眼反应	得分	言语反应	得分	运动反应	得分
正常睁眼	4	回答正确	5	按吩咐动作	6
呼唤睁眼	3	回答错误	4	对疼痛刺激能定位	5
刺痛睁眼	2	言语错乱	3	对刺痛有躲避反应	4
无睁眼	1	含糊不清	2	刺痛时肢体屈曲（去皮层状态）	3
无法睁眼	C	无反应	1	刺痛时肢体过伸（去脑状态）	2
		气管插管（closed）/切开无法发音（tube）	T	无反应	1

注：GCS 评分 = 睁眼反应 + 言语反应 + 运动反应。

气管插管 / 切开无言者 GCS 评分 = 睁眼反应 + 运动反应 +T。

意义：GCS 评分越低，昏迷程度越重，致残率和死亡率越高。

附表 1-5 Richmond 躁动 - 镇静评分（RASS）

得分	术语	描述
+4	攻击行为	明显的好战暴力行为，对工作人员构成直接危险
+3	非常躁动不安	抓或拔出各种引流或导管，具有攻击性
+2	躁动不安	频繁的无目的的动作，与呼吸机抵抗
+1	烦躁不安	焦虑不安，但动作不是猛烈的攻击
0	清醒且平静	

得分	术语	描述
-1	昏昏欲睡	不能完全清醒，但声音刺激能够叫醒并维持觉醒状态（睁眼，眼睛接触≥10 s）
-2	轻度镇静状态	声音能够叫醒并有短暂眼睛接触（<10 s）
-3	中度镇静状态	声音刺激后有反应或睁眼（无眼睛接触）
-4	深度镇静状态	对声音刺激无反应，但对身体刺激有反应或睁眼
-5	不可唤醒	对身体刺激无反应

附表 1-6 镇静-躁动评分（SAS）

分值	分级	描述
7	危险躁动	拉拽气管内插管，试图拔除各种导管，翻越床栏，攻击医护人员，在床上辗转挣扎
6	非常躁动	需要保护性束缚并反复语言提示劝阻，咬气管插管
5	躁动	焦虑或身体躁动，经言语提示劝阻可安静
4	安静合作	容易唤醒，服从指令
3	镇静	嗜睡，语言刺激或轻轻摇动可唤醒并能从简单指令，但又迅速入睡
2	非常镇静	对躯体刺激有反应，不能交流及服从指令，有自主运动
1	不能唤醒	对恶性刺激无或有轻微反应，不能交流及服从指令

镇静目标：对于器官功能相对稳定、恢复期的患者，应给予浅镇静（RASS -2~1分，SAS 3~4分）；对以下情况宜给予较深程度镇静（RASS -3~-4分，SAS 2分）以保护器官功能。①机械通气人机严重不协调；②严重急性呼吸窘迫综合征（ARDS）早期短疗程神经-肌肉阻滞剂，俯卧位通气、肺复张等治疗时作为基础；③严重颅脑损伤有颅内高压；④癫痫持续状态；⑤需严格制动者；⑥需要应用神经-肌肉阻滞剂治疗的情况，都必须以无的深度镇痛镇静（RASS -5分，SAS 1分）为基础。

附录

附表 1-7　ICU 患者意识紊乱评估法（CAM-ICU）

特征 1：意识状态的急性改变或反复波动，1A 或 1B 回答是为阳性	阳性	阴性
IA 与基线情况相比，患者的意识状态是否不同 1B 在过去的 24 h 内，患者的意识状态是否有任何波动（表现为 RASS 量表，GCS 或既往谵妄评估得分的波动）	是	否
特征 2：注意缺损，2A 或 2B 的得分＜ 8 分为阳性。先作 ASE 字母法，如不能作字母法检查，但得分是明确的，记录该得分，进行特征 3 的检查；假如患者不能作字母法检查，或得分不明确，就作 ASE 图片法，并作为本特征的得分	阳性	阴性
2AASE 字母法，记录得分（如未测试，标 NT）【我们使用的是读数字吧】指导语，跟患者说："我要给你读 10 个字母，任何时候当你听到字母 A，捏一下我的手表示。"然后用正常的语调朗读下列字母 SAVEAHAART，评分方面，如读到字母 A 患者没有捏，或读到其他字母患者作出捏的动作为错误 2BASE 图片法，记录得分（如没有测试，标上 NT），指导语在图片部分注明	得分（总分 10 分）	
特征 3：思维紊乱，如果 3A+3B 总分 <4 分为阳性	阳性	阴性
3A 是非题（回答是或不是（1）问题（问题分 A、B 两套，连续测试时交替使用） A 组 1. 石头是否浮在水面上？ 2. 海里是否有鱼？ 3.1 斤是否比 2 斤重？ 4. 是否能用榔头钉钉子？ B 组 1. 树叶是否能浮在水面上？ 2. 海里是否有大象？ 3.2 斤是否比 1 斤重？ 4. 是否能用榔头切割木头？ （2）指令：跟患者说：伸出这几个手指（检查者在患者面前伸出两根手指），现在伸出另一只手的同样手指（这次检查者不能重复手指数） 注：如患者两只手不能都动，第二个指令改为要求患者"再增加一根手指"。得分：如成功完成全部指令，得 1 分	相加总分（3A+3B，总共 5 分）	
特征 4：意识清晰度的改变。如果 RASS 的实际得分不是 0，即为阳性	阳性	阴性

注：特征 1+2+3 或 1+2+4 为阳性，即说明患者存在谵妄。

附表 1-8　Murray 肺损伤评分

1. X 线胸片评分	评分	2. 低氧血症评分（P_aO_2/FiO_2）	评分
无异常	0	> 300	0
1/4 肺区受累	1	225 ~ 299	1
1/2 肺区受累	2	175 ~ 224	2
3/4 肺区受累	3	100 ~ 174	3
全肺受累	4	< 100	4
患者该项评分		患者该项评分	
3. 呼气末正压（PEEP）	**评分**	**4. 顺应性**	**评分**
< 5 cmH$_2$O	0	> 80 mL/cmH$_2$O	0
6 ~ 8 cmH$_2$O	1	60 ~ 79 mL/cmH$_2$O	1
9 ~ 11 cmH$_2$O	2	40 ~ 59 mL/cmH$_2$O	2
12 ~ 14 cmH$_2$O	3	20 ~ 39 mL/cmH$_2$O	3
> 15 cmH$_2$O	4	< 19 mL/cmH$_2$O	4
患者该项评分		患者该项评分	

注：X 线胸片以心脏为中心，将肺野分为四个象限。顺应性的测定必须在自主呼吸基本消失（镇静 / 肌松状态下）、定容控制通气时进行。

总评分 = 各参数评分之和 / 所采用参数数目之和，最高分为 4 分，最低分为 0 分；

意义：总评分 0 为无肺损伤，0.25 ~ 2.5 分有轻微 - 中度肺损伤，2.5 分以上为严重肺损伤。

附表 1-9　KDIGO2012 年急性肾损伤（AKI）临床实践指南中的分期标准

期别	肾小球功能指标（Scr）	尿量指标
1 期	升高 ≥ 26.5 μmol/L（0.3 mg/dl）或升高 1.5 ~ 1.9 倍	< 0.5 mL（kg·h），时间 6 ~ 12 h
2 期	升高 2.0 ~ 2.9 倍	< 0.5 mL（kg·h），时间 ≥ 12 h
3 期	升高 ≥ 353.6 μmol/L（4 mg/dl），或需要启动肾脏替代治疗，或患者 < 18 岁，估计 GFR 降低到 < 35 mL/（min·1.73 m^2），或升高 ≥ 3 倍	< 0.3 mL（kg·h），时间 ≥ 24 h 或无尿 ≥ 12 h

注：1. KDIGO（Kidney Disease：Improving Global Outcomes）组织 2012 年 3 月发布了《急性肾损伤临床实践指南》，提出的 AKI 定义为 48 h 内 SCr 上升 ≥ 0.3 mg/dl（≥ 26.5 μmol/L），或 7 d 内 SCr ≥ 1.5 倍基线值，或连续 6 h 尿量 < 0.5 mL/（kg·h）。KDIGO 指南还提出了相应的分级标准，在 SCr 和尿量的分级结果不一致的情况下，应采用较严重的等级。

2. 当没有可靠的基线 SCr 数据时，可以假定估计的肾小球滤过率（eGFR）为 > 75 mL/（min·1.73 m^2），利用 MDRD 方程计算 SCr 值。

1. 体温（12 h 平均值，℃）	36 ~ 38	0 分
	38 ~ 39	1 分
	> 39 或 < 36	2 分
2. 白细胞计数（×10⁹/L）	4 ~ 11	0 分
	11 ~ 17	1 分
	< 4 或 > 17	2 分
3. 气道分泌物（24 h 吸出物性状数量）	无痰或少许	0 分
	中 ~ 大量，非脓性	1 分
	中 ~ 大量，脓性	2 分
4. 氧合指数 PaO_2/FiO_2（Kpa），或者以 250（mmHg）为界	> 33	0 分
	< 33	2 分
5. 胸部 X 线浸润影	无	0 分
	斑片状	1 分
	融合片状	2 分
6. 气道吸取物培养或痰培养	无致病菌生长	0 分
	有致病菌生长	1 分
	两次培养到同一种细菌或者革兰染色与培养一致	2 分

注：*总分 12 分，CPIS 评分 > 6 分提示病死危险性高。

附表 1-11　社区获得性肺炎 CURB-65 评分

临床指标	分值
意识障碍	1
血尿素氮 > 7 mmol/L（19 mg/L）	1
呼吸频率 ≥ 30 次 /min	1
收缩压 < 90 mmHg 或舒张压 ≤ 60 mmHg	1
年龄 ≥ 65 岁	1
总评分分值	

CURB-65 评分	死亡率（%）*	建议 #
0	0.6	低危，院外治疗
1	2.7	
2	6.8	短期住院，或密切观察下院外治疗
3	14	重症肺炎，住院或 ICU 治疗
4 或 5	27.8	

注：CURB-65= 意识障碍，血尿素氮，呼吸频率，血压和年龄。

*：数据来自于有效的研究结果。

#：与英国胸科学会指南一致，临床判断优于指南的建议。

附

录

附录 2 RICU 部分常用药物

附表 2-1 常用抗感染药物及剂量

致病原	常用药物	常规用法用量	注意事项
阴性菌	美罗培南	1～2 g q8h	肾功能不全时需要调整剂量，亚胺培南注意神经系统毒性
	亚胺培南西司他丁	0.5～1 g q8h	
	比阿培南	0.3 g q8h	
	头孢哌酮钠舒巴坦钠	3 g q8h	监测凝血功能及肝肾功能
	哌拉西林他唑巴坦	4.5 g q8h～q6h	肾功能不全时需要调整剂量
	头孢吡肟	2 g q8h	注意神经系统毒性
	头孢他啶	2 g q8h	抗铜绿假单胞菌作用较强
	头孢他啶阿维巴坦	2.5 g q8h	肾功能不全时需要调整剂量
	左氧氟沙星注射液	0.5～0.75g qd	监测心电图（QT 间期延长慎用），中枢神经系统毒性，18 岁以下禁用
	莫西沙星注射液	0.4 g qd	注意肌腱炎、周围神经病变、中枢神经系统影响，18 岁以下禁用
	替加环素	首剂 100 mg，之后 50 mg q12h；重症感染：首剂 200 mg，以后 100 mg q12h	纠正低蛋白血症，对铜绿假单胞菌和变形菌属细菌无抗菌活性
	米诺环素	口服首剂 200 mg，随后 100 mg q12h	对铜绿假单胞菌无抗菌活性，不建议 8 岁以下儿童患者使用
	奥马环素	首剂 200 mg qd，之后 100 mg qd	不建议 8 岁以下儿童患者使用
	多黏菌素 E 甲磺酸钠	静滴 2.5～5 mg/kg 分 2～4 次，雾化 25 wu q12h	每日最大不超过 5 mg/kg，监测肾功能，根据肾功能调整剂量

致病原	常用药物	常规用法用量	注意事项
阴性菌	多黏菌素 B	首剂 100 wu，此后 50 wu q12h	不建议气道给药，监测肾功能
	阿米卡星	雾化，0.2 g q12h	耳毒性和肾毒性
阳性菌	利奈唑胺注射液	0.6 g q12h	监测血小板，凝血功能，乳酸
	万古霉素	负荷剂量 20~25 mg/kg，维持剂量 15~20 mg/kg q8h~q12h，一般不超过 2.5g/剂	重症肺炎推荐谷浓度 15~20 mg/L，耳毒性和肾毒性，红人综合征
	替考拉宁	0.4 g q12h 连续 3~5 次，以后 0.4 g qd	纠正低蛋白血症，推荐谷浓度 15~30 mg/L，监测肾功能，根据肾功能调整剂量
	达托霉素	6 mg/kg qd	血流感染应用，可被肺表面活性物质灭活，对肺部感染效果差
真菌	氟康唑	负荷剂量 400 mg qd，维持剂量 200~400 mg qd。侵袭性念珠菌病，首日 800 mg，此后 400 mg qd	隐球菌病首选，可用于念珠菌属，克柔、光滑耐药。经肾排出，尿浓度高
	伊曲康唑	第 1、2 天 200 mg q12h，此后 200 mg qd，每次静滴 1 h	曲霉、念珠菌、隐球菌的二线用药
	伏立康唑	负荷剂量 第一个 24 h6 mg/kg q12h，维持剂量 4 mg/kg q12h	曲霉首选，可用于念珠菌属、足放线菌和镰刀菌属。谷浓度 1~5.5 mg/L 临床疗效时佳
	泊沙康唑	静脉及肠溶片剂 首剂 300 mg q12h，之后 300 mg qd 口服混悬液 200 mg 4 次 /d 或 400 mg q12h	混悬液同缓释片剂量不能替换
	艾沙康唑	静滴 前 48 h 内 200 mg q8h，第三天 200 mg qd	QT 间期缩短者应禁用。与 CYP3A4 抑制剂或诱导剂联合应用时会影响艾沙康唑血药浓度

致病原	常用药物	常规用法用量	注意事项
真菌	两性霉素 B 脂质体	3 ~ 5 mg/（kg.d），输注速度 1 mg/（kg.h）	毛霉、曲霉、脑隐球菌首选，也可用于肺隐球菌、念珠菌、组织胞浆菌。注意监测肾功能
	两性霉素 B 脱氧胆酸盐	初始剂量 5 mg qd，逐渐加量至 0.6 ~ 0.7 mg/（kg.d），最高不超过 1 mg/（kg.d），给药前可予地塞米松 2 ~ 5 mg 减轻不良反应	毛霉、曲霉、脑隐球菌首选，也可用于肺隐球菌、念珠菌、组织胞浆菌。注意监测肾功能
	卡泊芬净	首剂 70 mg qd，之后 50 mg qd	念珠菌属首选，曲霉和 PCP 的二线药物，不推荐用于中枢和尿路感染
耶氏肺孢子菌	复方磺胺甲噁唑片	口服 1.44 g q8h ~ 1/6h	PCP 首选，肝功能损害，结晶尿
巨细胞病毒	更昔洛韦注射液	初始 5 mg/kg q12h，维持 5 mg/kg qd	抗巨细胞病毒，监测肾功能，监测血常规（尤其是白细胞、血小板）
	缬更昔洛韦	诱导 900 mg q12h，维持 900 mg qd	抗巨细胞病毒，监测肾功能
抗结核一线药物	异烟肼	5~10 mg/kg qd 口服	肝损伤，周围神经病变（维生素 B_6 10 mg qd 可减少发生率）
	利福平	10 mg/kg qd 口服	肝损伤，尿液、汗液可变为橘红色，胃肠道反应
	吡嗪酰胺	25 mg/kg qd 口服	关节炎，高尿酸血症
	乙胺丁醇	15~25 mg/kg qd 口服	视神经炎
	链霉素	15mg/kg qd 肌注	耳毒性，肾毒性

附表 2-2 常用血管活性药物用法与用量

附表 2-2-1 血管扩张药物

血管扩张药物	作用机制	适应性	禁忌证	维持量[μg/(kg·min)]	注意事项/副作用	用法
硝酸甘油	扩张周围静脉、周围小动脉、冠状小动脉	扩冠降压		10~200 μg/min	低血压，头痛	50 mg+NS 40 mL/避光泵入 0.6 mL/h 起
硝普钠	硝基氢醌盐，扩张动静脉平滑肌	扩血管，抗心衰	伴动静脉分流或主动脉狭窄的高血压患者；孕妇	10~200 μg/min	避光/头痛，出汗，心悸	50 mg+5%GS 50 mL 避光泵入 0.6 mL/h
盐酸地尔硫草（合贝爽）	钙离子拮抗剂	抗心律失常，降压，改善心律失常	病态窦房结综合征，二或三度房室传导阻滞末安装起搏器者，严重低血压或心源性休克，急性心梗，严重充血性心衰，严重心肌病，妊娠	室上速 10 mg iv 2 min，15 min 重复；高血压 5~15 μg/(kg.min)；ACS 1~5 μg/(kg.min)	低血压，心动过缓，传导阻滞，潮红	(kg×3) mg+NS 至 50 mL 避光泵入 5 mL/h
艾司洛尔	超短效选择性 β₁ 受体阻滞剂	围术期高血压，室上性心动过速，房颤，房扑紧急控制心室率患者	过敏，心源性休克，严重周围血管疾病，支气管痉挛性哮喘	50~300	低血压，心动过缓，支气管痉挛，肺水肿	0.5 mg/kg 静 推后 原液泵入 1.8 mL/h（60 kg）

续表

血管扩张药物	作用机制	适应性	禁忌证	维持量[μg/(kg·min)]	注意事项/副作用	用法
氨茶碱	茶碱与二乙氨复盐：舒张支气管平滑肌，同接抑制组胺等介质释放，增强心肌收缩力，扩冠、轻度利尿	哮喘持续状态，急性左心衰	急性心肌梗死伴血压显著降低者	2 mL/h（24 h＜1 g）	胃肠道症状，心动过速，心律失常，血压下降，惊厥、猝死等（与剂量有关）	500 mg+GS 至 50 mL 泵入 2 mL/h
硝酸异山梨酯	扩张容量静脉；扩张外周动脉，扩张冠状动脉	急性左心衰竭，严重或不稳定心绞痛		5 mg/h	头痛，心动过速，低血压，恶心，呕吐，皮肤潮红	原液泵入 5 mL/h
单硝酸异山梨酯	扩张容量静脉；扩张外周动脉，扩张冠状动脉	冠心病长期治疗，心绞痛长期治疗及预防，与利尿剂联合治疗慢性充血性心力衰竭		20～60 mg qd	头痛，心动过速，低血压，恶心，呕吐，皮肤潮红	口服
硝苯地平	钙离子通道阻滞剂	变异性心绞痛，高血压	重度心衰，心源性休克，主动脉瓣狭窄	10～30 mg，24 h＜120 mg	低血压，心动过缓，心悸，潮红	口服
乌拉地尔	选择性阻滞 α₁ 受体	高血压急症	主动脉峡部狭窄，动静脉分流	100～400 μg/min	低血压，过敏	100 mg+NS 至 50 mL 泵入 2 mL/h 起

附表 2-2-2　升压及正性肌力药物

血管活性药物	作用机制	适应证	禁忌证	维持量 [μg/(kg·min)]	注意事项/副作用	用法
肾上腺素	α、β受体激动剂	心肺复苏、心源性休克、过敏性休克、染性休克	室性心律失常	$0.015 \sim 0.030$　β_1；$0.031 \sim 0.150$　$\alpha_1+\beta_1+\beta_2$；$0.151 \sim 0.250$　$\alpha_1+\beta_1+\beta_2$	高血压、心律失常、加重心肌缺血	（体重 kg×0.3）mg+NS 至 50 mL/ 泵入 1 mL/h 起
去甲肾上腺素	兴奋 α 受体为主	循环容量补充、辅助治疗、各种休克	药物过敏	$0.05 \sim 0.50$　α_1+少量β	严防药液外漏/心律失常、加重心肌缺血	（体重 kg×0.3）mg+NS 至 50 mL/ 泵入 1 mL/h 起
多巴胺	小剂量：激动多巴胺受体；中等剂量：大剂量；激动 β 受体；大剂量：激动 α 受体	强心升压抗休克	快速心律失常、高血压、嗜铬细胞瘤	$2 \sim 3$：多巴胺受体兴奋、利尿；$3 \sim 10$：$\beta_1+\alpha_1$；>10：α	恶心、头痛、心悸、呼吸困难、胸痛	（体重 kg×3）mg+NS 至 50 mL/ 泵入 5 mL/h 起
异丙肾上腺素	激动 β 受体	房室传导阻滞、缓慢心律失常、支气管痉挛	药物过敏、洋地黄中毒、室性心律失常、心绞痛	$0.025 \sim 0.05$　$\beta_1+\beta_2$	心动过速、心律失常、低血压	心律失　3 mg+NS 44 mL 泵入 1 mL/h
多巴酚丁胺	激动 β₁ 受体为主、弱的 β₂ 受体激动剂	强心升压抗休克	肥厚梗阻性心肌病、恶性心律失常	$2 \sim 15$　β_1	心动过速、心律失常	（体重 kg×3）mg+NS 至 50 mL/ 泵入 5 mL/h 起
米力农	III 型磷酸二酯酶抑制剂二氢吡啶类	急性心衰伴低心输出量	严重瓣膜狭窄病变及厚硬阻性心肌病	$0.25 \sim 0.75$	短时应用，长期应用增加心律失常、心肌缺血风险	负荷剂量 25～75 μg/kg iv 5～10 min，维持 0.25～0.75 μg/(kg.min)

续表

血管扩张药物	作用机制	适应性	禁忌证	维持量[μg/(kg·min)]	注意事项/副作用	用法
地高辛	洋地黄类：正性肌力	急性及慢性心力衰竭；快速心房颤、房扑控制心室率	预激综合征伴房颤，房扑；禁止与钙注射剂合用，肥厚梗阻性心肌病；缓慢心律失常；急性心肌梗死24 h内	0.125~0.25 mg qd	心律失常；胃肠道反应；精神神经症状；视觉障碍；心电图ST段"鱼钩"样改变	胃肠道 口服
去乙酰毛花苷	洋地黄类：正性肌力	急性心衰；房颤控制心室率	预激综合征伴房颤，房扑；禁止与钙注射剂合用；肥厚梗阻性心肌病；缓慢心律失常；急性心肌梗死24 h内	0.0075~0.01	心律失常；胃肠道反应；精神神经症状；视觉障碍；心电图ST段"鱼钩"样改变	胃肠道首剂0.4~0.8 mg 加入5%GS 20 mL 稀释后缓慢iv，2~4 h 可重复0.2~0.4 mg，24 h<1.0~1.2 mg
重组人脑利钠肽	降低心脏前后负荷，增加心输出量，无正性肌力作用，不增加心肌耗氧。	急性心衰	药物过敏，心源性休克，或收缩压<90 mmHg		低血压	0.5 mg+5%GS 250 mL，泵入2 mL/h
左西孟旦	钙增敏剂	急性失代偿心力衰竭	严重影响心室充盈或射血的机械性阻塞性疾病；严重重肝、肾功能异常；严重低血压；有尖端扭转性室速病史	0.05~0.2	头痛，低血压，室性心动过速	负荷量6~12 μg/kg iv 10min；维持剂量0.1 μg/(kg·min)，30 min后根据效果调整剂量0.05~0.2 μg/(kg·min)，持续24 h

附表 2-2-3　抗心律失常药物

血管扩张药物	作用机制	适应性	禁忌证	维持量 [μg/(kg·min)]	注意事项/副作用	用法
利多卡因	阻滞快钠通道, 复极加速	治疗及预防急性心肌梗死患者室性心律失常	严重房室及室内传导阻滞	1~4 mg/min	窦性心动过缓, 窦性停搏, 房室传导阻滞, 血压下降	负荷剂量50~100 mg稀释后iv3~5 min, 必要时重复1~2次
胺碘酮 (可达龙)	阻滞钾通道, 传导减慢, 复极延长, 4级延长	转复或预防房颤/房扑, 预防室早/室速/室颤, 预防阵发性室上速	窦房结功能异常, 房室传导阻滞, 双束支传导阻滞, 严重低血压, 循环衰竭, 甲状腺功能异常病史, 碘过敏	5 mL/h (1 mg/min) x6 h减至2.5 mL/h (0.5 mg/min) 维持	24 h总量<2.2 g禁用于甲亢, 碘过敏, 肺间质纤维化, QT间期延长者	150~300 mg负荷量 iv 10 min内推完或150 mg+5%GS 100 mL ivgtt 30 min; 后600 mg+5%GS 38 mL泵入5 mL/h起
阿托品	胆碱受体拮抗剂	缓慢心律失常; 肌松药拮抗剂辅助; 有机磷中毒辅助	青光眼; 前列腺增生, 高热		口干, 胃肠动力减低, 无汗, 排尿困难, 眼压升高, 视物模糊	0.5 mg皮下, 肌内或静脉注射
艾司洛尔	超短效选择性β₁受体阻滞剂	围手术期高血压, 室上性心动过速, 房颤, 房扑紧急控制心室率患者	过敏, 心源性休克, 严重周围血管疾病, 支气管痉挛性哮喘	50~300	低血压, 心动过缓, 支气管痉挛, 肺水肿	0.5 mg/kg静推后原液泵入1.8 mL/h (60 kg)

附录

续表

血管扩张药物	作用机制	适应性	禁忌证	维持量 [μg/(kg·min)]	注意事项/副作用	用法
维拉帕米	钙通道阻滞剂	阵发性室上速、控制房颤心室率			心动过速、心律失常、低血压	5~10 mg+0.9%NS 或 5%GS 20 mL 稀释后静推>2 min，15~30 min 后可重复 5~10 mg，最大剂量不超过 15 mg
异丙肾上腺素	激动 β 受体	房室传导阻滞，缓慢心律失常；支气管痉挛	药物过敏，洋地黄中毒，室性心律失常，心绞痛	0.025~0.05	$β_1+β_2$	3 mg+NS 44 mL 泵入 1 mL/h

附表 2-2-4 RICU 常用泵入药物

药物	原液浓度	用法	常用剂量	适应证/靶点	注意事项/副作用
呼吸系统					
垂体后叶素	6 U/1 mL	首剂 12~18 U 入壶后原液无稀释泵入 1 mL/h (0.1 U/min)	消化道出血 2~4 mL/h，咯血 1~2 mL/h	收缩血管，降低门静脉压和肺循环压力	影响平滑肌收缩，肠鸣音亢进，过敏
尼可刹米	375 mg/1.5 mL	1.875 g+0.9%NS 42.5 mL 泵入 5 mL/h	静注 250~500mg/次，1~2h 可重复给药	兴奋延髓呼吸中枢，提高中枢对 CO_2 敏感性，治疗各种原因所致的呼吸抑制	

药物	原液浓度	用法	常用剂量	适应证/靶点	注意事项/副作用
消化道出血 生长抑素	3 mg/支粉剂	3 mg+NS48 mL/先推4 mL，再泵入4 mL/h	250 μg/h（消化道出血）；胃静脉曲张出血）	消化道出血，重症胰腺炎，肠瘘，胰腺手术后	潮红、呕吐、低血糖、胆石症、过敏；消化道出血者疗程最多5 d
奥曲肽	0.1 mg/mL	首剂0.1 mg入壶后0.5 mg+NS至50 mL泵入2.5 mL/h	25 μg/h	消化道出血，重症胰腺炎，肠瘘，胰腺手术后	潮红、呕吐、低血糖、胆石症、过敏；消化道出血者疗程最多5 d
消化道出血 奥美拉唑	40 mg/支粉剂	80 mg+NS50 mL泵入5 mL/h起	8 mg/h	质子泵抑制剂	腹泻、腹痛、呕吐
止痛、镇静、抗癫痫 地西泮	10 mg/2 mL	原液泵入，0.2~3 mL/h起	1~6 mg/h	镇静、抗癫痫、抗惊厥	成瘾、青光眼禁用；嗜睡、幻觉、共济失调、呃逆、低血压、呼吸抑制
咪达唑仑	5 mg/5 mL	原液泵入，0.24 mL/h起	镇静0.04~0.2 mg/(kg.h)；抗癫痫0.05~0.6 mg/(kg.h)	镇静、抗癫痫、抗惊厥	成瘾、青光眼禁用；嗜睡、幻觉、共济失调、呃逆、低血压、呼吸抑制
吗啡	10 mg/1 mL	50 mg+NS45 mL泵入	1~6 mg/h	镇痛、镇静、麻醉	成瘾、青光眼禁用；嗜睡、幻觉、共济失调、呃逆、低血压、呼吸抑制

附 录

	药物	原液浓度	用法	常用剂量	适应证/靶点	注意事项/副作用
止痛、镇静、抗癫痫	芬太尼	100 μg/2 mL	200 μg+NS6 mL 泵入 1 mL/h 起	20~100 μg/h	阿片类受体结抗剂	呼吸抑制、肌肉僵直、心动过缓、成瘾
	丙泊酚	500 mg/50 mL; 400 mg/40 mL	原液泵入 1.8 mL/h 起 (60 kg)	镇静 0.3~4.8 mg/(kg.h)；抗癫痫 1.5~10 mg/(kg.h)	镇静、麻醉诱导	低血压、心动过缓、脂代谢紊乱
止痛、镇静、抗癫痫	丙戊酸钠	400 mg/支	1200 mg+NS50 mL 泵入，首次 15mg/kg 推>3 min，维持 1~2 mg/(kg.h)	1~2 mg/(kg.h)（2.5~5 mL/h）	癫痫发作	过敏、血小板减少、肝损
内环境相关	氯化钾	15%KCl 注射液 20 mL 含 KCl20 mmol	10%KCl 注射液 30 mL+0.9%NS20 mL 泵入 5 mL/h 起	根据血钾调节，最大 3 g/h，补充细胞内钾	预防、治疗低钾血症	高钾血症
	呋塞米	20 mg/2 mL	原液泵入 0.5 mL/h 起	5~40 mg/h	利尿、促进 K^+、Na^+、Cl^- 排泄	注意血电解质、适当补钾
	胰岛素	100 U/1 mL	50U+NS50 mL 泵入 1 mL/h 起	视血糖调整	ICU 患者、糖尿病酮症	低血糖

附表 2-3　CRRT 时常用药物剂量调整

分子量	水/脂溶性	蛋白结合率	透析清除
β-内酰胺类			
哌拉西林钠	535	易溶于水	约30%	血透可清除 30%~40%
头孢美唑钠	493.5	易溶于水	65%~85%	血透可部分清除
头孢他啶	636.65	略溶于水	15%~23%	透析可有效清除
头孢曲松钠	661.59	易溶于水	80%~95%（随浓度升高而降低）	血透不清除
头孢哌酮钠	667.65	易溶于水	70%~93.5%	血透可部分清除
盐酸头孢吡肟	571.5	易溶于水	20%	血透 3 h 清除率 68%
美罗培南	437.51	略溶于水	2%	血透可清除
亚胺培南	317.4	略溶于水	20%	血透可清除
氨曲南	435.4		40%~65%	血透可清除
舒巴坦钠	255.22	易溶于水	38%	血透可清除
喹诺酮类				
左氧氟沙星	370.38	微溶于水	24%~38%	透析不能有效清除
莫西沙星	437.9	难溶于水	30%~50%	透析可清除约 10%
磺胺类				
磺胺甲恶唑	253.3	几乎不溶于水	70%	血透可部分清除
甲氧苄啶	290.3	强脂溶性	45%	血透可部分清除
糖肽类				
盐酸万古霉素	1486	易溶于水	34.3%	有浓度下降的报道
替考拉宁	1879.66	亲脂性为万古的 30-100 倍	90%~95%	血透不清除

附　录

续表

	分子量	水/脂溶性	蛋白结合率	透析清除
氨基糖苷类				
硫酸阿米卡星	781.8	易溶于水	低	透析可清除
大环内脂类				
阿奇霉素	785.0	不溶于水	7%~51%（血浓度 0.2-0.02 μg/mL）	
克拉霉素	748.0	难溶于水	65%~75%	
林可霉素类				
克林霉素	461.4	易溶于水	92%~94%	透析不能清除
四环素类				
盐酸多西环素	512.9	易溶于水	80%~95%	血透清除极微量
盐酸米诺环素	493.9	略溶于水	76%~83%	血透不能有效清除
替加环素	585.65		71%~89%	血透不能明显清除
其他				
利奈唑胺	337.35		31%	血透 3 h 清除率 30%
达托霉素	1620.7		90%	透析可清除
磷霉素钠	182	易溶于水	不结合	血透清除 80% 左右
奥硝唑	219.63		<15%	血透可清除
多烯类				
两性霉素 B	924.09	不容易水	91%~95%	不易被透析清除
唑类				
氟康唑	306.28	微溶于水	11%~12%	3 h 血透可降低 50%

	分子量	水/脂溶性	蛋白结合率	透析清除
伏立康唑	349.31	水溶性好	58%	血透有助于清除
伊曲康唑	705.64	几乎不溶于水	99.8%	血透不清除
棘白菌素类				
醋酸卡泊芬净	1213.42		约97%	血透不可清除
抗病毒药				
利巴韦林	244.2	易溶于水	不结合	血透清除量很少
更昔洛韦	255.2	微溶于水	1% ~ 2%	血透可清除 50%

附

录

中国人民解放军总医院血药浓度监测	
药物	谷浓度
雷帕霉素（西罗莫司）	4～8 ng/mL
万古霉素（谷浓度）	10～20 μg/mL
	15～20 μg/mL（重症感染）
替考拉宁	10～20 μg/mL
	20～60 μg/mL（重症感染）
地高辛	0.8～2 ng/mL
卡马西平	4～12 μg/mL
丙戊酸钠	40～100 μg/mL
	50～125 μg/mL（躁狂症）
氨茶碱	10～20 μg/mL
苯妥英钠	10～20 mg/L
苯巴比妥	20～40 mg/L
伏立康唑	1～5.5 μg/mL
泊沙康唑	预防＞0.7 μg/mL，治疗＞1 μg/mL
庆大霉素	4～10 μg/mL
胺碘酮	1～2.5 μg/mL

注：万古霉素血药浓度通常维持在 10～20 μg/mL，菌血症，心内膜炎、骨关节炎、脑膜炎以及院内感染的肺炎等重症感染 15～20 μg/mL。替考拉宁，革兰阳性菌 10～20 μg/mL，治疗严重金黄色葡萄球菌感染包括心内膜炎的有效浓度 20～60 μg/mL。他克莫司，环孢素 A，不同器官移植，在不同的阶段需要的浓度不一样。浓度只是一个范围参考，不可能完全严格按照这些范围调整剂量。

呼吸重症监护工作手册

附表 2-5　止泻药物及调节肠道菌群药物

药物	作用	常用用法
蒙脱石散	对消化道内的病毒、病菌及其产生的毒素有极强的固定、抑制作用，对消化道黏膜有很强的覆盖能力，并能够修复、提高黏膜屏障的防御功能	3 g 口服 3/d，治疗急性腹泻时首剂可加倍
洛哌丁胺	作用于肠壁的阿片受体，阻止乙酰胆碱和前列腺素的释放，从而抑制肠蠕动，延长肠内容物的滞留时间	首次 4 mg，以后每次 2 mg，总量不超过 16 mg/d
蕊福平果胶	是一种从苹果及柑橘类果皮中提取的水溶性膳食纤维。可优化胃排空，延缓/减少碳水化合物吸收，降低餐后血糖，延缓排空，减少腹泻，增加热量吸收，平衡肠道菌群，改善便秘	90 g 口服 qd
双歧杆菌三联活菌	由双歧杆菌、嗜酸乳杆菌、粪链球菌 3 种对人体有益的肠道固有菌群组成	420 mg 口服 3/d
地衣芽孢杆菌		0.5 g 口服 3/d
二联活菌肠溶胶囊	含有枯草杆菌和肠球菌	0.5 g 口服 3/d

附表 2-6　常用通便润肠药物

药物	作用	常用用法
乳果糖	容积性泻药，在胃肠内不被分解和吸收，提高肠内渗透压，产生缓和的导泻作用	成人起始剂量每日 30 mL，维持剂量每日 10～25 mL
芪蓉润肠口服液	可缩短开始排便时间，增加排便量，促进小肠运动。并可增加肠管容积，刺激肠蠕动	一次 20 mL（1 支），3 次/d
聚乙二醇 4000 散	大分子线性长链聚合物，既不被消化道吸收也不在消化道代谢分解	每次 1 袋，每天 1～2 次；或每天 2 袋，一次顿服
香油	增强肠蠕动，润滑肠道	一次 20 mL，3 次/d
山梨醇（开塞露）	灌肠剂	将容器顶端刺破或剪开，缓慢插入肛门，然后将药液挤入直肠

附表 2-7　常用抗凝药物

初始治疗	
负荷剂量	60 ~ 80 U/kg
维持剂量	14 ~ 18 U/（kg.h）
调整剂量	
APTT < 40 s	2000 U 静脉点滴后泵速增加 2 U/（kg.h）
APTT 40 ~ 44 s	泵速增加 1 U/（kg.h）
APTT 45 ~ 70 s	无需调整
APTT 71 ~ 80 s	泵速降低 1 U/（kg.h）
APTT 81 ~ 90 s	暂停 30 min 后泵速降低 2 U/（kg.h）
APTT > 90 s	暂停 60 min 后泵速降低 3 U/（kg.h）

1. 肝素钠注射液：12 500 U/ 支，APTT 监测时间窗：每 4 ~ 6 小时 1 次（初始治疗后、调整肝素剂量稳定后）、每 24 小时 1 次（水平稳定后）。

基础 APTT 35 ~ 45 s 时肝素初始负荷剂量减半（30 ~ 40 U/kg）

2. 达肝素钠注射液：5000 IU : 0.2 mL/ 支（深静脉血栓：200 IU/kg 体重，皮下注射每日一次，每日总量不可超过 18 000 IU 或对于出血风险较高的患者，可采用 100 IU/kg 体重，皮下注射每日 2 次）

3. 磺达肝癸钠注射液：2.5 mg/ 支，一般剂量为 2.5 mg，皮下注射，每日一次（磺达肝癸钠不应该用于肌酐清除率 < 20 mL/min 的患者，肌酐清除率为 20 ~ 50 mL/min 的患者中，给药剂量应减少至 1.5 mg，每日一次。轻度肾功能损害（肌酐清除率 > 50 mL/min）患者不需要减少给药剂量）

4. 华法令：片剂：（进口）3 mg×100 片；（国产）2.5 mg×60 片。口服第 1 ~ 3 天 3 ~ 4 mg（年老体弱及糖尿病患者半量即可），3 d 后可给维持量一日 2.5 ~ 5 mg（可参考凝血时间调整剂量使 INR 值达 2 ~ 3）

5. 利伐沙班：新型口服 Xa 因子直接抑制剂，治疗窗宽，

无需凝血监测（一般剂量 10 mg，口服，每日一次）

6. 达比加群：新型口服 Ⅱ a 因子直接抑制剂，药代动力学可预测，药物相互作用少，固定剂量，无需监测 INR（一般剂量 150/110 mg 口服，每日 2 次）

附录3　RICU 常用护理评估表

附表 3-1　Norton 压力性损伤危险度评分表

评估项目	4 分	3 分	2 分	1 分
营养状况	良好	一般	差	非常差
神志	清醒	嗜睡	模糊	浅昏迷
活动	自如	协助行走	卧床可活动	卧床不可活动
行走	完全	少许限制	非常限制	不能行走
大小便失禁	无	有时失禁	经常失禁	失禁

注：≤ 14 分则为高危。护士应根据患者的具体情况制定预防压力性损伤的护理计划。

附表 3-2　会阴皮肤状况评估量表（Perineal Assessment Tool，PAT）

内容	评分		
	3 分	2 分	1 分
刺激物的强度	水样便（有或无伴随尿液）	软便（有或无伴随尿液）	成形便（有或无伴随尿液）
刺激物的持续时间	护理垫更换频率：至少每 2 小时更换	护理垫更换频率：至少每 4 小时更换	护理垫更换频率：至少每 8 小时更换
会阴部皮肤状况	脱皮/腐蚀（有或无皮炎）	红斑/皮炎（有或无念珠菌感染）	干净无损伤
相关因素（低蛋白、抗生素、管饲饮食、艰难梭状芽孢杆菌、其他）	影响因素≥ 3 个	影响因素 2 个	影响因素≤ 1 个

注：总分 4 ~ 12 分，分数越高表示发生失禁性皮炎危险性越高。

　　总分在 4 ~ 6 分之间属于低危险人群。

　　7 ~ 12 分属于高危险人群。

附表 3-3　简单的失禁性皮炎（Incontinence-associated dermatitis，IAD）
分类工具

分级	表现
0 级（无 IAD）	皮肤完好、无发红
1 级（轻度 IAD）	皮肤完整、发红，红斑、水肿
2 级（中重度 IAD）	皮肤发红、破损，水肿、水疱、糜烂、感染

附表 3-4　导管滑脱危险因素评估表

项目		危险分
年龄	7 岁以下	2
	70 岁以上	2
意识	嗜睡	2
	朦胧	2
	躁动	3
活动	可自主活动	2
	不能自主活动	1
	术后 3 d 内	3
沟通	一般，能理解	1
	差，不配合	3
疼痛	可耐受	1
	难以耐受	3
管道种类	气管插管	3
	胃管	2
	鼻饲管	2
	中心静脉导管	2
	PICC	2
	外周静脉输液管	1
	尿管	1
	＊专科导管	2
合计评分		
使用说明	1.＊专科导管由各专科根据患者留置的专科导管性质进行评分，按照导管的重要性以及脱出后的危险性分为 3、2、1 分（分值越高，风险度越大），同时留置多个专科导管的按照各导管的总评分填写 2. 评估范围：凡留置导管者均需进行评估，初次评估结果记入护理记录，有变化再记录 3. 风险判断：Ⅰ度：合计评分＜ 8 分；Ⅱ度：合计评分 8 ~ 12 分；Ⅲ度：合计评分＞ 12 分 4. 风险防范：根据评估结果采取相应的预防措施	

附

录

评估内容	危险因素
年龄	≥ 65 岁；≤ 6 岁
穿刺针类型	头皮针，小静脉留置套管针
穿刺部位	下肢静脉，远端小静脉，关节易活动部位
局部皮肤状况	皮肤疾患、水肿等
穿刺血管条件	弹性下降、脆性增强、充盈差、静脉炎等
肢体活动状况	躁动或肢体无意识运动
意识状况	意识差，无法配合护理操作
输入液体种类	化疗药、血管活性药、高渗液体、较高浓度电解质溶液
既往输液情况	既往输液有外渗史
输液时间、量	时间＞ 3 h 或量＞ 1500 mL
其他	

注：存在 2 项以上危险因素时应制定相应的预防措施。

附表 3-6　静脉炎分级

0 级	无临床症状
1 级	红斑伴或不伴疼痛；水肿可有可无，皮肤未形成红线；皮肤下未能触及条索状物
2 级	红斑伴或不伴疼痛；水肿可有可无，皮肤上形成红线；皮肤下未能触及条索状物
3 级	红斑伴或不伴疼痛；水肿可有可无，皮肤上形成红线；皮肤下能触及条索状物

附表 3-7　Caprini 风险评估模型

分值	项目
1 分	年龄 41 ~ 60 岁
	小手术
	体重指数＞ 25kg/m2
	下肢肿胀

分值	项目
	静脉曲张
	妊娠或产后
	有不明原因或习惯性流产史
	口服避孕药或激素替代疗法
	败血症（＜1个月）
	严重肺病，包括肺炎（＜1个月）
	肺功能异常
	急性心肌梗死
	充血性心力衰竭（＜1个月）
	炎症肠病史
	卧床患者
2分	年龄61～74岁
	关节镜手术
	大型开放手术（＞45分钟）
	腹腔镜手术（＞45分钟）
	恶性肿瘤
	卧床＞72小时
	石膏固定
	中央静脉通路
3分	年龄≥75岁
	VTE病史
	VTE家族史
	凝血因子 V Leiden 突变
	凝血酶原 G20210A 突变
	狼疮抗凝物阳性
	抗心磷脂抗体阳性
	血清同型半胱氨酸升高
	肝素诱导的血小板减少症
	其他先天性或获得性血栓形成倾向
5分	脑卒中（＜1个月）
	择期关节置换术
	髋、骨盆或下肢骨折
	急性脊髓损伤（＜1个月）

附

录

评估内容	危险因素
年龄	≥ 65 岁；≤ 6 岁
跌倒 / 坠床史	过去的 3 个月曾有超过 1 次的跌倒 / 坠床史
疾病因素	外伤、出血、手术后及各类疾病引起的虚弱无力、眩晕
活动能力	活动受限、退行性改变、脑血管病后遗症、残障等引起的行动不稳、感觉运动功能障碍
视觉功能	视物不清、视野缺失、偏盲等
使用特殊药物	麻醉、止疼、镇静、催眠药 降血糖药 降压药 其他易引起跌倒（坠床）危险的药物
精神状态改变	各种原因引起的嗜睡、模糊、定向力失常、躁动等
其他方面	长期卧床后开始下床活动

注：存在 1 项以上危险因素时应制定相应的预防措施。

附表 3-9　营养风险筛查 2002

评估内容	危险因素
A.　营养状态受损评分（取最高分）	
1 分（任一项）	近 3 个月体质量下降＞ 5% 近 1 周内进食量减少＞ 25%
2 分（任一项）	近 2 个月体质量下降＞ 5% 近 1 周内进食量减少＞ 50%
3 分（任一项）	近 1 个月体质量下降＞ 5% 近 1 周内进食量减少＞ 75% 体质量指数 <18.5 kg/m^2 及一般情况差
B.　疾病严重程度评分（取最高分）	
1 分（任一项）	一般恶性肿瘤、髋部骨折、长期血液透析、糖尿病、慢性疾病 （如肝硬化、慢性阻塞性肺疾病）
2 分（任一项）	血液恶性肿瘤、重症肺炎、腹部大型手术、脑卒中
3 分（任一项）	重症颅脑损伤、骨髓移植、重症监护、急性生理与慢性健康评分（APACHE Ⅱ）＞ 10 分
C.　年龄评分 1 分　年龄≥ 70 岁	

注：营养风险筛查评分：A+B+C；如评分≥ 3 分，则提示存在营养风险。

附表 3-10　人工气道及呼吸机相关肺炎监测评估表

___ 年 ___ 月

科室：　　　床号：　　　患者姓名：　　　性别：　　　年龄：　　　ID：

插管类型：□经口气管插管　□经鼻插管　□气管切开

诊断：

日期（日）	患者体位		口腔护理				口腔黏膜			气道湿化雾化程度			痰液性状						痰量等级					吸痰	呼吸机		痰培养阳性	呼吸机相关肺炎	撤机指征			拔管指征		评估人
	平卧	30°~40°卧位	口腔护理（次/日）无	洗必泰	其他	无菌水	正常	溃烂	其他	正常	过度	不足	黏稠	稀薄	白色	黄色	红色	绿色	0级	1级	2级	3级	4级	无菌操作	冷凝水倒灌	呼吸机外置管路更换（1周）			自主呼吸	死亡	气管切开	今日拔机	今日撤机	

目的：

本表用于 ICU 医务人员每日对人工气道及呼吸机的必要性进行评估，尽早拔管和撤机。

说明：

从插管、使用呼吸机当天开始评估，符合项目打"√"，不符合打"×"。

"呼吸机相关肺炎（VAP）是指施行人工机械通气 48 h 以上或脱机 48 h 内发生的肺部感染，或原有肺部感染行机械通气治疗 48 h 以上发生新的肺部感染，经病原学证实。其中机械通气≤4 d 发生的肺部感染称早发性 VAP，机械通气＞4 d 发生的肺部感染称晚发性 VAP。

附录

511

附表 3-11　留置导尿管及相关感染监测评估表

年____月____　科室：____　床号：____　患者姓名：____　性别：____　年龄：____　ID：____　诊断：____

插管类型：□双腔气囊导尿管　□普通导尿管　□膀胱造瘘导尿　□其他

拔除/更换导尿管指征：____

日期	导尿管状态			尿液性状				膀胱冲洗	会阴冲洗/擦洗				尿道口/会阴部			集尿系统管理				倾倒尿液管理		中段尿培养阳性	拔除/更换导尿管指征					今日换管	今日拔管	评估人
	畅通	堵塞	脱出	清亮	混浊	血尿	乳糜尿		温水	消毒液	未做	清洁干燥	红肿	痛	分泌物	抗反流功能	固定无牵拉	位于耻骨联合下	距地面15 cm以上	手卫生	集尿器出口消毒	尿常规异常	自主排尿	尿路感染	堵塞	脱出	其他			

目的：

本表用于 ICU 医务人员每日对留置导尿管的必要性进行评估，应尽早拔除导尿管。

说明：

从插尿管当天开始评估，符合项目打"√"，不符合打"×"。

导尿管相关尿路感染主要指患者留置导尿管或者拔除导尿管后 48 h 内发生的泌尿系统感染。

临床诊断：

患者出现尿频、尿急、尿痛等尿路刺激症状，或者有下腹触痛、肾区叩痛，伴有或不伴有发热，

并且尿检白细胞男性≥5 个/高倍视野，女性≥10 个/高倍视野，插导尿管者应当结合尿培养。

病原学诊断：

在临床诊断的基础上，符合以下条件之一：

1. 清洁中段尿或者导尿留取尿液（非留置导尿）培养革兰阳性球菌菌落数≥10 000 CFU/mL，清中段尿或者导尿留，革兰阴性杆菌菌落数
≥100 000 CFU/mL。

2. 耻骨联合上膀胱穿刺留取尿液培养的细菌菌落数≥1 000 CFU/mL。

3. 新鲜尿液标本经离心应用相差显微镜检查，在每 30 个视野中有半数视野见到细菌。

4. 经手术、病理学或者影像学检查，有尿路感染证据的。

患者没有临床症状，但在 1 周内有内镜检查或导尿管置入，尿液培养革兰阳性球菌菌落数≥10 000 CFU/mL，革兰阴性杆菌菌落数≥100
000 CFU/mL，

应当诊断为无症状性菌尿症。

附表 3-12　深静脉置管及相关感染监测评估表

年____月____置管部位：□锁骨下静脉 □颈内静脉 □股静脉 □PICC 其他____　置管状态：□紧急置管 □常规置管（最大无菌屏障 □是 □否）

科室：____　床号：____　患者姓名：____　性别：____　年龄：____　ID：____　诊断：____　拔除导管指征：

日期	穿刺点皮肤								导管				贴膜/敷料更换	输液管路			导管相关感染监测							拔除导管指征									今日拔管	评估人
	清洁	红	热	肿	痛	渗液	渗血	分泌物	导管体外长度（cm）	通畅	堵塞	打折		输液管24h更换	三通24h更换	擦消毒≥15 s	血常规异常	血培养阳性	局部分泌物培养阳性	穿刺处皮肤采样培养阳性	导管尖端培养阳性	导管相关血流感染	静脉炎	液体输注＜4000 mL/d	无输注正性肌力药物或升压药	无CVP或PA检测	无外周静脉输液困难	无全胃肠外营养（TPN）	患者出院/死亡	深静脉血栓	非计划脱管	其它		

目的：

本表用于 ICU 医务人员每日对深静脉置管的必要性进行评估，尽早拔管。

说明：

从插管当天开始评估，符合项目打"√"，不符合打"×"。

导管相关血流感染（catheter related blood stream infection, CRBSI）是指留置血管内导管或者拔除血管内导管 48 h 内出现菌血症或真菌血症，并伴有发热（＞38℃），寒颤或低血压等感染表现，除血管导管外没有其他明确的感染源。

实验室微生物学检查显示：

外周静脉血培养细菌或真菌阳性，或者从导管端和外周血培养出相同种类、相同药敏结果的致病菌。

紧急置管：

若不能保证置管时有效的无菌原则，应当在 48 h 内尽快拔除导管，更换穿刺部位后重新进行最大无菌屏障条件的置管。

附录 4　RICU 常用护理文书

附表 4-1　皮肤护理知情同意书

姓名：	性别：	年龄：　　　岁	ID 号：

诊断：

□患者压力性损伤诺顿评分为_____分；（≤ 14 分属于易发生压力性损伤危险人群）

□患者体重指数_____kg/m²；

□患者卧床或因病情需要强迫卧位；

□患者存在高龄、皮肤弹性差等影响组织功能修复的情况；

□患者具有其他容易发生皮肤破溃的情况：

□患者目前皮肤情况：

潜在风险和对策： 医护人员已告知我：患者目前皮肤情况，基于患者目前存在以上多个压力性损伤高危因素，医护人员会随时观察局部皮肤情况，仍会有难免压力性损伤的可能，医护人员会采取以下积极应对措施：

□发生难免性压力性损伤　□破溃处皮肤不能愈合　□陈旧性压力性损伤皮肤程度加深，范围扩大

患者知情告知

医护人员已经告知患者目前皮肤情况及可能出现的皮肤压力性损伤的风险，并且解答了关于皮肤护理的相关问题。

对可能出现压力性损伤的情况已知晓。

患者签名_____签名日期_____年_____月_____日

如果患者无法签署知情告知书，请其授权的亲属在此签名：

患者授权亲属签名_____与患者关系_____签名日期_____年_____月_____日

医护人员陈述

我已经将患者目前皮肤情况及可能出现的皮肤压力性损伤的风险等

相关情况详细告知患者、患者家属或患者的法定监护人、授权委托人，并且解答了患者 / 患者家属关于皮肤护理的相关问题。

医生签名_____/ 患者家属签名日期_____年_____月_____日

护士长签名_____/ 患者家属签名日期_____年_____月_____日

责任护士签名_____/ 患者家属签名日期_____年_____月_____日

附表 4-2　使用保护性约束具知情同意书

姓名：	性别：	年龄：	住院号：

初步诊断：

患者目前状况及建议

□患者存在意识障碍

□患者兴奋、躁动明显

□患者存在认知障碍

□患者不能配合治疗，存在拔管的可能

□患者患有精神疾病，有自伤或伤害他人的倾向

□患者具有其他不配合治疗的情况：_____

建议使用保护性约束具。约束具是为保护患者安全、保障治疗正常进行而设，可以预防患者自行拔出与治疗相关管道；预防坠床；预防自伤及其他意外损伤

潜在风险和对策

医护人员已告知我：由于医学科学的特殊性和个体差异性，使用保护性约束过程中有可能出现的并发症：

1. 局部皮肤红肿、破溃、起疱、感染；

2. 关节脱位、骨折；

3. 其他不可预知的意外情况。

一旦发生上述风险和意外，医护人员会采取积极应对措施。

患者知情选择

医护人员已经告知我有关使用保护性约束的目的、意义、可能发生的并发症和风险并且解答了我关于此次治疗的相关问题

我们_____（同意或不同意）使用保护性约束

患者签名_____签名日期_____年_____月_____日

如果患者无法签署知情同意书，请其授权的亲属在此签名：

患者授权亲属签名_____与患者关系_____签名日期_____年_____月_____日

医护人员陈述

我已经将使用保护性约束的目的、方法及可能发生的并发症和风险详细告知患者、患者家属或患者的法定监护人、授权委托人，并且解答了患者／患者家属关于使用保护性约束的相关问题

医生签名_____／患者家属签名日期_____年_____月_____日

责任护士签名_____／患者家属签名日期_____年_____月_____日

附

录

附表 4-3 出院患者胃管留置知情同意书

床号：	姓名：	住院号：

尊敬的休养员及家属：

您好！经过这段时间的检查和治疗，患者的病情已稳定即将出院，我们对您的康复表示衷心的祝贺！

请您出院后：1.注意休息，加强营养，预防感染；

2.遵嘱用药，定期复查，不适随诊

胃管留置及更换时间

_____年_____月_____日留置，内置_____cm，_____天至当地医院更换

护理措施：

1. 每次鼻饲前必须先抬高卧位、检查胃管位置；

2. 妥善固定，防止移位或脱出。固定胶布应每天更换，出汗后及时更换；

3. 每次鼻饲前，将床头抬高 30～40°，观察并验证鼻胃管是否在胃内，吸净清除呼吸道分泌物，可先抽 10mL 温水缓慢注入，观察有无呛咳表现；

4. 检查胃管位置方法：外露长度变化；张嘴看口腔咽部有无卷曲的胃管；将胃管置入水面下观察有无气泡，回抽有无胃液；

5. 为尽可能减少误吸风险，若病情允许进行鼻饲时若病情允许应采取半卧位，最好达到 30～45°卧位，并在鼻饲后半小时内禁止翻身仍保持半卧位；

6. 营养液的温度保持在 38～40℃，过热可能灼伤胃肠道黏膜，过冷则刺激胃肠道，引起腹泻，鼻饲前、后应用温开水冲洗管道；

7. 每次鼻饲前回抽评估胃内残留量，当＞500 mL 时，应暂停或延迟喂养；

8. 注意清洁口腔，保持口腔湿润，观察口腔内有无溃疡、霉菌感染白斑等。

潜在风险

出院后如胃管使用或维护不当有可能会出现：

（1）鼻黏膜损伤；（2）咽喉部异物感、咽干、疼痛；（3）口腔溃疡、霉菌感染；

（4）胃管移位导致咳嗽、呼吸困难、误吸等

诱发上消化道出血及其他难以预料的情况

家属陈述

护理人员已向详细讲解胃管日常注意事项、维护程序以及相关并发症，并对上述可能发生的后果知悉。同意出院后继续留置胃管，如果发生了上述情况，表示理解

患者亲属_____关系：____电话：_____ _____年_____月_____日

责任护士：_____ _____年_____月_____日

呼吸重症监护工作手册

附表 4-4　出院患者尿管留置知情同意书

床号：	姓名：	住院号：

尊敬的休养员及家属：
您好！经过这段时间的检查和治疗，患者的病情已稳定即将出院，
我们对您的康复表示衷心的祝贺！
请您出院后：注意休息，加强营养，预防感染；
遵嘱用药，定期复查，不适随诊

尿管留置及更换时间
_____年_____月_____日留置，气囊注水_____mL，
定期到医院行尿培养检查，排查有无感染，必要时遵医嘱更换尿管

护理措施：
1. 注意外阴和尿道口清洁，每日温水冲洗 1 ～ 2 次；
2. 沐浴或擦身时应当注意对导管的保护，不能把导管浸入水中；
3. 随时保持引流通畅，防止引流管受压、扭曲和脱出。如发现尿管不通畅，应及时查找原因并及时处理；
4. 在病情允许的情况下，可鼓励多饮水；
5. 每日定时倾倒尿液，倾倒尿液前先洗手，避免集尿袋的出口触碰到收集容器；
6. 每周更换尿袋，不可将引流管提高，以防尿液逆流而引起逆行感染；
7. 随时观察尿液颜色、性状，如发现尿液有浑浊、沉淀、结晶，及时就诊；
8. 妥善固定尿管，防止压伤患者皮肤，翻身时注意防止过分牵拉尿管损伤尿道；
9. 若发生导尿管阻塞或不慎脱出时以及留置导尿装置的无菌性和密闭性被破坏时，应当立即到当地医院就诊。

潜在风险：
在出院后如尿管使用或维护不当有可能会出现：
（1）泌尿系感染；（2）尿道黏膜损伤；（3）膀胱功能障碍；（4）导尿管脱出；
（5）拔管困难及其他难以预料的情况。

家属陈述
护理人员已向我详细讲解尿管日常注意事项、维护程序以及相关并发症，并对上述可能发生的后果知悉。同意出院后继续留置，如果发生了上述情况，表示理解
患者亲属_____关系：_____电话：_____ _____年_____月_____日
责任护士：_____ _____年_____月_____日

附表 4-5　出院患者 PICC 置管留置知情同意书

床号：	姓名：	住院号：

尊敬的休养员及家属：

您好！经过这段时间的检查和治疗，患者的病情已稳定即将出院，我们对您的康复表示衷心的祝贺！

请您出院后：注意休息，加强营养，预防感染；遵嘱用药，定期复查，不适随诊

PICC 置管留置及维护时间

_____年_____月_____日留置，内置____cm，外露_____cm，定期到医院维护（治疗间歇期每周一次）

护理措施：

1. 保持 PICC 置管局部清洁干燥，不要擅自撕下贴膜。贴膜如有卷曲、松动、贴膜下有汗液时，及时更换；

2. 可以从事一般性日常工作、家务劳动、体育锻炼，但需避免置管侧上肢剧烈活动或过度屈伸持重，并需避免游泳等会浸泡到无菌区的活动；

3. 可以淋浴，但应避免盆浴、泡浴。淋浴前用塑料保鲜膜在肘弯处缠绕两至三圈，上下边缘用胶布贴紧，淋浴后检查敷料下有无浸水，如有浸水及时更换敷料；

4. 注意观察穿刺点周围有无发红、疼痛、肿胀、渗出等，如有异常及时联络医生或护士；

5. 日常输液治疗期间每 4 ～ 6 小时用生理盐水 20 mL（10 mL 以上注射器）冲洗导管，每 24 小时用生理盐水冲管后再用肝素盐水封管；

6. 使用无菌透明、透气性好的敷料覆盖穿刺点，定时至医院更换置管穿刺点覆盖的敷料，敷料出现潮湿、松动、污染时立即更换；

7. 治疗间歇期每 7 天冲洗导管一次，要求使用不小于 10 mL 的注射器；脉冲式推入液体：小量（1 ～ 2 mL）匀速、有间歇；正压封管：剩余 1 ～ 2 mL 液体时边推液体边缓慢撤出注射器，以防止血液反流入导管发生堵管。

潜在风险

出院后如 PICC 置管使用或维护不当有可能会出现：

（1）局部血肿；（2）肢体肿胀、静脉血栓形成、肢体坏死；（3）感觉及运动障碍；（4）导管移位；（5）大出血、术后感染及其他难以预料的情况

家属陈述

护理人员已详细讲解 PICC 置管日常注意事项、维护程序以及相关并发症，并对上述可能发生的后果知悉。同意出院后继续留置，如果发生了上述情况，表示理解

患者亲属_____关系：_____电话：_____年_____月_____日

责任护士：_____　　　　　　　　　　　_____年_____月_____日

呼吸重症监护工作手册

附录 5　彩色附图

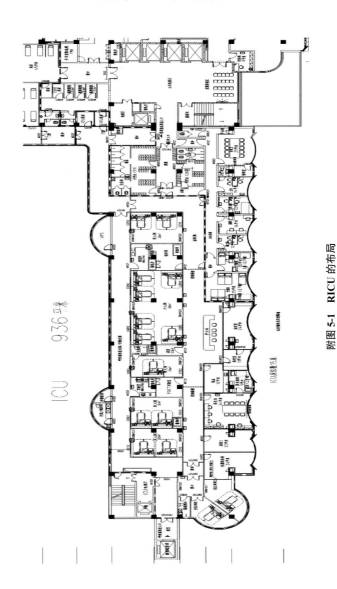

附图 5-1　RICU 的布局

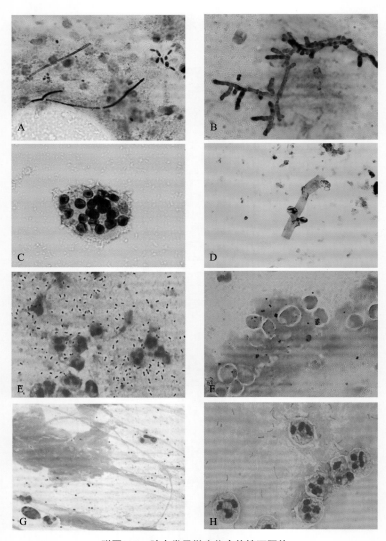

附图5-2 肺内常见微生物高倍镜下图片

注：A.念珠菌；B.曲霉；C.耶氏肺孢子菌（六胺银染色）；D.毛霉；E.肺炎链球菌；F.葡萄球菌；G.鲍曼不动杆菌；H.铜绿假单胞菌；I.毛霉（荧光染色）；J.曲霉（荧光染色）。

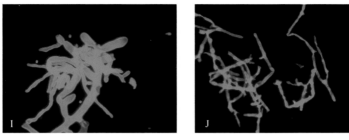

附图 5-2 （续）

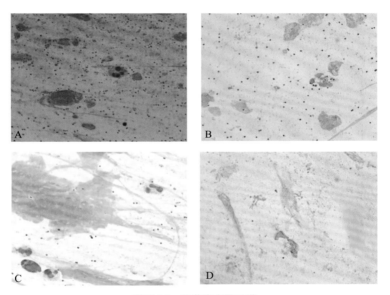

附图 5-3　细菌半定量图谱

注：A.细菌特大量；B.细菌大量；C.细菌中量；D.细菌少量。

附

录

523

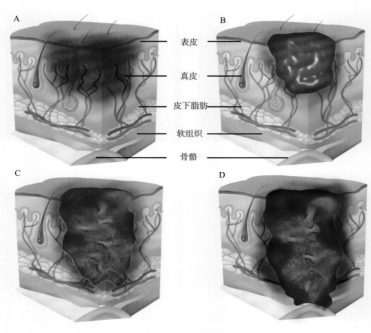

表皮	
真皮	
皮下脂肪	
软组织	
骨骼	

附图 5-4　压力性损伤分期

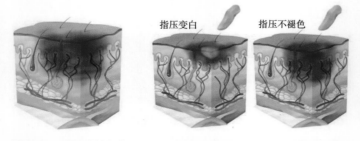

指压变白　　　　　指压不褪色

附图 5-5　1 期压力性损伤　　　　附图 5-6　1 期压力性损伤指压判断法

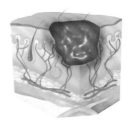
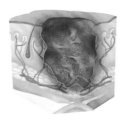

附图 5-7　2 期压力性损伤　　　　　附图 5-8　3 期压力性损伤

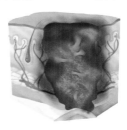

附图 5-9　4 期压力性损伤

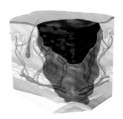
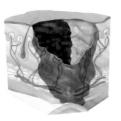

附图 5-10　不可分期压力性损伤　　　　　附图 5-11　深部组织损伤

附

录